最新壺鈴健身大全

105 種動作一步步教學指導
60 多種課表範本依功能區分

大全

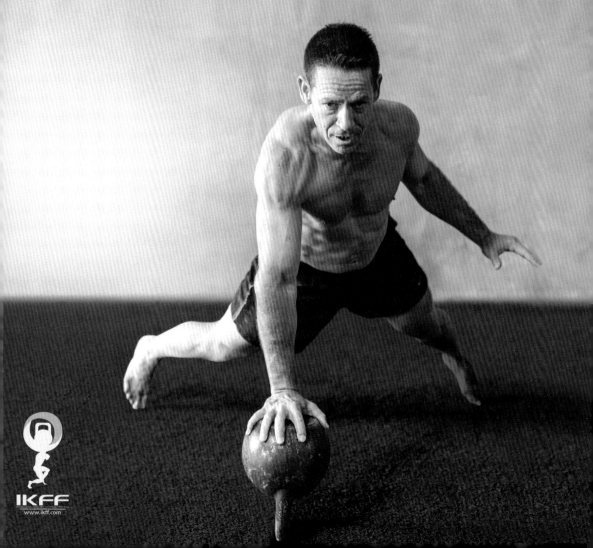

IKFF
www.ikff.com

目錄

動作檢索

Chapter 09
高階動作

Chapter 08
中階動作

序

　　那天是 2004 年 9 月 18 日，我開車前往位於密西根州寨湖 (Walled Lake) 的巴西柔術學校，參加 Steve Cotter (史帝夫・科特) 的壺鈴研討會，那週稍早我才在一本書上看到 Steve 用兩個 32 公斤的壺鈴做單腿深蹲。Steve 具備頂尖運動能力、世界級武術技能，以及對健身和教練的創新觀點。與他一起訓練，對我來說是夢寐以求的事，但由於他平常在加州聖地牙哥，兩人很難碰面。就在兩天後，我在巴西柔術學校注意到一張傳單，說 Steve 要親自飛來密西根授課。再過兩天，我就跟著他一起訓練了。

　　接著的連串遭遇改變了我的生活，並成為我與 Steve 共同的經歷。沒有不可能的事，只要秉持正向的想法和態度，就幾乎能成就任何事物。他是一位天賦異稟的溝通者，走遍世界各地數十年，桃李滿天下。有他作為導師，我感到非常驕傲與光榮，相信很多人也有同感。

　　本書可以看到世間屈指可數、真正全面的壺鈴參考資料。大部分健身書籍與網路資訊都不夠全面，讓人容易陷入需要不斷購買同類產品的惡性循環中。但本書並非如此！Steve 在這本著作投入了極大的時間和精力，為的是確保讀者了解壺鈴訓練的全貌，而非僅是網路上的片段之詞。

　　享受你的旅程吧！你已經選擇了 Steve 這個優秀的嚮導，足以讓你的知識、健康和表現更上一層樓。

Ken Blackburn

IKFF 國際團隊負責人、首席教練和壺鈴比賽總監

作者致謝

　　我堅信，人生會經歷當學生與當老師的階段。俗話說，當學生準備好，老師就會出現。多年來，我在職業發展路上一直秉持這個原則，有時身為學生，有時身為老師。在現今步調快速、及時行樂的世界，大多數人很容易忘記自己從何而來。身為武術家，我一直對傳統技藝及其歷史十分尊重和欣賞。每個學有所成的學生背後都有一位指導有功的老師；每個偉大的運動員背後都有一位或多位指導有功的教練。如果不先了解先賢的著作，就無法真正理解所有要學習的知識，而這也是寶貴知識之所以能累積下來的原因。

　　因此，感謝多年來在我壺鈴訓練的研究、實踐和教學中指導的各位壺鈴老師，這是我的榮幸。感謝 Pavel Tsatsouline、Valery Fedorenko、Dmitri Sateav、Pantalei Filikidis、Oleh Ilica、Sergei Rudnev、Sergei Merkulin、Dr. Vladamir Tikhinov、Ken Blackburn、Denis Vasilev 和 Arsenij Zhernakov。

　　此外，在拿起第一個壺鈴之前，我的第一位體能訓練教練：Mike Patterson 師父，他向我介紹了中國武術和教學藝術，後來我又向 Kao San Lun 大師學習。近年來，我有幸跟隨 Saulo Ribeiro 和 Xande Ribeiro 這對名人堂兄弟學習巴西柔術的璀璨藝術。這兩位傳奇人物的知識，使我對武術應用在運動與體育有了更深的理解。

　　在健身教練的生涯中，如果未提及摯友 David Weck 那就說不過去了，他是 BOSU 球和 WeckMethod 的發明者，讓我對運動發展和人類潛能的理解產生深遠的影響。

你們每一位都以某種方式教導了我寶貴的知識，對此我深感感激。同樣地，對我來說更重要的是認識到每一項偉大的工作背後，都有一支偉大的團隊支持並一路澆灌成長。無論我在生活中取得什麼成就，沒有任何事物比擁有美麗、有才華、愛好冒險的三個孩子 Rileigh、Elizabeth、Daniel 更讓我驕傲自豪。

特別感謝朋友 Dave Depew 為了本書的拍攝，提供了他在聖地牙哥的硬漢健身房 (Ginder Gym)，並感謝傑出的模特兒 Alice Nguyen、John Parker 和 Cameron Yuen。再加上 Human Kinetics 出版公司、編輯 Roger Earle 和 Amy Stahl 以及設計師 Denise Lowry 的專業指導，才有了這本書的出現。

最後，如果一種技藝要經得起時間考驗，就必須將知識和經驗代代相傳。本著這種精神，感謝世界各地的學員，讓我有幸與他們分享知識、經驗和壺鈴訓練方法。

編註：安全提醒

任何體育活動都有受傷的風險，參與者有責任在身體健康無虞的情況下才進行壺鈴訓練。讀者採用本書訓練時請量力而為，並注意自身與旁人的安全，倘若受傷或體力與精神不濟，請停止訓練並休息或就醫。本書作者與出版者不對讀者受傷與因此衍生之財物損失負責。

簡介

　　過去的十年間，壺鈴運動的普及有了明顯的提高。

　　想在有限時間內進行大量運動，無論是運動員、教練、健身愛好者或忙碌的專業人士，都傾向於這種卓越的多功能健身方法。壺鈴運動是將肌力訓練、心肺體適能、核心穩定、動作協調和動態活動度，完美結合在一起的高強度訓練。

　　對壺鈴感興趣的人數飆升，以及因壺鈴熱潮而興起的教練產業，讓我們需要一本清晰又簡潔的書來解釋何謂壺鈴、為何需要壺鈴訓練，以及壺鈴訓練方法，並引導初學者進行安全、有效的壺鈴訓練。

　　壺鈴訓練的基本概念是將整個身體作為一個功能單位，與健美對各肌群獨立訓練的方法明顯不同。壺鈴採取更具運動性的方法，並將心智與身體整合。大多數壺鈴動作都是站立進行，訓練肌肉的同時也訓練姿勢，並且在多個動作平面上訓練到多個關節。因此，清楚了解這種動態動作系統的訓練方法和生物力學非常重要。

　　壺鈴是生活在繁忙社會中一種理想健身的解決方案。壺鈴訓練具有全面性和整體性，結合各項健身目標，如肌力訓練、心肺調節、肌耐力、減脂以及爆發力增強。此外，諸如敏捷度、平衡性、協調性等一般體適能指標也會隨之增長。如果想要一種多合一的健身計畫，選擇壺鈴運動就對了！

　　在認真執行訓練計畫之前，需要徹底了解運用壺鈴進行肌力體能訓練的原則。本書內容包含訓練頻率、負重、訓練量、訓練強度和持續時間等因素、如何完成漸進式阻力訓練以及運用身體各種能量系統的

方法，還包括壺鈴訓練的一般技巧和特殊技巧。除了訓練原則外，本書還討論了在訓練計畫中的休息和恢復的作法。

一旦清楚了解壺鈴訓練的好處，就可以開始安排計畫。第一步是確定個人的目標，接著就遵循指示，根據目標來建立計畫，當目標確定之後就可以開始行動。當然，我們都希望實現目標又不需付出疼痛或受傷的代價，因此本書也討論如何預防受傷，以及示範安全練習。詳細的暖身和緩和說明也包括在本書中，因為適當的準備和恢復是減少在激烈訓練中受傷的重要條件。本書還補充了一些關於營養和水分的常識，讓讀者能從壺鈴訓練中獲得最大利益。

本書將壺鈴訓練動作分為初階、中階和高階三個主要類別。每項訓練動作在介紹完後，都會強調常見錯誤以及改正要領。這種說明方式的作用是讓讀者由基本動作逐步進階，順利從一個動作進入下一個動作。

本書的各種訓練動作，最能體現章節編排的可貴。無論個人的目標是一般健身，如減脂、整體肌力和耐力，或是身為教練或運動員對壺鈴訓練輔助專項運動感興趣，都可以在本書中找到所需的訓練計畫範本。

❝ 如果你是壺鈴訓練的新手
　準備好接受有趣又刺激的運動和訓練方式吧！❞

在開始壺鈴訓練後，你應該會發現自己變得比以前更有自信、更強壯、更健康。如果你已經有使用壺鈴的經驗，本書可幫助你更上一層樓，讓你對設計壺鈴訓練計畫的理解更加完善，是不可多得的寶貴資源。

CHAPTER 01

壺鈴的優勢

如果告訴你，每天只需要花 30 分鐘或更少時間做訓練，每週 3 到 4 天，而且使用的器材價格不高，在家裡或健身房都可以操作，你相信嗎？這是真的，透過多種功能的訓練課表，即可享有健身的所有好處，歡迎進入壺鈴這項全能型手持健身器材的世界！

近 20 年來，健身肌力與體能訓練已有長足的進步。不久前，我們對健身的認知還侷限於健美的塑形，練完後往往會感到肌肉僵硬和疼痛；而慢跑和騎單車等長距離訓練方法以及其他耗時的有氧運動，雖然可以訓練心肺功能但卻無法強化身體其他部分；還有參與人數多且高強度的團體訓練課表，往往對膝蓋、臀部和背部造成負擔，對於身材不好的人來說，試著跟上活力四射的教練甚至會讓他們感到沮喪。

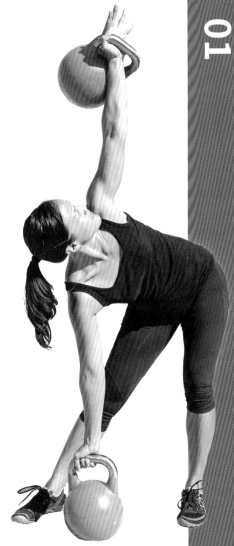

更加困難的是，這些流行的健身訓練方法大多只顧及單一益處，強調肌力、肌肉訓練或心肺功能，卻很少將這些重要的元素結合起來。此外，偏重專注於一種形式，不可能建立全面的健康體魄。你不會想要一輛外觀帥氣但開不動的車，或開起來很順但外型礙眼的車。你想要的是一輛性能好且開起來舒適的車。你的身體也是如此，投入健身計畫花費的時間，應該換來性能和外觀一樣好且能讓心情愉悅的身體。

在過去 15 年裡，由於全球化的傳播和跨文化的資訊交流增加，健身領域迎來一波新的資訊。例如，如果你現在年約 40，回顧青少年時期的健身訓練文化，大概就是來自以偉大的阿諾・史瓦辛格（Ａｒｎｏｌｄ Schwarzenegger）為首的健美文化、由珍・芳達 (Jane Fonda) 率先推廣的電視有氧運動節目、流行的有氧拳擊系列，以及由吉姆・菲克斯 (Jim Fixx) 的成功著作《跑步全書》(The Complete Book of Running) 和庫珀研究所 (Cooper Institute) 發起的跑步熱潮。

我們當時沒有很多關於如何訓練，以及如何充分發揮身體和運動潛能的資訊。當時更多的是追隨流行趨勢，希望找到一個能堅持夠久，足以看到結果的方案。除非能在健身房裡度過每一天，否則多數人都沒有時間或知識來達到身體素質的巔峰。

但現在我們可以從印度文化接觸到瑜伽秘密；從東亞接觸到武術；以及從前蘇聯和東歐國家接觸肌力、體能和運動技術，可以接觸來自世界各地的最佳訓練資訊，而且大部分的資訊皆已實踐多年，是我們以前從未曾接觸過的。這些歷經時間考驗的健身項目和訓練技術，為我們看待運動和健身的方法創造了一種新的趨勢。

1.1 什麼是壺鈴？

20 年前，在前蘇聯以外的地方沒有人知道壺鈴是什麼，更不用說見過或摸過壺鈴。現在，幾乎每位私人教練都會在健身課程和學員的訓練中加入壺鈴。壺鈴訓練究竟有何效果是其他訓練方法無法達成的？為了回答這個問題，首先要將壺鈴和其他常見的「鈴」做比較，也就是啞鈴和槓鈴（圖 1.1）。

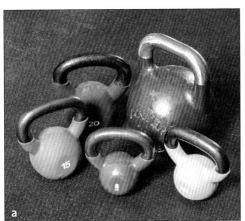
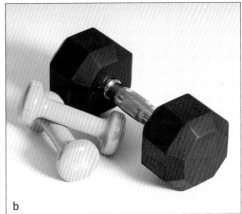
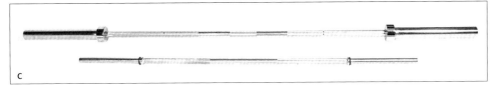

圖 1.1 (a) 壺鈴, (b) 啞鈴, (c) 槓鈴

壺鈴具有獨特的設計，外型與操作方法與普遍熟知的槓鈴和啞鈴有所區別。壺鈴來自俄文的「girya」，是一種類似於帶柄砲彈的鐵製重物。壺鈴訓練之所以獨一無二，正是因為握把與鈴體結合的設計。以前西方將這種度量重量的工具稱為 kettlebell（壺鈴），但更準確的翻譯是 handleball（握把球），這就是壺鈴的真正含義：一個帶握把的球。

▌ 編註： kettle 原意是煮水容器，bell 則是取其形狀如同鐘或壺。

啞鈴的形狀對稱，手掌握住的位置就是啞鈴的重心所在，然而壺鈴的重心位於鈴體內部，而手掌握住的握把是在重心的延長線上。

這種設計能讓人做出彈震式或快速擺盪動作，結合心肺功能、肌力和活動度訓練，可以同時調動全身肌肉組織。除了是全方位健身的最佳選擇外，這些類型的運動還能模仿功能性活動，如鏟雪或園藝工作等。

1.2 壺鈴的全球發展

在 2001 年之前，壺鈴只有前蘇聯國家使用，特別是蘇聯軍隊，因此不為人知。隨著 2001 年《俄羅斯壺鈴挑戰 (Russian Kettlebell Challenge)》一書的出版，壺鈴訓練開始在美國流行，自此成為健身圈內的重要功能性健身器材。自 2008 年起，國際壺鈴和健身聯盟 (International Kettlebell and Fitness Federation，IKFF) 在超過 60 個國家教授壺鈴課程，而如今壺鈴在七大洲都可見到，甚至一些南極洲的科學家也用壺鈴做訓練。

2001 年壺鈴初次引入美國，對於多數人來說是一個神秘奇特的握把球，以前沒有見過也沒人懂得如何使用。因此，除了來自前蘇聯國家的專業運動員還在使用之外，壺鈴已被淘汰。在美國傳統的重量訓練圈內，只有少數資深大力士還認得壺鈴是「40 年前曾經看過的東西」。

然而，已被美國各地健身房淘汰掉的老舊壺鈴，其實並非正統的俄羅斯壺鈴。那些老舊壺鈴先前的用途較為奇特，且表演性質較高，構造可以調整且重量更重。用壺鈴進行高次數彈震式訓練，也不是以前美國人熟悉的訓練風格。

在過去的數年間，隨著中國成為崛起的經濟大國，整個亞洲的健身產業都快速增長，壺鈴也不例外。到了現今的 2023 年，壺鈴對健身產業造成的影響已成為全球現象。在世界各地，無論是私人教練、肌力教練、健身巨漢、

注重健康的人或健身中心都在使用壺鈴健身。不到 20 年，壺鈴已從不為人知的怪東西，蛻變為健身教練和健身者喜愛的器材。

壺鈴訓練在全球不斷發展的背後，有哪些因素在推動呢？

無論是興趣或生活方式，健身活動增加促成了健身知識的普及，讓全球人口具備健身知識的比例大幅提高。現在，普遍有在健身的人比 20 年前的專業健身者知道得更多。媒體是最能影響意識的工具，社交媒體的普及加速了這種效果。我們生活中的各個方面受到越來越多資訊的轟炸，其中也包括健身資訊。現在有大量的線上健身資源、直播、以及 YouTube 和其他提供免費或低價健身資訊的線上平台可選擇。

不斷上漲的醫療和健康保險費用等實質經濟問題，讓更多人積極關注自己的健康，而運動就是其中一個重要部分。財力和體力等基本生存機制是人類生活的重要動力。一個人越能顧全與日常生活息息相關的自身健康，就越自信、越樂觀也越健康。雖然要取得可靠的健康和醫療照護有許多途徑，但全民健康保險並非各國都有。

許多擁有健康保險的人也對普通醫療照護以外的替代醫療感興趣，而這個領域可謂包羅萬象，無論是傳統中醫、阿育吠陀療法、水療、脊椎按摩、營養療法、草藥、冥想、荷爾蒙替代療法、冷療、順勢療法或是其他替代療法，都被西方國家主導的醫療機構視為密醫（或民俗療法）。

無論對錯，經濟是推動美國醫學會（American Medical Association）和現代醫學領域持續發展綜合醫學的一個因素。綜合醫學是透過科學方法和現代科學實踐的視角，嘗試理解傳統替代療法的方法。這個話題的複雜性遠遠超出了本書的範圍，但也明確顯示出人們比以往更努力追尋照顧健康和體態的新方法。

從健康保健觀點來看，壺鈴是一種自我照顧的形式，也是維持體力和體態的重要工具，在成本、空間或複雜性方面的門檻相對較低。除了個別消費者外，企業環境中的組織也對自我照顧感興趣。以員工為中心的企業可能會著重提供健康的工作環境，以提升團隊效率，例如提供企業內部的健身計畫。

自我照顧還包括對健康食品的更多認識和需求，且在某些情況下，使用可穿戴設備(如 Fitbit)的生物回饋技術，來掌握身體活動水平以及衡量某些指標，如血壓、心率、睡眠時間和品質、生育能力，還有罹患糖尿病和陽光曝曬的風險。

1.3　實踐全球化精神

對於壺鈴在全球逐漸普及，以及世界各地越來越多人開始健身、實施健康的生活方式，我們可以看出什麼呢？發展中國家的經濟體系，與健身產業的成長進步有著直接的關聯。這是因為健身是國民收入夠高時，才有能力將金錢花在健康產業的奢侈服務。

要討論趨勢就必須考量經濟軌跡。趨勢是由經濟因素推動的，如薪資上漲、商品和服務的成本和可得性，以及整體生活成本。家庭收入增加時，自我照顧產品和服務的開銷隨之增加，而健身是自我照顧領域的一環。現今，曾經的奢侈品成為許多人的必需品，越來越多人可以獲得。

網路創業是全球健身產業增長不可忽視的因素之一。私人教練的本質就是創業，因為一對一教學是以服務為導向的職業，而客戶服務最終定義教練的成功與否。最新的資訊在網路上流通，無論身在何地都能參與最新趨勢。雖然許多新趨勢實際上是老生常談，但人們只有在現代才能透過網際網路獲得歷久彌新的知識。

1.4 疾病的增加促進了運動的增加

壺鈴訓練等運動的全球增長趨勢，可部分用下面的論點來描述：一些人健康意識和活動的增加，很可能來自於現代疾病的增加，如肥胖和相關的疾病。這些疾病的背後，是越來越多人習慣不健康的飲食以及靜態的生活方式。繁榮的經濟雖然帶來極大的便利，但廉價商品的便利性和可得性增加，往往導致不健康的習慣。

比如說，速食在全世界大多數城市都很容易取得，而且價格不高。相比之下，更健康、更營養的食物反而難以獲得，而且價格更高。交通工具的增加使人更少走路，進而造成更慵懶、更靜態的生活模式。因為長時間以不費力的姿勢坐立，身體的結構便容易失去張力。

由於我們在日常活動中的運動量太少，所以才需要額外安排運動。越來越多人健身，是為了降低肥胖和其他營養不良與靜態生活習慣所導致的疾病罹患率。

1.5 開發中國家的壺鈴訓練

一個國家或地區的健身教育包含了產品與教育本身。要能有效推廣訓練器材，首先要了解如何使用。除了器材的使用，還需瞭解相關技術與規範，壺鈴也是如此。

由社群媒體推動的全球化，讓大眾接收知識的速度更快、範圍更廣。隨著接觸網路的人數增加，對健身訓練器材與使用方法有認知和感興趣的人也隨之增加。此外，由於 YouTube 和其他影片網站的興起，學習運動訓練技術變得更容易，入門的障礙也比以前更低。

國際健康及運動俱樂部協會（International Health, Racquet & Sportsclub Association, IHRSA）出版了一份全球健身報告，每年合計成長和發展指標，並顯示國家、地區和全球健身行業的一般趨勢。

表 1.1 美國和中國的 IHRSA 健身俱樂部統計數據

國家	健身俱樂部 年收入（年）	健身俱樂部 會員人數（年）	健身俱樂部 會員增長率（時期）
美國	322 億美元（2018）	6240 萬（2018）	37.1%（2008-2018）
中國	39 億美元（2018）	450 萬（2018）	10.4%（2013-2018）

表 1.1 提供了 IHRSA 衡量健身產業重要性的統計數據。若要更深入分析，需要比較來自各個國家和地理區域的數據，但為了討論的目的，僅針對美國以及中國進行比較。美國是全球健身市場最大、最發達的地方，而中國則是亞太地區最大、增長最快的市場。

要注意的是，這些調查沒有顯示也無法顯示健身產業整合的全部範圍，以及壺鈴訓練的具體成長細節。IHRSA 和其他產業報告的數據來自傳統「Big Box」經營模式健身房（編註：指大型健身中心）的有限受眾，且所提供的統計數據是從調查結果中推導出來的。

這些數據不包括健身產業過去幾十年來，在世界各地持續開設的專業健身房和健身連鎖店。此外，各種健身相關包括尊巴（Zumba）、皮拉提斯（Pilates）、舞蹈、壺鈴、武術、CrossFit、瑜伽、個人訓練和戶外訓練營，也多數不在這些統計中。

然而，儘管統計的範圍有限，我們仍可看出一些明顯的趨勢。中國目前是增長最快的健身市場，也是相當年輕的市場。以下趨勢顯示出中國健身產業的快速發展：

- 許多國際健身連鎖店正在進入中國或在中國擴大規模。

- 中國運動服飾市場在 2020 年估值接近 60 億美元。

- 中國在 2001 年約有 500 家健身房，到了 2018 年有超過 37,000 家。

- 除了傳統大型健身中心外，更多分眾的健身工作室也紛紛出現，朝著瑜伽、CrossFit、皮拉提斯、舞蹈、武術和壺鈴等方向轉變。

比起趨勢指標，我更看重第一手資料，因為它能更準確預測全球的健身產業發展狀況，特別是壺鈴訓練。我身為在 60 多個國家親授壺鈴課程的教練，根據經驗判斷，使用壺鈴的現象在世界各地的健身房持續增加。

在 21 世紀初，壺鈴訓練還僅侷限於美國，而後西歐和澳洲陸續風行。在 2008 年左右，我開始在南美、南非和印度教授壺鈴課程，到了 2014 年更擴大到中國和整個亞洲地區。我在過去 5 年間把壺鈴教育帶入東歐國家，包括保加利亞、波士尼亞、克羅埃西亞和羅馬尼亞。無庸置疑，壺鈴現在是全球功能性訓練趨勢的重要一環。

1.6　壺鈴用在功能性訓練

近年來有一種訓練身體的新方法：功能性健身 (functional fitness) 和功能性訓練 (functional training)。功能性訓練把現代和古代體能訓練的優點與神經科學結合，將身體視為功能性的整體，而不是部分的合體。換言之，這些新興的訓練課表不再是訓練個別肌肉或肌群，而是能有效完成動作的訓練和運動模式。現今的功能性訓練課表，不像過去流行的健美僅僅以人體美學為基礎，而是改變為以動作表現為重點。透過著重動作表現，練就健康和美麗的體魄。

人的身體準確來說是動態的動力鏈，如同鎖鏈一樣由一系列相互連接的部位組成。這些部位的關節、肌肉、骨骼、神經和結締組織形成一組槓桿系統，與關節一併產生有效的動作。功能性訓練是將身體視為綜合的整體，現

在正是健身界百家爭鳴的時代，在各種功能訓練器材中，有一種器材正在引領潮流，它就是最耀眼、最物超所值的「壺鈴」。

壺鈴訓練有兩個主要用途或目標。首先，壺鈴訓練透過不同面向的各種動作、次數，以及身體各部位的訓練來增強身體功能。壺鈴健身的動作和項目選擇幾乎無上限，持續時間隨個人喜好可長可短。

再者，還有要在固定時間內做完最多次的壺鈴競賽。傳統的競賽包括：用一個壺鈴進行抓舉，以及用一個或兩個壺鈴進行壺鈴長循環或壺鈴挺舉。大多數比賽時間為 10 分鐘，但也有 3 分鐘和 5 分鐘的衝刺比賽、連續舉起 1 小時或更長時間的馬拉松比賽，以及團隊接力賽。要在壺鈴競賽中勝出，需要擁有優異的體能、全方位的肌力、有氧能力和柔軟度。

1.7　為什麼選擇壺鈴？

為什麼要將壺鈴作為無數健身器材的首選？畢竟時間如此寶貴，面對種類繁多的選擇，如何確定壺鈴是滿足健身需求的最佳解答？壺鈴有什麼特別之處，而壺鈴訓練又為什麼是達成你健身目標的理想方案？

非常實用

首先，壺鈴的實用性高，因為可用來訓練不只一種體能指標，如肌力或心肺功能，而是結合了肌力、心肺功能調節和肌耐力，以及增加肌力和爆發力，提高柔軟度和關節活動度，增肌減脂，也減少壓力，並增加自信！少有其他器材能同時做到這麼多事情。

用途廣泛

壺鈴作為肌力和體能訓練工具，其廣泛用途是其他器材無可比擬的。在雙腿之間擺盪壺鈴所產生的深層偏心負荷，會形成強大的髖關節推力。這種推力是各種運動的基礎，包括跑步、跳躍、深蹲、跨步蹲和踢腿，還能強化並修飾髖部肌肉、強健下背，完美訓練背部肌群。

　　重心的偏移能最大化增強肩部力量和柔軟度。壺鈴的環狀握把與其動態的運動型態，能有效訓練手掌握力和前臂力量。強壯的背肌對健康甚為重要，壺鈴可以從每個角度，無論是靜態或動態的動作訓練背部肌群。握把的形狀和位置設計，能讓你用幾乎任何動作模式拋接壺鈴，這是啞鈴或槓鈴難以做到的。

獨一無二

壺鈴的形狀和特性與廣為人知的槓鈴或啞鈴不同，後兩者雖然也是很好的訓練器材，但用途比壺鈴少。壺鈴是一個帶握把的球，不僅可以做傳統的重訓動作，如胸推、挺舉、抓舉和深蹲，還可以訓練非正統的技能，如壺鈴雜耍（編註：例如拋接壺鈴，對於敏捷性與協調性要求很高，當然訓練的風險也高，初學者勿嘗試）。

　　因為球的重心在握把前面，與啞鈴重心就在握把處不同，所以即使做最基本的壺鈴動作也需要更大的活動範圍，增加動作所需的柔軟度和活動度。比如說，你可以在兩腿之間進行壺鈴擺盪，卻不能進行槓鈴擺盪。這種擺盪讓髖關節的活動範圍更大，從而增加柔軟度，並徵召到較少用到的肌肉部位。

價格便宜

壺鈴價格便宜且體積小，便於放在車上攜帶。一個壺鈴的價格不到一百美元，用幾百美元就可以買下各種重量的壺鈴，為未來幾年的訓練準備（編註：在台灣一般壺鈴幾百元台幣就有了，專業壺鈴則要上千元）。壺鈴是由鋼或鑄鐵製成，耐用性可伴隨一生。同時，壺鈴是一種多合一的手持健身器材，無論是居家、辦公室、車庫，或是健身房與當地公園都可以進行訓練。換句話說，壺鈴訓練的場地幾乎沒有任何限制。

富有趣味

壺鈴訓練有趣之處不僅是訓練效果，通常人們第一次用壺鈴訓練，立刻就能感受有別於以往用過的各種重訓器材，因為壺鈴訓練要求的是身心靈的全面參與，這也讓壺鈴訓練開啟了一扇充滿新奇有趣的門。

效率極高

有效的工具能完成工作，而「有效率」的工具則能在更短的時間內完成，壺鈴正是這種有效率的工具。壺鈴訓練結合了肌力訓練、無氧和有氧心肺訓練、柔軟度和活動度的好處，因此，每週不必花好幾個鐘頭分別做重訓、有氧及伸展，壺鈴訓練可以同時進行以上所有訓練，是效率極高的工具，可以省下許多訓練時間去做其他喜歡的事。

培養運動細胞

壺鈴訓練可以培養運動細胞，訓練身體也可以訓練技巧。即使你不覺得自己是運動員，透過壺鈴訓練也可以學會像運動員一樣運動。壺鈴訓練可以培養所有主要的運動指標，包括肌力、爆發力、活動度、平衡、敏捷度、肢體協調、耐力，這些能力都能透過壺鈴這個簡單且高效的訓練系統達成。

壺鈴訓練是健身和體能訓練方法中最讓人興奮的運動之一。如果你真的想透過減脂以及全方位打造精實的身體來提升健康、體能和運動表現，壺鈴訓練就是你的不二法門！

本書是進行有效壺鈴訓練的實用指南，提供你安全進步所需的所有知識。藉由書中的初階、中階和高階練習，以及壺鈴訓練課表範例，發展全方位的肌力、柔軟度、體能和活動度。有了本書，你就具備在健身方面做出重大改變的知識。放下藉口，超越限制，現在就準備好開始享用壺鈴的優勢！

壺鈴訓練的事前準備

壺鈴訓練由於將許多重要的身體訓練項目融入單一工具的訓練，吸引了全世界對健身有興趣的人。壺鈴訓練兼顧了肌力、爆發力、耐力和活動度。在開始自己的壺鈴訓練計畫之前，需要先對壺鈴和壺鈴訓練方法做完整的了解。

一般需要知道的有：可以取得的壺鈴種類、什麼壺鈴最適合自己、壺鈴如何購買、訓練時的穿著，以及訓練的場地。本章提供所需的資訊，讓你能自信地做好準備。

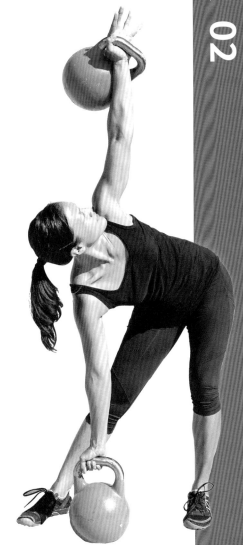

2.1 壺鈴的類型

市面上有兩種常見的壺鈴：鑄鐵經典壺鈴或稱為健身壺鈴，以及鋼製的競技壺鈴或稱為運動壺鈴。儘管名稱不同，但其用途是一樣的。

健身用的鑄鐵經典壺鈴

鑄鐵經典壺鈴如圖 2.1 所示，由於生產方便，因此價格較為低廉。這種壺鈴非常堅固可用很多年，甚至一生都不會壞。非常適合一般健身，除非進行非常高階的訓練，否則不會連續做幾百下動作。此種壺鈴的精密度不像競技壺鈴那樣重要。

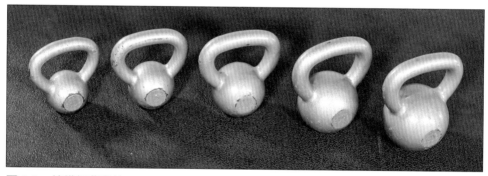

圖 2.1 鑄鐵經典壺鈴

　鑄鐵經典壺鈴是用各種大小的模具製造的，重量越重則模具就越大。比如說，一個 8 公斤(18 磅)的壺鈴由小球身和細握把組成，而 32 公斤(71 磅)壺鈴的大小與比賽用壺鈴相似。進行一般健身訓練時，並不需要像競賽一樣那麼在意壺鈴的大小，下一章會解釋這一點。

　對於專業壺鈴選手來說，壺鈴的尺寸種類太多並不適當，因為每次使用不同大小的壺鈴時，在手中和身體的相對位置都會略有不同，難以建立一致性的技術。但對於一般健身來說，因為每次會做 10、15、20 或 30 下動作，而不是像 50、80 或 100 下那麼多，所以壺鈴大小造成的差異不至於太明顯。

鑄鐵經典壺鈴的另一個優點是比競賽壺鈴的價格便宜，且耐用程度不減，所以考量成本、品質和運動表現，是一項不錯的選擇。

比賽用的競技壺鈴

如圖 2.2 所示，競技壺鈴的尺寸和設計是國際壺鈴訓練採納的標準。雖然壺鈴訓練在歐美和亞洲大部分地區只有 15 年的發展歷史，但在東歐國家特別是在俄羅斯，已經發展為一項高階運動比賽項目。壺鈴競賽與所有運動一樣有標準的設備和規則。壺鈴專家根據設計和運動表現，訂定最適合的測量標準。因此，所有參賽選手都用相同標準的壺鈴進行訓練和比賽。

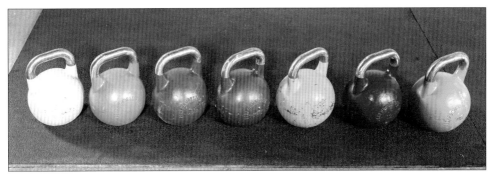

圖 2.2 競技壺鈴

競技壺鈴由鋼鐵製成且內部中空，價格比其他用較低成本材料製成的價格高，且有通用的設計和尺寸：

- 壺鈴高度：270 毫米
- 握把直徑：33 毫米
- 球體直徑：220 毫米
- 底座直徑：140 毫米

競技壺鈴不論重量多少，尺寸都維持相同。比如說，8 公斤 (18 磅)、16 公斤 (35 磅)、32 公斤 (71 磅)、或 48 公斤 (106 磅) 的壺鈴大小，在規定的

標準誤差範圍內完全相同。這是因為製作壺鈴的模具內部中空，填入越重的金屬則重量就越重，實心的部分也越多，以達到所需的壺鈴重量。

因此，8 公斤和 48 公斤壺鈴的差異在於：8 公斤的壺鈴內部完全中空，而 48 公斤的壺鈴內部填滿了固態的鉛。對於高階選手而言，也能量身訂做超過 48 公斤的壺鈴，但為維持標準尺寸，就必須使用更重的金屬，也讓成本變得更高。在不同重量、大小相同的前提下，為了讓選手能不看數字就直接分辨壺鈴的重量，因此會用不同顏色區分。

尺寸一致很重要的原因在於，精確的技術必須透過標準尺寸來訓練。在壺鈴競賽中，選手可能會連續做 100 下，甚至 150 或更多下動作，所以每一下都必須精確。有統一規格的設備才能進行一致性的練習。基於這個訓練細節，多花一點錢購買競技壺鈴通常是值得的。如果目標是透過壺鈴訓練增加一般的肌力和體能，用價格較低的鑄鐵經典壺鈴一樣可以有效達到目標。

2.2　重要的壺鈴特性

一旦確立訓練的目標是健身還是參加比賽，決定購買哪種壺鈴之前，還要考慮各種壺鈴的區別。

固定重量或可變重量

壺鈴的重量有兩種類型：固定重量、可變重量。

固定重量壺鈴 (圖 2.3) 的重量不變，所以你需要輕、中、重等多種壺鈴作為完整訓練課表的準備。固定重量的壺鈴較常見也較方便，是整個一體式的，握把和鈴體之間沒有空隙或接縫，要更換重量時直接換壺鈴即可，不需要拆卸或填充重量，也是專業運動員喜歡的類型。使用固定重量壺鈴的成本要比可變重量壺鈴的成本高，是因為整套訓練課表通常需要準備好幾個壺鈴。

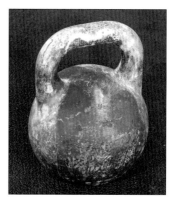

圖 2.3　固定重量壺鈴

與固定重量壺鈴相對的是可變重量壺鈴。你只需要一個壺鈴；如果要進行雙壺鈴訓練動作，則需要兩個。有幾種不同的可變重量壺鈴，包括拆卸式壺鈴和填充式壺鈴，以下分別說明。

● 拆卸式可調壺鈴

有三種類型的拆卸式可調壺鈴 (圖 2.4)。第一種不是真正的壺鈴，但仍被歸類為壺鈴，它其實是把槓片用螺絲和螺栓連接到握把上，賣這種壺鈴的品牌是 Kettlestack。

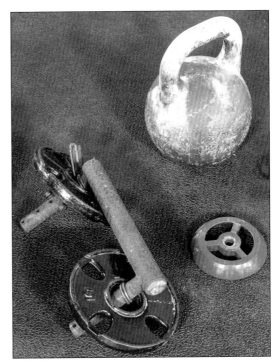

第二種是由硬塑膠製成，外殼可以轉開。打開後，能看到幾片或幾塊塑膠，有些空心、有些實心。放入的空心與實心塑膠片的數量會改變壺鈴的重量，通常從最輕的 16 公斤 (35 磅) 到最重的 32 公斤 (71 磅)。當然有一些較小的壺鈴，重量範圍也較輕。選好所需重量的塑膠塊之後，就將一個螺栓穿過槓片和墊圈，從壺鈴底部將其固定成型。

圖 2.4　拆卸式可調壺鈴

最後一種是將槓片與外殼結合在一起。這種壺鈴由鋼所製，握把可與球體分離。拆下握把後，裡面有一個桿，上面可以堆放槓片，放越多槓片就會越重，放越少則越輕。

可調式壺鈴的優點是不用買好幾個，所以總成本相對較低。另一個優點是，一到兩個可調式壺鈴所佔的訓練空間比每個重量各準備一個要來得少。其缺點是不符合壺鈴比賽的標準，因此不能用於競賽訓練。

17

● 填充式可調壺鈴

　　填充式壺鈴現在並不常見，但在 20 世紀早期比較普遍。通常由金屬製成，在側面或底部有一個孔和一個塞子 (圖 2.5)，從中注入沙、水、鉛，甚至是水銀。水銀是一種重金屬，會讓壺鈴的重量更大。馬戲團大力士會使用填充水銀的壺鈴，如知名的亞瑟・薩克遜 (Arthur Saxon) 和歐金・桑多 (Eugen Sandow)。

　　此種壺鈴的優點是：使用者仍可感受手中是實實在在的鐵球。由於重量可以調整，所以只需一到兩個就夠了。其缺點是改變重量不方便，而且在壺鈴中填入或取出填充物的過程繁複且不易清理。另外，重金屬取得不易，且水銀含有劇毒。

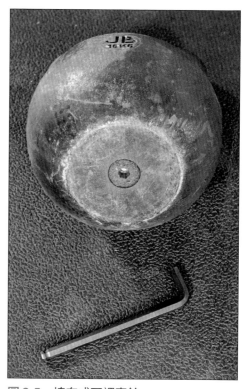

　　此外，如果壺鈴沒有完全填滿，裡面的填充物會在訓練過程中搖晃，身體適應搖晃的重量後反而會有額外的訓練效果。BB 彈是一種廉價的鋼鐵填充物，可以在販售打獵裝備的用品店找到。這是填充式壺鈴一個有趣的特點，但難抵現代固定重量壺鈴的好處和便利。

圖 2.5　填充式可調壺鈴

握把樣式

握把是手握壺鈴之處。握把在手中的感覺要對：合適的尺寸、合適的厚度、握把和鈴體之間有合適的間距，以及合適的質地 — 不要平滑到滑手，也不要粗糙到磨手。握把應該恰到好處，在操作時如同浮在手上。如圖 2.6 所示，握把的形狀和直徑可能不同，也可能是一件式或多件組合式：

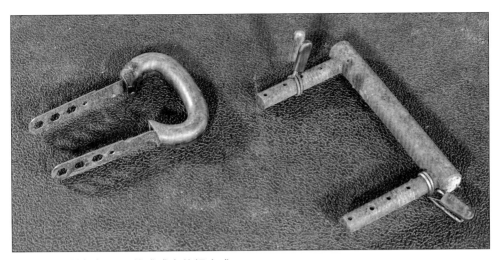

圖 2.6　壺鈴握把：一件式或多件組合式

握把厚度

握把的厚度會因壺鈴的產地和種類而有很大的不同。壺鈴的握把有的很細，而有的粗到需要大手才握得住！大多數壺鈴的握把粗度與國際比賽用壺鈴的標準相同，直徑大約 33 毫米左右。對大多數女性來說，如圖 2.7 的 33 毫米握把就適合。握把的厚度夠，讓手指足以環繞，可以增強手掌、手腕、前臂和手指的力量。

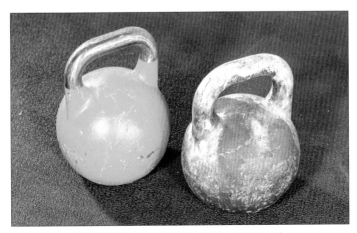

圖 2.7　壺鈴握把粗細：33 毫米 (左) 和 35 毫米 (右)

對於男性來說，35 毫米的粗度較具挑戰性，也不至於妨礙訓練。建議在一般的壺鈴訓練中，不要挑選超過 35 毫米的握把。雖然越厚的握把對增強手部肌肉和握力越好，但很可能無法達到高次數訓練的成效。雖然各種壺鈴的握把直徑不同，但大部分大於 20 公斤的壺鈴握把都是 33 到 35 毫米。壺鈴重量越小，通常握把也越細。在各種類型的壺鈴中，只有競技壺鈴有統一的握把直徑、球體直徑和高度規範。

握把的間距、高度和長度

握把和球體之間的間距也是考量的重點。如果間距太小，手就無法完全伸進握把中，而這正是操作許多壺鈴動作的重要條件，如上搏、握推、抓舉等動作。如果間距太大，手在握把間就會太鬆，動作也會不穩定。因此需要適當的間距，讓手能握住握把，且握把兩側也剛好位於手腕兩側。

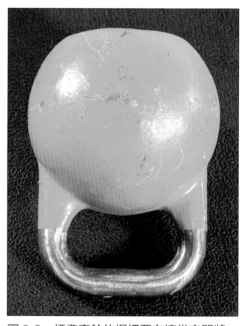

　　良好壺鈴的標準間距是 (圖 2.8)：從握把底部到球體下方頂部 (也就是握把的高度) 為 55 毫米，且握把的兩側距離 (也就是握把的長度) 為 186 毫米。

圖 2.8　標準壺鈴的握把要有適當空間將手伸進去

握把表面

握把表面的光滑程度各有差異。很多品牌的壺鈴握把都採用噴漆或粉末塗層。這些塗層的作用是在 20 下以內的低次數訓練中，讓壺鈴能在手中順利滑動，以免手部起水泡或磨損。但在訓練後期和高次數訓練出汗之後，會變得難以握住。

　　基於這些原因，我建議專業壺鈴運動員使用光滑的鋼製拋光握把。這種未噴漆且經過拋光處理的金屬握把，雖然在較低次數的訓練中摩擦力較大，但在流汗之後的抓握較為穩固。

　　塗抹止滑粉能更好地握住光滑的鋼握把，這在進行高次數訓練時很重要，因為流汗之後不易握住壺鈴，就難以持續進行擺盪、上搏或推舉等動作！因此，手握壺鈴的感受在訓練中很重要，多數人都希望握把既要光滑，又不要太光滑。造成最嚴重撕裂傷的兇手就是噴漆握把，或其他太過光滑的握把。當然，太粗糙的握把會刮傷手，用起來也不舒服。因為壺鈴的普及度飛躍成長，製造量和銷量每年都在提高，但仍有很多品質差的壺鈴存在市面。

　　如果你買的壺鈴握把太過粗糙，最好用金屬銼刀打磨。有些人使用手持式電動修邊機來磨平握把上的粗糙部分，但也不要過度打磨。砂紙也是個好東西，如果握把太粗糙，可以用砂紙磨平；如果握把太光滑，一樣可以用砂紙刮得稍微粗糙一點，這樣就能更好持握。如果握把沾不住止滑粉，用砂紙刮一下表面就能改善。

　　總之，你的個人壺鈴就像棒球員的球棒或手套：必須把它修飾成適合個人身體和手的完美工具。訓練的一切都取決於表現，要呈現出最好的一面就必須有最好的感覺，讓工具能運用自如。圖 2.9 是壺鈴握把表面的範例。

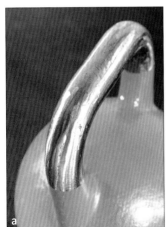 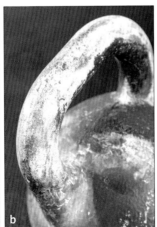 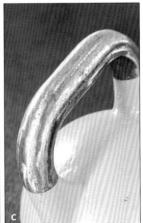

圖 2.9　壺鈴握把表面：(a) 太光滑的握把、(b) 太粗糙的握把、
(c) 剛剛好的握把，光滑中帶點粗糙

直徑和形狀

壺鈴的設計獨特，一些關鍵訓練動作無法用其他重訓器材取代。以上搏動作來說，一般的槓鈴上搏或啞鈴上搏，就與壺鈴上搏有許多重要的區別，重點就在於壺鈴的形狀以及握把和鈴體之間的距離。

壺鈴的重心位置在手掌之外，而啞鈴的重心則在手掌中。壺鈴的重心和握把之間的間距，讓擺動以及拋接壺鈴的動作得以進行。這種設計還有一個特點，就是在幾乎所有動作中，壺鈴都需要靠在手臂或身體上。身體越多部位與壺鈴接觸，就能發揮越大的槓桿作用。

無論是手掌、手腕、手臂、肩部、腿部和核心部位，都能靠握把的設計在同一條線上得到加強。因為手可以深深插入握把的間距，所以握住壺鈴時的手腕不會彎曲，讓手掌和前臂處於中立位，手臂透過壺鈴訓練也會有更強的肌耐力。反之，啞鈴訓練中的手和手腕會向後彎，給前臂肌肉帶來很大的壓力。如果前臂力量和握力過早透支，就難以持久握住器材。

耐用性

鋼製成的壺鈴最堅固也最耐用。放在戶外和潮濕的地方容易導致握把生鏽，需要準備砂紙磨除鏽跡。有些壺鈴有防銹塗層，但專業的壺鈴訓練人士，會用除漆劑或其他研磨工具將此塗層去除，因為要有良好的訓練，手握的觸感很重要。

> 編註：廠商為了賣相好看避免長時間擺放而氧化生鏽，可能會做較厚的防鏽塗層。購買者將其磨掉之後可考慮噴上輕質防鏽噴霧，可提供保護也不致影響手感。

鑄鐵壺鈴雖然沒有鋼製壺鈴那麼堅固，只要不摔在堅硬的表面上，一樣可以永久使用。塑膠和乙烯基壺鈴會因為內部填充物的替換，以及在戶外使用或放置而磨損。傳統可調式壺鈴上連接握把和槓片的螺絲過一段時間也需要更換。現今的塑膠壺鈴可以使用數年之久，但當然不如鋼製或鑄鐵製的壺鈴

耐用。如果常常在壺鈴雜耍過程中摔壺鈴，或不愛惜壺鈴，表面的加工會更快脫落，而且會留下刮痕和汙損，雖然不影響性能，但影響觀感。

小心乙烯基和塑膠壺鈴

乙烯基和塑膠壺鈴在很多體育用品店都能找到，通常是價格最低的壺鈴，但事實上只有名義上是壺鈴。乙烯基和塑膠壺鈴的特性與壺鈴不同，其形狀和設計也不適合進行正確的壺鈴訓練。多數情況下，握把和鈴體之間的間距窄到手無法穿過。這些壺鈴在球的頂部或側面有一個塞子，可以拔出來加入水或沙子以調整重量。乙烯基和塑膠壺鈴的唯一優點是非常便宜，而且不慎掉落時也不致損害地板或砸傷自己。這種類型的壺鈴對兒童學習安全訓練基本知識或許是很好的入門，但除此之外別無他用，不建議訓練者購買。

選擇重量

壺鈴的重量一般是 8 公斤 (18 磅) 到 48 公斤 (106 磅)，但實際上重量從 2 公斤 (4 磅) 到近 90 公斤 (198 磅) 都有，形狀和大小各異。有些人甚至將兩個壺鈴焊接在一起，合成一個更重的壺鈴！

傳統的俄羅斯重量單位是普特 (pood)；一個普特大約是 16 公斤 (35 磅)。在壺鈴術語中，16 公斤 (35 磅) 的壺鈴是一普特壺鈴 (1-pood kettlebell)，而 32 公斤 (71 磅) 的壺鈴是一個兩普特壺鈴 (2-pood kettlebell)，以此類推。

決定最適合的壺鈴重量並沒有最佳解，但可以問自己以下問題：

- 你是有經驗的人還是初學者？
- 你的體能已經很好，還是剛剛踏上健身之路？
- 你是體重較重、骨架較大的人，還是體重較輕、骨架較小的人？

包括這些問題的種種因素都會影響到重量的選擇。為達到適應和漸進式超負荷，專業的壺鈴訓練人士通常會擁有各種重量的壺鈴。

大多數男性可以從 16 公斤 (35 磅) 的壺鈴開始。為了進行雙壺鈴訓練，建議買一對 16 公斤的壺鈴。如果你的體重在 59 公斤以下或沒有重量訓練的背景，可選擇 12 公斤 (26 磅) 的壺鈴作為起始。如果實在不確定自己能用多重的壺鈴，建議從較輕的開始，並隨著進步再使用較重的，這是為了長期性的成功，不應貿然挑戰過重的壺鈴。女性通常從 8 公斤 (18 磅) 壺鈴開始訓練。運動能力強或強壯的女性可以從 12 公斤 (26 磅) 開始，但同樣在不確定的情況下，應當從較輕的重量逐步增加。

橡膠塗層

有些鑄鐵壺鈴表面有一層橡膠塗層，或底部有一個橡膠底座，如此當壺鈴放下就不會劃傷地板。然而，塗層會讓壺鈴難以控制，掉落時還會反彈，不但惱人而且還會有反彈到身上的潛在風險。橡膠塗層壺鈴只有放在硬木地板時才有用處。

舒適程度

選擇與自身體型和健身程度匹配的壺鈴相當重要。壺鈴的重量必須適合你目前的肌力和體能狀態。當變得更強壯、更健康之後，可以用較重的壺鈴提升肌力，並用較輕的壺鈴訓練心肺體能。另一個考量點是壺鈴在手中的握持感，握把的粗細也會因手掌的大小與握力而有差異。

價格

鋼製壺鈴的品質最好，價格也最高。乙烯基和塑膠壺鈴雖然價格最低，但品質也最差，實屬一種浪費，不應該當作真正的壺鈴。可調式壺鈴的單價稍高，但可以根據需要改變重量，且不需要買好多個。鑄鐵壺鈴則是品質和價格都適中，比鋼製壺鈴的價格低。我只建議投資購買鋼製或鑄鐵製的壺鈴。

2.3 壺鈴與其他器材的區別

不熟悉壺鈴的健身者，可能以為用啞鈴或其他重量器材也可以做到像擺盪、握推或抓舉等動作，沒必要使用壺鈴。然而，這是一個錯誤的觀念。由於壺鈴設計的特性，壺鈴與任何其他形式的重量器材有明顯的差異。

壺鈴與啞鈴的區別

本書中介紹的一些關鍵壺鈴訓練動作，都無法用其他重量訓練器材替代。如前面說過，由於壺鈴的形狀和握把與鈴體之間的間距，壺鈴上搏與槓鈴或啞鈴上搏有許多重要差異。壺鈴的重心在手掌外，而啞鈴的重心則被握在掌中。壺鈴重心和握把之間的間距，就是進行擺動以及拋接的條件。

當反覆次數逐漸增加，尤其是彈震或快速的提舉動作，保持手腕、手掌、前臂和手指的中立和放鬆狀態，更能持續動作直到力竭，這是用啞鈴和壺鈴的一個關鍵差異。若觀察擺盪、抓舉、挺舉、推舉、借力推或深蹲等動作，你會發現拿啞鈴和拿壺鈴時的手部和握持的對齊有明顯的不同。受過相同技巧訓練者，使用壺鈴與相同重量的啞鈴相比，壺鈴能做到更多的反覆次數。

啞鈴使手腕處於一個受限的姿勢。不論你有多強壯和訓練有素，都會到達一個臨界點，那時你的前臂、手腕和手會感到疲勞而握不住啞鈴。用相同重量的壺鈴做同樣的練習，可以把手掌深深插入握把，壺鈴的中心會貼在前臂上(而啞鈴則位於掌心)，也就是說壺鈴的重量更接近你的身體重心，會更容易控制。

透過足夠的練習，手部就能保持放鬆和中立，使手臂不會很快疲勞，讓心肺功能和肌耐力能持續較長的時間。換句話說，握力不會快速耗盡，可以訓練更久，在每次訓練中消耗比用啞鈴更多的熱量。

壺鈴與槓鈴的區別

無法用槓鈴在雙腿之間擺盪就是最明顯的區別，而這正是壺鈴最重要的特質之一。因為壺鈴可以在雙腿之間擺盪，可有效利用與訓練田徑運動中很重要的身體後方肌群，包括所有的肌肉、關節和筋膜(鏈)。簡單來說，後方肌群的主要區域是下背肌群、臀肌、腿後肌與小腿肌群。目前人們在肌力體能計畫中，十分注重後方肌群的訓練，這種趨勢也影響了現代健身計畫。

　　壺鈴的訓練動作，特別是擺盪、上搏和抓舉以及變化動作，都能鍛鍊到後方肌群。壺鈴在雙腿之間快速(彈震)擺盪，可對後方的大肌群施加強大的負荷。擺盪的動作就像鐘擺，依賴慣性和衝力。每次在後方肌群(擺動到後部)施加壓力，都會拉伸身體後側的肌肉。

　　肌肉、關節和組織在受力時會像彈簧一樣，施加重量時就會自然準備好回彈，這正是壺鈴在面前擺盪的回彈階段，速度和肌力才得以體現。因此，擺盪這最基本的壺鈴動作，就能達到前所未有的訓練成效。大多數人在做第一次壺鈴訓練時，都表示臀部和腿部的感受特別明顯，可能沒有任何其他運動比壺鈴擺盪與抓舉更能強化與訓練後方肌群了。

　　壺鈴最好的功效是強化肌力與肌耐力，而非追求最大肌力。如果你的目標是建立絕對的肌力或更多的肌肉量，在超過一定的重量之後採用槓鈴可能會更適合。槓鈴的優點是可以施加到極大的重量，這就非壺鈴所能迄及。當然，良好的健身計畫制定應該一併將槓鈴、啞鈴、壺鈴以及其他器材都考慮進來。

2.4　壺鈴訓練穿著

接下來提醒在壺鈴訓練中該穿什麼。服裝要能在運動時自由活動，而不會限制動作，為了讓壺鈴訓練更順利，有以下幾個重點。

手套

通常訓練經驗不足的人比較常配戴手套。有經驗或高階訓練者很少使用手套，因為那會降低手對壺鈴的觸感。當握把旋轉時，手套會擠在握把間隙，某些較厚的手套會讓手難以握好握把，對高次數訓練會產生不利影響。

然而，訓練初期還在嘗試掌握基本動作時，可能會有握力不足和手部疼痛等問題。最好的解決方法是學好技術！一旦有了良好的技術，才能夠在握把和鈴體之間來回移動手部而不會受傷。你需要學會從手指拋起並於掌根將移動中的壺鈴接住，且避免握把在掌中旋轉以及由此而產生的水泡或撕裂傷。

不過，技巧要變得順暢會需要一些時間，所以初學者可能會想使用手套保護。我的建議是開始訓練時先不要戴手套，而是練到手感覺乏力了才戴上完成訓練，如此可避免在剩餘的訓練中傷到皮膚。隨著訓練增強，用到手套的頻率就要越來越少。

高階壺鈴比賽選手會在訓練時戴工人手套進行抓舉等動作，因為這種手套會增加握持壺鈴的困難度，以此方式來加強握力。

鞋子

訓練時並沒有特別限制鞋子的樣式。不過，專業健身人士和比賽選手通常會穿奧林匹克舉重鞋，這是一種皮製的鞋子，有堅硬凸起的木質鞋跟，底部通常有一條薄薄的橡膠。鞋跟可提高訓練者的髖關節，使上搏和過頭的動作等姿勢更加穩定。鞋跟也為腳踝和腳跟提供穩定性，使其更容易從地面借力。

很多專業壺鈴健身的人會穿著五指赤足越野鞋，因為穿上有打赤腳的感覺，可替代鞋子。有些人則喜歡完全赤腳，只是要留意萬一壺鈴不慎掉落的情況。另一種選擇是平底鞋，如 Converse 高筒帆布鞋。

在此提醒！不要穿緩衝功能太好的鞋子，如慢跑鞋，因為太多的緩衝反而會不穩定。壺鈴訓練最好的選擇是鞋底又硬又平的鞋子。如果去健身房既要跑步又要做壺鈴訓練，建議帶兩雙鞋。

腕帶或護腕

壺鈴訓練不一定需要腕帶或護腕，但在訓練初期建議配戴。在左右手腕纏上彈性繃帶，或使用魔鬼氈固定的帆布護腕，也是很好的方法。

在學習如何將壺鈴翻轉到手上，或更正確地說是當手滑入握把時，護腕可以達到緩衝的效果。壺鈴訓練有學習曲線，剛開始可能常會不小心打到手腕和前臂，隨著訓練增加，手握住握把也會變得游刃有餘，幾乎完全不會撞擊。不過，腕帶或護腕仍可產生緩衝、避免不適。腕帶或護腕可減少汗水滴到手與壺鈴，有助於壺鈴與手臂保持中立位。不建議使用厚的腕帶或護腕，以免當手穿入握把間距時，厚腕帶容易被夾住而妨礙握持。

健身腰帶

專業的壺鈴訓練人士會使用健身腰帶，它與健力腰帶類似，但厚度較薄，且不會緊緊地繫在腹部，而是放在骨盆頂部的低處，這樣可以讓手肘輕輕靠在腰帶頂部和腹部之間。透過將肘部放在腰帶上，肩部會比較放鬆 (圖 2.10)：

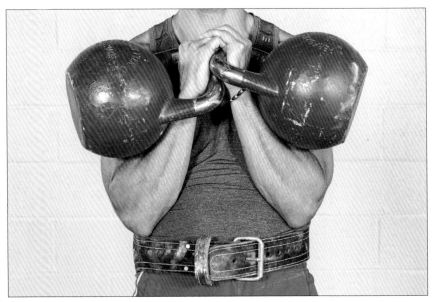

圖 2.10　腰帶配戴在骨盆頂部，手肘可靠在身體與腰帶內側之間

配戴腰帶主要是用於比較高階的技巧，像是雙壺鈴上搏和挺舉時，訓練者要在 10 分鐘內將兩個壺鈴高舉過頭的次數越多越好。壺鈴停在胸前時，腰帶可以幫助運動員放鬆和蓄力，以達成更大的訓練量。一般的健身訓練不須配戴。

衣服和褲子

服裝需要避免材質光滑的 T 恤，也包括有大面積光滑 logo 的 T 恤。一旦開始流汗，光滑的衣服會使手臂向兩側滑出，就很難抵住軀幹。尤其當你已感疲憊且手中還握著壺鈴時，光滑的衣服只會壞事。如果在某些上舉的動作中無法保持手臂貼著身體，在表現上就會處於劣勢。

對於擺盪和抓舉動作來說並沒有那麼重要，因為壺鈴和手臂不會長時間貼著身體。但對於其他動作，如上搏、深蹲、推舉，手臂就需要貼著身體，所以穿著簡單的棉質 T 恤，在累到滿頭大汗時，手臂才不至於滑掉。

褲子可短可長只要舒適即可。然而，要避免襠部鬆垮的褲子，以免在擺盪壺鈴或從抓舉下降時，手指或壺鈴會被襠部多餘的布料夾住。合身或緊身的褲子，或者像自行車短褲都非常適合壺鈴訓練。

2.5　輔助工具和注意事項

至此，我們還需要一些輔助工具讓訓練更完善，以提升訓練計畫的組織性與效率。萬一缺少這些重要的工具，在開始進行訓練後才發現無法完成時就不好了。以下幾項輔助工具，可將壺鈴這個主角的光芒襯托出來。

計時器

壺鈴訓練的計畫和方法都是依據動作次數、時間或兩者的組合進行調配。藉由控制動作次數、時間、重量和速度，從而改變訓練過程和效果。比如說，你的訓練計畫是著重次數，用 16 公斤的壺鈴進行單手肩推，左右手各進行 3 組，每組 10 次。或者，同樣是用 16 公斤的壺鈴做單手肩推，但是以時間

為基準，以左右手各進行 2 分鐘，遵循自定速度或給定的速度，如左右手每分鐘做 12 下並持續 2 分鐘。

如果訓練計畫是以時間為基準，就需要準備有可計秒數的計時器。Gymboss 是最受壺鈴訓練人士喜愛的計時器，可以設定間隔時間，並在每個預設的時間結束時發出聲音，對於以控制時間為準的訓練計畫非常有幫助。

> 編註：GYMBOSS 是一款適合間歇訓練和循環訓練的計時器，對於需要以時間分段的運動人士，可確保訓練過程中保持正確的節奏和強度。

瑜伽墊

訓練後的拉伸緩和是完整壺鈴訓練計畫的一部分。壺鈴訓練使身體處於負重狀態，所以身體的關節自然會產生些許擠壓。劇烈肌力訓練後做伸展，對拉長肌肉和減壓很重要。如果沒有適合做伸展的墊子，可以考慮購買方便攜帶的瑜伽墊。

止滑粉

止滑粉是壺鈴訓練人士重要的工具，手掌和握把上沾有汗水就很難握住壺鈴。如果握不住就只能放下，使得一組訓練提前結束。為了提高壺鈴訓練的運動表現，訓練時間會越來越長，或者在單位時間內做更多的訓練量，止滑粉是必備的輔助。最常見的止滑粉是鎂粉，可以在喜歡攀岩運動者去的戶外登山用品店或販售健身器材的地方找到，一般有單塊、袋裝以及散裝之分。

止滑粉的缺點是會弄得到處都是粉末，包括地上與器材上，因此也被大多數健身房禁止。清潔和衛生是一個問題，難以盛裝也是一個問題。即使將止滑粉放進碗或桶子裡，也仍然會飄散在空氣中，且容易透過手沾到周邊物體上。因此，建議找一個可以使用止滑粉的健身房進行訓練，或者可以的話，空出一個房間或車庫作為訓練專用區域。

如果訓練環境無法使用止滑粉，另一種選擇是液態止滑粉，或稱為止滑凝膠。不僅快乾，而且只會沾到壺鈴的握把和雙手，不會飄散出去。

壺鈴安全準則

注意訓練環境以及使用的設備，以下是一般的安全準則：

- 地面空間保持淨空，不要放置可能絆倒的障礙物，包括人、寵物、家具和其他物體。

- 確保天花板夠高，是手或壺鈴舉高後碰不到的距離。遠離牆壁、鏡子和其他任何當壺鈴失控下可能砸到的東西。

- 訓練過程中一旦感覺壺鈴無法控制或快要掉落，應迅速推開壺鈴，人也躲開。

- 止滑粉是避免壺鈴滑落的最佳選擇。在做高次數的動作，如擺盪、上搏或抓舉時，止滑粉可讓壺鈴不滑掉，進而訓練更久。

- 不要分心。壺鈴訓練時間就應該把所有心思放在訓練，將其他活動延到訓練結束後再做。壺鈴訓練需要很高的專注力；任何分心不僅會使訓練的效率降低，還會增加受傷的風險。

- 準備一條毛巾，擦拭手上與壺鈴握把上的汗水。

- 如果在戶外，在壺鈴過頭舉時不要直視太陽。

- 準備一些飲用水，並保持水分充足。

- 如果一開始訓練時壺鈴會撞擊手腕導致疼痛，建議戴上護腕或腕帶以增加緩衝，隨著技術逐漸改善再減少戴的頻率。

- 最好穿硬底鞋或至少平底鞋，光腳也可以。但鞋底太軟的慢跑鞋不適合，不足以支撐穩定。

- 不要穿著寬鬆的褲子，以免擺盪、上搏或抓舉時夾到手指或壺鈴，應穿著貼身短褲或緊身褲。

- 一組動作在壺鈴落地之前都不算結束。放下壺鈴時也要小心，以免造成下背拉傷。

毛巾

訓練時要準備小毛巾擦拭自己和壺鈴握把上的汗水。壺鈴訓練是高強度運動，一定會流很多汗，若汗水使得壺鈴從手中滑掉，會對運動表現產生負面影響，也會危及安全。在抓舉過程中，只要壺鈴不小心從手中飛出，你就能深刻體會到擦汗的重要性了。

飲用水

在較長時間或超高強度的壺鈴訓練中會流很多汗，就需要補充水分。脫水會大大降低訓練效果，尤其是在長時間辛苦的訓練結束後。脫水也會危害健康，導致虛弱、噁心、暈眩、抽筋和頭暈等症狀。

砂紙

準備細砂紙 (適用於鋼製壺鈴) 定期磨平粗糙的地方，並清除握把上結塊的止滑粉。除了砂紙，也可以使用鋼絲絨。

在瞭解了前述的內容之後，對於壺鈴訓練的事前準備有了基本認知，下一章會帶你學習訓練原理，了解壺鈴訓練背後的科學。

訓練原理

現在你已瞭解壺鈴是什麼，以及為何成為實現健身目標的理想工具和訓練方法。接下來要深入認識壺鈴的訓練原理，知道在各訓練階段中可能發生的事情，以及不該出現的問題，幫助你確立目標，提高達成目標的可能性。

壺鈴的特殊設計符合健身時的特殊用途與效益，但它並非萬能。無論使用壺鈴、槓鈴、啞鈴或是其他健身器材，都需要遵循人體解剖與生理原則。本章將討論壺鈴的訓練原則，幫助你掌握壺鈴的優點和限制。首先，本章描述運動科學的生理知識，解釋如何運用這些重要的基礎規劃訓練。接著，會介紹壺鈴訓練中不同的動作技巧，並講解練習的方法。

所有的運動和體能活動都和幾個共通的基本指導原則有關，壺鈴健身也不例外。掌握這些基礎觀念，能幫助你獲得更完整的訓練成效。設計個人訓練計畫時謹記這些原則，設定和控制壺鈴健身的不同環節，才能有效率地達成健身目標。

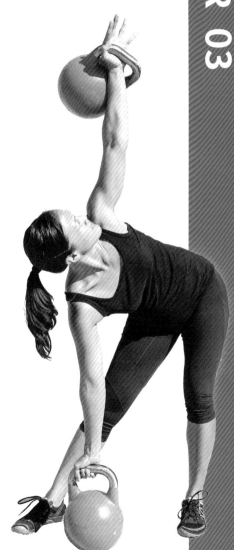

3.1　循環肌力原則

壺鈴和其他種類的「鈴」(例如槓鈴、啞鈴) 訓練方法最大的差異在於強調非線性，也就是循環肌力 (circular strength)，這與常見強調線性的運動不同。差異主要在選擇的動作種類，以及訓練的原理。

　　線性訓練方法重視單一平面上的動作，如直線運動，以此作為訓練計畫的基礎單位。常見的像是硬舉、臥推、俯身划船，以及類似的基礎肌力訓練動作。而非線性肌力訓練或循環肌力訓練，強調多平面動作並結合旋轉運動。常見的如壺鈴抓舉、土耳其起立，以及壺鈴上搏和推舉。

　　線性肌力訓練最常用的工具是槓鈴和啞鈴，多數動作是做兩點之間的直線運動。壺鈴則是非線性訓練具代表性的器材，位於非傳統訓練模式的核心位置。壺鈴由於利用慣性，也就是鐘擺運動機制，動作會呈現有節奏的週期性模式，其本質上就是非線性的。

　　用壺鈴訓練不只著重非線性動作，亦兼顧線性肌力發展。舉例來說，重型壺鈴推舉是訓練上身肌力常見的一種運動，運動軌跡也相對較為直線。然而，壺鈴的重心和握把有一小段距離，因此能夠進行非線性或是擺盪運動，擴大動作的幅度。多數壺鈴運動中的擺盪動作會產生自然的循環運動模式，結合多種平面上的力，包括冠狀面、矢狀面以及橫切面。

　　由於壺鈴的發展在過去 20 年大受歡迎，也使得許多「非傳統」訓練器材出現，更多私人教練、健身房和訓練計畫陸續跟進採用非傳統的訓練模式。這些非傳統訓練工具經常和槓鈴、啞鈴與其他傳統工具搭配，含括線性和非線性肌力訓練，以建立更全面的動作系統。

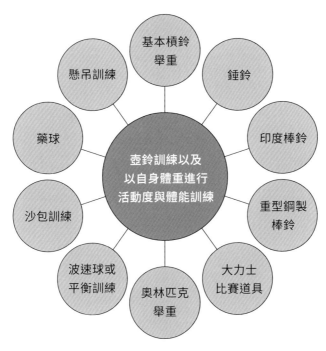

圖 3.1 非傳統訓練的一種模型

　　在這個模型中，壺鈴訓練以及以自身體重進行活動度與體能訓練，成為整個訓練計畫的核心。左側包括一些輔助訓練器材，以補非傳統器材之不足，右側結合其他非傳統手持工具，例如棒鈴和錘鈴。上方和下方使用最傳統的槓鈴，以進行最大肌力和爆發力訓練。一個全方位的非傳統訓練模型，以壺鈴結合體重做為訓練核心，並加入其他訓練元素，以形成完整的訓練架構。

3.2　FITT 原則

FITT 是 4 個關鍵運動原則的縮寫，這些原則和壺鈴運動以及其他運動相關，是設計訓練計畫時的主要原則。FITT 的四個字母分別代表頻率 (Frequency)、強度 (Intensity)、時長 (Time) 和類型 (Type)，也代表需要操控的運動變數，避免因一成不變的訓練計畫而感到厭倦，讓身體持續受到挑戰。

頻率 (Frequency)

頻率代表你有多常運動。頻率可以反映每週或每月健身的課程數 (workouts)、每個課程做的動作項數 (exercises)、每項動作做的組數 (sets) 以及每組的反覆次數 (reps)。舉例來說，如果每週運動三天且每天只有一個訓練課程，運動頻率就是每週三次。如果每週運動三天且一天有兩個訓練課程，那麼頻率就是每週六次。

　　如果是為了維持身體健康或雕塑身形，一般建議每週至少運動四天。

　　記住！頻率和強度呈反比，強度就是 FITT 中的 I。總體來看，頻率和強度相乘等於運動容量 (volume)，也就是單位時間 (例如：每天、每週、每月) 執行的運動總量。運動頻率越高，則每次的運動強度就應較低。反過來說，若強度較高則運動頻率應較低。這個原則和身體恢復能力能夠負荷的運動總容量相關。

強度 (Intensity)

強度指的是執行壺鈴運動的努力程度，也可以描述執行特定運動或課程所需的能量或努力。壺鈴訓練結合了心肺運動和阻力訓練，其強度亦可用於衡量心肺強度或阻力強度。

　　衡量運動強度的一種簡單方法是佩戴心率監測器，它根據你的心率衡量運動的強度。這種衡量強度的方式與壺鈴訓練中的心肺部分有關。在這種情況下，強度是以最大心率的百分比來表示，並以**每分鐘心跳次數** (BPM, beats per minute) 來呈現。更高強度的壺鈴訓練會提高心率，而強度較低的訓練也會有較低的心率。要想看懂與理解心率監測器的讀數，就必須知道不同健身目標下的理想心率範圍

　　一般常用來計算**最大心率** (MHR, maximal heart rate) 的公式依性別而有些許差異，得到的數字接近最大心率值：

男性最大心率：220 - 年齡

女性最大心率：226 - 年齡

　　舉例來說，40 歲男性的最大心率約為每分鐘 180 下 (220 - 40 = 180)，40 歲女性的最大心率約為每分鐘 186 下 (226 – 40 = 186)。依最大心率百分比的不同，可以劃分為不同的訓練區間，下面會一一說明。

　　除了使用心率監測器之外，也可以簡單地用手指量測心率。當完成一組訓練後，立刻用食指和中指輕觸頸部側邊略高於喉結處 (圖 3.2a)，就能測量到脈搏，或者在手腕靠近掌根處也可以測得 (圖 3.2b)，請挑選脈搏比較明顯處。計算 15 秒的心跳次數再乘以 4，就能得出每分鐘心率 (BPM)。例如 15 秒心跳次數為 40 下，你的心率就是每分鐘 160 下。

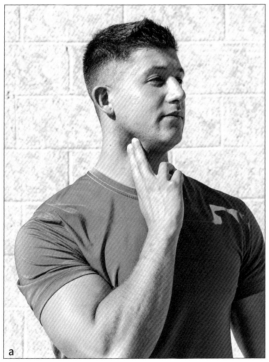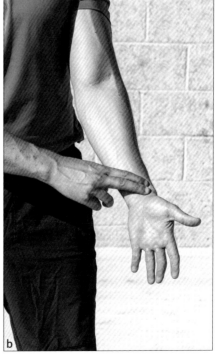

圖 3.2　測量脈搏 (a) 頸動脈, (b) 手腕

暖身或健康心率區間 (相當於最大心率的 50～60%)

此訓練區間適合剛開始訓練計畫的初學者，也是激烈運動前暖身的最佳心率區間。暖身區間和減少體脂、降低血壓與膽固醇以及抗心臟衰老相關，也因為強度溫和相對安全。人體處於這個心率區間燃燒的熱量，其中約 85% 來自脂肪，10% 來自碳水化合物，5% 來自蛋白質。

健身或燃脂心率區間 (相當於 60～70% MHR)

此訓練區間帶來的好處和健康心率區間不相上下，但因為強度提高，能燃燒更多熱量，適合健身老手且注重減脂的人。燃燒的熱量同樣約 85% 來自脂肪，10% 來自碳水化合物，5% 來自蛋白質。

耐力或有氧訓練區間 (相當於 70～80% MHR)

此訓練區間有助於提高心肺功能，可增加心臟的大小和力量，是訓練耐力的最佳區間。適合具備壺鈴技巧基礎、身體健康且體能良好的健身者。比前面幾個區間能燃燒更多熱量，其中約有 50% 來自脂肪，50% 來自碳水化合物，只有不到 1% 來自蛋白質。

運動表現或無氧訓練區間 (相當於 80～90% MHR)

此訓練區間能提升最大攝氧量 ($VO_2\,max$)，也就是運動期間身體能攝取的最大氧氣量。能提升心肺功能以及乳酸耐受能力，表示在高強度運動中更不易感到疲勞。無氧訓練區間屬於高強度訓練，燃燒的熱量也最多，其中大約 15% 來自脂肪、85% 來自碳水化合物，來自蛋白質不到 1%。

最大努力區間 (相當於 90～100% MHR)

此訓練區間亦稱為最大運動強度區間，也就是使出全力輸出的區間，能燃燒最多的熱量，但是強度非常高，多數人僅能維持心率水準數分鐘的時間。體能強健的運動員才適合在如此高的心率下進行間歇訓練。其中短時間的高強度訓練和較長時間的中強度訓練交替進行。在此區間燃燒的熱量，約 10% 來自脂肪，90% 來自碳水化合物，來自蛋白質不到 1%。

對於壺鈴初學者來說，大多數的運動會維持在健康心率區間，如此就能在可控的強度下逐步提高有氧能力。當體能在訓練幾週後提高了，就可以在訓練計畫中加入健身區間的運動。壺鈴老手大多數訓練會位於健身區間和耐力區間內。程度更好或是體能極佳者，則會結合更多運動表現區間的訓練，並搭配最大努力區間的週期性訓練。不論何種程度，訓練計畫皆應納入健康心率區間的暖身環節。

利用 RPE 監測強度

用來主觀衡量強度的指標稱為運動自覺強度，英文是 RPE（rating of perceived exertion）。一般來說，RPE 為從 1 到 10 的主觀量表：1 表示非常輕鬆，5 表示強度適中，10 代表強度最高。如果要規劃強度適中的壺鈴健身計畫，那麼 RPE 的範圍應該維持在 4～6。如果要進行輕鬆的健身，RPE 的範圍則應該落在 2～3。

壺鈴健身的強度分為高強度、中強度與低強度。然而每個人對強度高低的主觀標準不一，特定運動或動作的強度和 RPE 會隨著一些變數而不同，這些變數包含年齡、壓力等級、休息多寡、所在的海拔高度，當然還有個人的身體素質等因人而異。例如，職業運動員或高階業餘運動員用 6 分鐘跑完 1.6 公里可能很輕鬆，但久坐辦公桌的人可能連在 10 分鐘內跑完同樣的距離都有困難。

飲食也可能影響 RPE。例如健身前飲用過多的咖啡或是在健身前吃了大餐，RPE 的感受可能會比空腹或是少量進食後高。RPE 也遵循同樣的定律：運動或動作強度越高，訓練頻率就要相對降低。

強度也指每項運動或動作加諸於身體的壓力。衡量強度的其中一個指標是負荷的大小；做同樣的動作時，舉起 32 公斤壺鈴的強度遠比 12 公斤的壺鈴來得高。這裡的強度是指最大反覆次數（RM），也就是能夠舉起的最大重量

與反覆次數。例如，1RM 是指最多只能舉起一次的最大重量，10RM 是最多能舉起 10 次的重量，壺鈴的重量越大其強度就越高。

對一般健康目的需求來說，大多數的壺鈴健身應該到中等強度即可。為安全起見，建議初學者使用較輕的壺鈴做高反覆次數，也就是用低強度搭配更長的運動時間，體能更好的運動員則可逐漸增加壺鈴重量以增加強度。在妥善規劃的健身計畫中，所有程度的壺鈴健身者都會搭配不同強度的訓練；也就是說，會有中強度、高強度和低強度的動作組合，我們會在第 10 章細談。

時長（Time）

時長（或持續時間）代表壺鈴運動含所有環節的時間長度，通常以分鐘表示。然而，在壺鈴運動中的時間有另一個面向，也可以稱做節奏、速度或步調，會影響固定組數中作功的訓練量。

時長可表示一個阻力訓練課程的整體時間長度，例如壺鈴訓練從開始到結束是 30 至 45 分鐘，也可以是完成一組的時間長度，例如一組 30 下花費 2 分鐘。

此外，在某些動作中需要同時計算時長和節奏。比如一組單邊肩推 2 分鐘，等於每一手各做 1 分鐘。假設你用的壺鈴為 16 公斤，每下 4 秒鐘，每分鐘能做 15 下，2 分鐘總共 30 下，2 分鐘內完成的這組阻力訓練，訓練量就是 $16 \times 30 = 480$ 公斤。

然而，如果節奏是每下 5 秒，等於每分鐘做 12 下，2 分鐘共 24 下，同樣 2 分鐘的阻力訓練，訓練量只會有 $16 \times 24 = 384$ 公斤。如果加快速度到每下 3 秒，每分鐘就有 20 下，2 分鐘共 40 下，同樣的阻力訓練加快節奏之後就能得到 640 公斤的訓練量。

表 3.1 有四位壺鈴健身者，每位選擇不同的訓練重量。單一組動作的負荷量以數字表示。從中可以發現到，藉由操縱負荷、節奏、反覆次數和時長等變數，能夠得到大致相同的訓練量。

表 3.1 壺鈴訓練量比較

個人	重量	節奏	反覆次數	持續時間	訓練量（公斤）
A	12 公斤	24 下 / 分鐘	96	4 分鐘	1,152 公斤
B	16 公斤	18 下 / 分鐘	72	4 分鐘	1,152 公斤
C	20 公斤	20 下 / 分鐘	60	3 分鐘	1,200 公斤
D	8 公斤	25 下 / 分鐘	150	6 分鐘	1,200 公斤

　　還有一點要注意：想達到有效健身的目標，每次壺鈴訓練最好持續 30～60 分鐘，每週至少訓練 4 次。這看起來可能有點頻繁，但初學者需要維持一定的訓練頻率、強度和時長，並確保訓練之間有足夠的恢復時間，才能降低受傷的風險。

類型（Type）

運動類型是指進行的運動方式，例如跑步、騎車、壺鈴訓練等。本書探討的是壺鈴訓練，其結合了有氧心肺訓練、阻力訓練以及活動度訓練，由於同時包含了多種運動元素，可視為全方位的運動方法。

　　壺鈴著重於整合性的訓練目標，也能因應不同需求調整。例如目標是提高最大肌力，就可使用較重的壺鈴，搭配較低的反覆次數來規劃。如果希望增強心肺耐力，就可以選擇較輕的壺鈴進行高反覆次數訓練。如果目標是肌肉塑形或增加肌肉尺寸，那麼採用中等重量的壺鈴進行中等反覆次數的訓練會是比較適合的策略。對於全面性的身體健康需求，亦可結合輕、中、重三種重量的壺鈴來規劃。

　　本書雖然以壺鈴做為單一訓練器材，但其實你可以依自己的喜好，與槓鈴、啞鈴、瑜伽、跑步或其他運動類型做結合。

3.3　實踐 FITT 原則

當你以足夠的頻率、強度和時長做訓練，並選擇了適合且能激勵自己堅持下去的運動類型，身體自然就會進步，在體態、體重、體脂比例、心肺耐力、肌力和耐力，以及活動能力都會有所改善，這些生理上的改變就是訓練效果。

　　經由超負荷、特異性、可逆性和個體差異的原則訓練，肌肉經過一段時間的成長之後會產生適應而停止進步，必須漸進式地適度加壓，才能讓身體的適應能力逐步提高。如果壓力的強度或頻率不夠，就無法提高適應能力，但若強度或頻率太高又會導致過度訓練。

　　當正向適應出現(表示進步停滯)，就是調整一或數個 FITT 變數的時候。例如，原本是每週訓練 3 天、每天各 30 分鐘，本來還很有效果，但經過一段時間發現不再進步了，就可以透過下列建議，調整一或數個變數來修改訓練計畫：

- 頻率(F)：每週增加一天壺鈴訓練
- 強度(I)：壺鈴重量增加 2～4 公斤
- 時長(T)：訓練總時長增加 10～15 分鐘
- 類型(T)：從低強度有氧訓練改為更多無氧訓練，進行多次高強度設定，並縮短組間休息時間。

　　想要持續進步的首要目標就是避免停留在訓練高原期，高原期發生在身體回到恆定狀態時，這是身體用來維持穩定的生理過程。初學者一開始訓練時很容易就會出現明顯的增長，但大約 6 個月左右就會遇到第一個高原期，發現進步減緩或停滯不前。在此階段需要調整訓練技巧以繼續進步。以下是能幫助你克服高原期的幾個技巧。

增加強度

克服高原期的其中一招就是讓肌肉加倍勞動。這時你可以把訓練計畫從低重量、高反覆次數改成高重量、低反覆次數。例如，本來做 3 組、每組 20 下，改用稍重的壺鈴做 3 組、每組 5～10 下。

改變動作類型

如果本來多數是做抓舉和推舉之類的垂直方向舉重，試著換成水平方向的動作，像是單邊划船和壺鈴底朝上式伏地挺身。改變運動類型和運動模式會以新的角度、方向、力道對肌肉施壓，讓原本已經疲勞的肌肉部位，得以休息與恢復。

改變動作的順序

將原本每個動作的執行順序改變一下，也有助於克服高原期，因為肌肉已經適應原本的訓練順序，當改變順序之後，肌肉就需要重新適應。

增加或刪去動作

隨著時間推移和經驗累積，可以增加或刪去訓練計畫內的某些動作。一般來說，選擇複合性動作可以用更少的動作達到更多的效果，例如壺鈴上搏與推舉這一個動作就將垂直上拉和推舉的動作合而為一。

充分休息

充足的休息和睡眠對於健康以及健身房內外的表現都至關重要。如果長期感到疲倦，訓練高原期肯定很快出現，如果缺乏睡眠而過度疲勞也很可能會受傷。在一年中應該安排 1 或 2 周完全不練，讓整個身體得到休息。

分析營養素攝取

攝取的蛋白質足夠嗎？碳水化合物和脂肪的種類是否正確？平常能妥善消化食物，還是經常飽受腹脹、脹氣、消化不良或胃食道逆流所苦？飲食的品質

和攝取的水分是否足夠？是否因為飲食中缺乏關鍵營養素，而需要額外補充營養品？評估營養攝取非常重要，因為營養和健康與運動表現息息相關，並會持續影響表現。

肌肉混淆訓練法

在健身界有一個頗為流行的訓練概念稱為肌肉混淆（muscle confusion）訓練法：此概念是不要讓身體適應某一種訓練模式，以避免適應性停滯出現，因此頻繁變更動作類型、組數、反覆次數和重量。

先前 FITT 是微調訓練計畫，可以在突破訓練高原期時發揮良好效果，但肌肉混淆訓練法的變化太多太頻繁，容易讓人們將注意力放在變化，而難以專注在運動本身。我認為這並不是好的訓練策略。畢竟利用基礎動作進行漸進式超負荷，才能建立穩固的基礎。

運動的訓練量決定健身的效果。你應該保持將每次訓練的負重、反覆次數和組數記錄下來的習慣，以用來計算運動訓練量。當發現訓練量無法提升或開始下降，表示已達到訓練高原期。上述所有的考慮因素中，休息和營養攝取應該是最優先的考量。接著才是每 4～6 週調整一或數個 FITT 的變數，幫助你繼續進步邁向長期目標。

了解 FITT 的原理和學習如何控制頻率、強度、時長和類型這四個變數，能夠幫助你持續獲得進步。下一步就是將這些知識與訓練原理，與實際評估體能程度相結合，然後設定目標，建立實際且具有激勵性的壺鈴訓練計畫。

基本營養

從熱量攝取的角度來看飲食，與為了健康而吃是完全不同的事情。此外，似乎沒有一種飲食計劃或飲食方法，能被所有營養專家普遍認同或證明是成功的。

選擇最適合的飲食方法是自我探索和嘗試的過程，我們可以依賴的是對營養的邏輯認知。如果某種飲食方法合情合理，讓人感覺良好且帶來正向的結果，就可以合理推論是個好的食物或好的飲食方式。

如果某些食物的種類、數量和組合，能讓你覺得健康強壯且表現良好，那就繼續維持下去。反之，若感到疲勞或健康出現問題，請仔細考慮攝取的食物，好好認識對身體有益的食物與飲食方法。

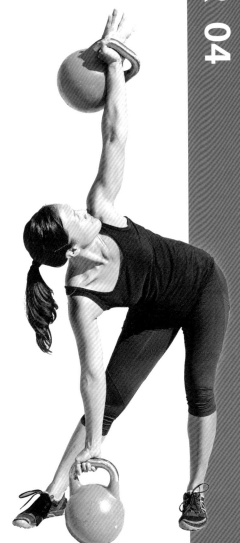

大部分營養專家都認可以下幾點飲食原則：

- 吃高營養食物。盡量減少加工食品，並攝取各式各樣的食物，越新鮮越好。減少含有大量固態脂肪和高鹽(鈉)高糖的食物。

- 吃各種水果和蔬菜。要選擇多種顏色的蔬菜種類，如深綠色、紅色和黃色，水果也選擇不同顏色，如黑色、紅色、藍色、綠色和黃色。新鮮或冷藏蔬果最好，水果乾也不錯(但要避免糖漬的)。如果只能選罐裝蔬果，儘量以低鈉無糖為主。

- 營養均衡。攝取不同種類的食物、包括蛋白質、碳水化合物和健康脂肪。

- 多喝水。以喝水為主，不要飲用含糖飲料，外出時可自備水壺與飲水。

- 不要過量飲食。每個人所需的食物總量與年齡、身高、體重、性別、體重、身體活動程度，以及壓力程度和整體健康有關，良好的消化對整體飲食計畫非常重要。

即便這不是一本介紹營養的書，但我也還是分享自身經驗並提供建議給讀者，每個人可以選擇採納一部分並與自己的想法融合，創造出適合個人達成健康目標的飲食方式。健康的營養攝取方法有助於訓練中表現得更好，以及更快恢復。

談到壺鈴訓練的營養補充時，首先要考慮的是練前營養。如果感覺有點餓，建議在壺鈴訓練前進食，但不要吃太多，也不要離訓練時間太近。根據經驗，訓練前吃一些能提供能量但又不會太難消化的食物，而且要留一個小時的消化時間。

4.1 酸性和鹼性食物

有一種飲食方法特別重視食物的酸鹼性。此種飲食理念認為有些食物偏酸性，而有些食物則偏鹼性。血液的 pH 值在正常情況下介於 7.35～7.45 之間。保持在這個 pH 值範圍內對身體功能有益。

當血液的 pH 值持續低於 7.35 時，表示身體可能處於代謝性酸中毒的狀態，可能導致一系列健康問題，包括呼吸急促、心跳不規則、昏迷，甚至在嚴重情況下可能會死亡。此時為了維持酸鹼平衡，身體可能會從骨骼中釋放鈣進入血液。此外，體內的其他礦物質，如鉀、鎂和鈉，也參與維持酸鹼平衡的調節過程。

血液的 pH 值平衡對健康十分重要。某些主張飲食酸鹼性理念的人建議增加攝取鹼性食物，並減少攝取酸性食物。一些被認為是酸性的食物和飲料包括：咖啡因、碳酸飲料、過多的糖、酒精、部分的肉類、油炸食物、大部分加工食品、牛奶，以及某些精製穀物產品。

從生物學的角度看，體內酸鹼平衡對健康確實很重要，但過度偏向鹼性飲食的方法仍受到許多營養學家、營養師及醫師的質疑。支持鹼性飲食的人經常引述 1931 年諾貝爾獎得主奧托・瓦爾堡博士 (Dr. Otto Warburg) 的言論：「任何疾病，包括癌症，都難以在鹼性環境中存在。」他們認為，透過減少酸性食物並增加攝取鹼性食物，可以降低體內的酸度，從而更有效地防止多種疾病，如癌症、關節炎和糖尿病等。

然而，關於鹼性飲食的具體效益及其長期影響，仍缺乏廣泛的科學證據。單一的飲食偏好可能導致某些營養素的不足。在採用任何飲食方法之前，最好先嘗試並注意其對身體的影響，根據自己的健康和活力來做出判斷。這個領域還需要更深入的了解和研究。編註: 食物的酸鹼性或許會影響尿液，但難以影響身體與血液的酸鹼平衡。

如果你想在飲食中增加鹼性食物，以下是一些建議的鹼性食物清單：

- **蔬菜**：如蔬菜果汁、芝麻菜、香芹、生菠菜、羅勒、青花菜、芹菜、洋蔥、茄子、甜椒、胡蘿蔔、洋薊、甜菜、球芽甘藍、生菜、新鮮玉米、蘑菇、花椰菜、蕪菁、甜菜頭、馬鈴薯、地瓜、寬葉羽衣甘藍、薑、海帶、瑞士甜菜、芋頭、青江菜、蒲公英、芥菜等。

- **水果**：如酪梨、葡萄乾、奇異果、蘋果、梨子、葡萄、椰子、番茄、柳橙、櫻桃、桃子、葡萄柚、芒果、檸檬、萊姆、西瓜、蜜瓜、橘子、香蕉和百香果等。

- **豆類、穀物、堅果和種子**：如杏仁、腰果、奇亞籽、亞麻籽、胡桃、南瓜籽、大麻籽、葵花籽、小米、蕎麥、糙米、豌豆、皇帝豆和鷹嘴豆等。

- **油脂**：如亞麻籽油、橄欖油和魚肝油。

- **飲料**：例如礦泉水、檸檬水、綠茶、薑茶和蘋果醋等。有些電解水機可以將自來水轉換成鹼性水，其 pH 值 9.5 是理想的鹼性水範圍。

- **肉類**：酸性較低的如淡水魚、螃蟹、雞肉、未熟成牛肉、鹿肉和野鴨等。

- **奶類食品**：酸性較低的如牛奶、蛋白、羊奶和山羊奶酪等。

- **甜味劑**：鹼性較強的如糖漿、甜菊糖、糙米糖漿和蔗糖。

- **調味料**：例如，海鹽的鹼性比食鹽要高。

4.2　飲料與飲水

咖啡因

關於攝取咖啡和其他含咖啡因食物的好處，研究結果並不一致：有些支持其益處，有些則持相反意見。咖啡因能刺激中樞神經系統，因此喝咖啡或食用含咖啡因的食品皆應適量。事實上，適量的咖啡因可以提升專注力和警覺

性，有助於運動表現，過量則可能引起焦慮或心悸。喜歡喝咖啡的人，建議減少或避免加糖。

水分

水是首選的飲品。對於關心體重的人來說，選擇低熱量且不含糖飲料是較佳的選擇。與含糖飲料相比，水不含熱量且是維持身體正常運作的關鍵。

果汁

許多營養專家指出，加工果汁中的糖分含量過高，其味道比天然果汁更甜，可能導致血糖和胰島素迅速上升。即便是鮮榨果汁，也因水果本身含有相對較高的糖份，攝取應適量。

另一方面，如甘藍汁這類的蔬菜汁富含營養，且具有抗氧化和增強免疫系統的效果。若不怕麻煩，可以考慮購買果菜榨汁機，每天自製新鮮蔬菜汁。此外，有些健康食品專賣店會販售高品質的綠色蔬菜粉，來自冷凍乾燥的蔬菜汁，仍保有原本的營養價值。

4.3　肉食、素食

肉類

關於吃肉的健康問題，各方意見不一，有些人主張純素或奶蛋素，而有些人認為雜食（包括動物和植物）是較佳的選擇。我個人傾向於以精瘦的動物蛋白和當季蔬果為主，這種飲食方式更接近人類的本性。吃的肉以草飼肉類優先於穀飼肉類。如果追求健康的蛋白質來源，並希望攝取更多的不飽和脂肪，如共軛亞油酸（CLA）和 Omega-3 脂肪酸如二十碳五烯酸（EPA），可以選擇草飼肉類和野生魚類。

> 編註：據了解，草飼牛是放養在草原上，穀飼牛則在屠宰前數個月會改餵玉米等穀物，其營養比牧草豐富，目的是讓牛隻快速增重、使肉質變柔軟且脂肪分布均勻，更具經濟效益。草飼牛的 Omega-3 脂肪酸、維生素 E 要比穀飼牛高。

植物性蛋白

近年來，選擇素食或偏向植物性飲食的人數顯著增長。人們這麼選擇的原因涵蓋多個面向，如對動物的關懷、健康因素(例如膽固醇問題或消化動物性食品的困難)和環境考量(例如希望減少因放牧引起的森林破壞)。為了確保獲得全面的氨基酸，建議多樣化地攝取植物蛋白。

好的植物蛋白來源包括腰豆、斑豆、黑豆、白豆、去皮碗豆、鷹嘴豆、豆腐，以及無鹽堅果和種子。市場上出現一些植物肉漢堡的品牌(如 Impossible Burger 和 Beyond Meat 等)，但對於植物性飲食者，我更建議專注於天然的蛋白質來源，相比於使用大豆蛋白濃縮物與添加物製成的植物肉，自己在家製作素漢堡會是更好的選擇。

麩質

麩質主要存在於穀物中，並被廣泛用於麵包、麥片、意大利麵和各種油酥點心，以及許多預加工食品中。許多研究指出，高麩質飲食可能對健康帶來負面影響。在現代，麩質是許多人主要的食糧來源。當購買盒裝、袋裝或罐裝食品時，只需查看食品成分標籤，看到如小麥、大麥、黑麥就含有麩質。

> 編註：燕麥本身不含麩質，但有可能在運送加工過程中與其他含麩質穀物混和到。對麩質過敏者，選購時須注意商品是否標示"無麩質"或"純燕麥"

4.4　營養補充品

營養補充品的種類太多，沒法在短短篇幅內講清楚。最核心的建議是：在你的飲食習慣得到優化之前，不應依賴營養補充品。

營養補充品包括維生素和礦物質、氨基酸、酵素、草藥、動物提取物(如蜜蜂花粉)以及益生菌，且有多種形態如膠囊、錠劑、液體和粉末。如果沒有在飲食上建立良好的營養基礎，購入價格不菲的補充品很可能是浪費錢。

　　營養補充品在許多情況下看似無害，且提供便利的方式來提升能量和促進健康。然而，選擇不適當的補充品或過量使用也可能帶來風險。

　　確實，一些營養補充品經過科學研究證實具有特定的健康效益，但很多補充品宣稱的效果並未得到充分的科學支持。特別是在美國，營養補充品並未受到像藥物那樣嚴格的食品藥品監督管理局 (FDA) 審查或規範，因此市面上許多產品可能沒有經過嚴格的品質控制或驗證。

　　有時，營養補充品中會混到其他有害化學物質，在考慮使用營養補充品作為改善任何疾病的方法之前，最好謹慎行事並先向醫師諮詢。最簡單的就是只使用基本的補充品，例如含有 Omega-3 脂肪酸的高品質魚油，以及優質的綜合維生素和礦物質。至於其他營養需求，應該透過均衡的飲食來滿足。

4.5　超級食物

許多所謂的超級食物有很高的營養價值以及提高免疫力的功能，也容易融入日常飲食之中。常見的例子有蜜蜂花粉、蜂王乳、瑪卡、可可和 MSM (甲基硫醯基甲烷)。

> 編註： MSM 是一種有機硫化物，在蔬菜水果、肉類中皆有，但烹煮後就被破壞。一般用來減輕關節疼痛和發炎，促進皮膚、頭髮和指甲健康，但不一定都有科學研究支持。

　　沒有食物是完美的，因為每個人的敏感度不同，將超級食物納入日常飲食中，有些人可能對建議劑量感覺效果太強，那就先從少量開始嘗試。

4.6　加工食品與糖

如果食物是盒裝、罐裝或裝在容器中，就很有可能是加工食品，應該盡量減少食用。最好選擇完整、天然、未加工的食物。有些食物例外，包括冷凍蔬果以及乾糧，如糙米，營養價值與新鮮食物相當。

身體利用葡萄糖作為主要能量來源，尤其是大腦的能量需求。因此，選擇天然的糖來源(如水果)是一個較好的選擇。由於水果含有纖維，能夠使葡萄糖釋放到血液中的速度較慢，有助於穩定血糖。盡量減少攝取高蔗糖和高果糖的食品和飲料，例如糖果、蛋糕、汽水、罐裝或瓶裝果汁，以及含有高果糖玉米糖漿的產品。這些食物和飲料可能導致血糖迅速升高後又快速下降，從而增加某些健康風險，例如肥胖、第二型糖尿病和心血管疾病。

營養是促進整體健康和體適能的關鍵要素，請瞭解你的飲食，認識哪些食物和組合能讓你更健康。正確的飲食不僅能提升你在壺鈴訓練中的表現，也能讓你在日常生活中更有活力與發揮得更出色。

CHAPTER 05

設定目標、評估體能和安全訓練

我堅信：如果一件事值得做，就值得做到好。在做好一件事之前，需要確立自己想要達成的目標。目標設定對於任何值得投入的事物都非常重要，必須花費時間與努力，壺鈴訓練亦是如此。

本章說明如何設定目標以及組織目標的過程，才能有最大的機會完成目標。而為了確保設定的目標夠實際，就需要知道個人目前的體能程度，以及可實現的目標。因此，必須對現階段的程度進行評估，為了確認身體是否準備好進行壺鈴訓練，要通過 4 個評估體能的測試動作。

最後，討論壺鈴最好的訓練方法，秉持重質不重量的原則，並創造安全的訓練環境。對身體健康有疑慮的人，建議在開始壺鈴訓練之前，先詢問醫生的意見或做個健康檢查。

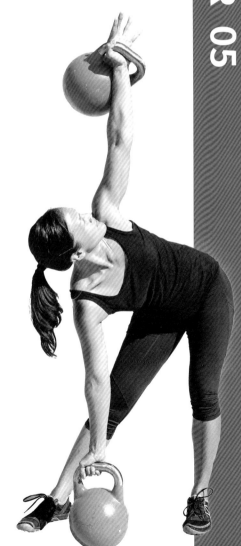

5.1 設定目標

設定目標是訓練成功的關鍵因素，是激勵自己採取行動和完成任務的方法。就像船隻要有明確目的地才會起航，否則就會在海中隨波逐流。目標就像船的指南針，為所有付出的工作和努力訂定目的地，並安排航向成功的地圖或計畫。沒有目標就沒有計畫，努力也沒有意義，在壺鈴訓練的海洋中航行就沒有實際成功的機會。與其亂槍打鳥，不如花一點時間確定可行的目標。

所有人都會思考自己想做什麼、擁有什麼或成為什麼樣的人。「我想減重」或「我想穿比基尼好看」僅僅是對某些事物的想法，缺少承諾與計畫。然而，目標不只是想法，而是從想法開始，透過一步步行動逐漸化為現實。執行的過程也為實現目標提供了動力。

那麼，如何設定目標？設定目標很好的考量標準是「SMART (聰明)」，每個英文字母分別代表**具體** (Specific)、**可衡量** (Measurable)、**可達成** (Attainable)、**適切的** (Relevant) 和**有時限** (Timely)。這五個考量標準不但說明目標的本質，也說明如何在訓練中設定並實現目標。

> NOTE： SMART 的意思有很多種解讀方法，每個字母的明確意義目前還沒有共識。例如，SMART 中的 A 也可以解讀為**可實現** (Achievable)，R 也可以解讀為**實際** (Realistic)。

具體 (Specific)

SMART 第一個字母 S 強調的是擁有具體的目標。目標必須清晰明確而非模稜兩可，越具體的目標就越有可能實現，因為目標具體代表眼界實際且準確，也更容易衡量。如果目標清晰且具體，而且有絕對的期限，就能得知預期的結果，並將具體的成果化為努力的動力。

　　如果目標模糊，或者以概括的詞彙呈現，如「減重」，就幾乎沒有做為動力的價值。為了提高成功的可能性，就必須有具體、可衡量標準的清晰目標。例如「我每週進行 3 天壺鈴訓練，每次 30 分鐘，並到 6 月 1 日左右減掉 9 公斤體重」就是一個具體的目標。在設定具體目標時，必須回答以下 5W 問題：

- **WHO：有誰參與？** 你是獨自還是與夥伴一起訓練？你的目標是否與其他人有關？

- **WHAT：你的目標是什麼，也就是你想得到什麼？** 減重或減小衣服尺寸是體態的目標；跑得更快或舉得更重是運動表現的目標。目標的要求和限制是什麼？將目標擺在第一順位需要放棄什麼？目標必須實際，而你必須做出取捨。熬夜狂歡和早起鍛鍊不能共存。如果目標對你而言很重要，必須願意並能夠放棄某些舒適的事物或壞習慣。

- **WHERE：在哪裡實現目標？** 在家裡還是在健身房訓練？了解並習慣訓練環境會讓你更有信心。

- **WHEN：什麼時候完成目標？** 不要把結果交給運氣決定，而是為目標訂定期限並隨時謹記。

- **WHY：為什麼這麼做？** 實現目標的原因或好處是什麼？潛在的動機可能來自內在或外在，但擁有明確的原因非常重要。

可衡量 (Measurable)

SMART 的第二個字母 M 代表可衡量，意思是必須針對各個目標設定絕對標準以衡量進度。如果目標無法衡量，就無法得知在完成的過程中是否有進步。衡量進度時，這個標準有助於保持專注、在期限內完成進度，並從成就中獲得動力，持續努力達成終極目標。可衡量的目標必須考慮「多少次」、「多少量」以及「完成的標準是什麼？」

舉例來說：「我每週進行 3 天壺鈴訓練，每次 30 分鐘，並到 6 月 1 日左右減掉 9 公斤體重。」考量的有多少次 (每週 3 天)、多少量 (9 公斤)，以及完成的標準 (6 月 1 日左右的改變)。可能的做法是每週量一次體重、每月平均減掉 2 公斤，並耗費 5 個月完成，每個過程都可以清楚衡量。

可達成 (Attainable)

SMART 的第三個字母 A 代表目標可達成。目標必須有達成的可能。可實現的目標會有難度，但對於個人目前的程度來說並非遙不可及。曾經看似無法達成的目標，透過專注與持續努力，實現的距離就會越來越近，太困難或過於容易的目標都不好。

如果目標太難就不太可能成功；如果目標太容易或不需要太努力就缺乏意義。目標的難度與執行任務的表現互有關聯。目標如果具體且具有挑戰性，表現就會更好。太容易的目標無法提供動力，但困難的目標則可以，因為付出的努力得到回報時，成就感會更大。

列出目標可以建立自尊與所需的信心。一旦確定哪些目標最重要，就會開始尋求實現。會開始看到自己值得擁有這些目標，而且會獲得成功所需的特質。可達成的目標常會讓人發現以往忽視的可行性，進而更接近目標。如果將步驟計畫好且建立每一步該做什麼的時間軸，就能實現為自己設定的絕大部分目標。可達成的目標一定會考慮「如何才能完成目標？」的問題。

適切的 (Relevent)

SMART 的第四個字母 R 的意思是目標要適切。適切的目標是指有意願並且有能力付出努力的目標。只要堅信有可能做到，目標就可以設高一點。如果相信可以實現，就是適切的目標。

也許你完成過一些與現在目標相似的事物，如果是這樣，那麼現在的目標也必定是可以達成的。問問自己，需要具備哪些條件才能實現目標。目標的一個重要面向是挑戰性，我們都會從成就獲得動力，想要完成事物的重要性會影響目標的價值。如果知道付出會有回報，就會有十足的動力遵循計畫直到成功。

目標要適切，還必須要實際。比如說，如果你現在跑 1.6 公里需時 12 分鐘，那麼將短期目標一下子設為 5 分鐘跑完就是不切實際。但如果將短期目標設為 10 分鐘內跑完，且在接下來幾個月內努力練習，就必然可以達成。

完成了這個目標之後就可以設定新的目標，進而讓跑完 1.6 公里的時間從 8 分鐘再縮短到 7 分鐘、6 分鐘。如果已經能在 6 分鐘內跑完，那個時候設定目標為 5 分鐘內跑完才叫實際。盡量讓目標始終保持在力所能及的範圍，目標是否適切取決於一個重要問題：「是否值得？」

如果目標不太值得，就不太可能堅持下去，也不可能付出實現目標所需的努力。反之，如果目標值得，就會讓人按部就班堅持下去。設定的目標要有挑戰性。如果太容易，而且實現目標對你來說也不重要，就失去努力的意義。要記住的是！目標必須在困難與實際之間取得平衡。如果設定的目標太難實現，就會失敗，而失敗的挫折可能會比設定太容易的目標更大。人們天生需要成功與成就，而且需要有挑戰性又實際的目標來獲得動力。要確保目標在具有挑戰性之餘，也是實際且適切的。

有時限 (Timely)

SMART 的第五個字母 T 是強調必須為目標設定期限，好處是集中精力在期限內完成目標。主要是防止目標受到生活中大大小小的事情影響，要將目標的優先順序放在前面，依照既定的時限去完成，沒有時間壓力就不會有急迫感。

如果你的目標是減少 9 公斤體重，要在什麼時候達成？只說「某天」不夠具體，而且模棱兩可的作法對達成目標沒有幫助。但如果決心在一定的期限內完成，比如說「在 6 月 1 日之前」，潛意識就會隨之轉變，開始為目標努力。投入是成功的關鍵因素，越難的目標需要越多投入。有時限的目標必須考量以下問題：「什麼時候？」「我今天可以做什麼？」以及「我在 6 週、6 個月或 1 年後可以做到什麼？」。

當我們設定目標時，SMART 考量標準是一個關鍵的指南，它確保我們的目標既明確又實際。具體性使目標更具指導性，而時限則賦予一種迫切感，驅使我們向前邁進。

　　同時，目標應該是具有挑戰性但仍然可達成的，這樣可以保持我們的動力並避免挫敗感。總的來說，遵循 SMART 原則不僅幫助我們確定有意義的目標，還提供了一個清晰的路徑來追蹤和評估進展。

5.2　評估體能

壺鈴訓練是動態訓練，身體需要一定程度的準備。這並不代表身材要好或多有運動細胞才能開始訓練。然而，對身體必須有一定程度的掌握，訓練才會安全且不容易受傷。因此，在第一次壺鈴訓練之前，建議先進行幾個簡單的測試，確保身體準備就緒。

　　以下動作主要測試核心 (腹部) 穩定性、肩部穩定性，以及髖部和軀幹的關節活動度。如果通過測試，就確定身體素質已經做好準備，可以帶著自信開始壺鈴訓練。

測試動作 1：壺鈴硬舉

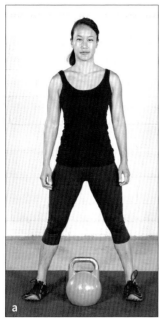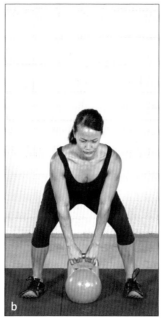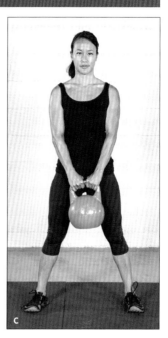

圖 5.1 壺鈴硬舉

壺鈴放在地上，站在壺鈴前、雙腳與肩同寬 (圖 5.1a)。膝蓋微彎放低身體，直到手抓到把手，全程保持挺胸 (圖 5.1b)。雙手握住把手、雙腳發力站起直到身體直立 (圖 5.1c)。

重複動作，將壺鈴輕輕放回地面。用輕重量做 10 下，然後換較大重量重複。舉例來說，女性可以先用 8 公斤壺鈴做 10 下，再用 12 公斤做 10 下。男性可以先用 16 公斤做 10 下，再用 24 公斤做 10 下。這個基礎動作的重點是保持重心與雙腳的支撐點垂直。

控制重心非常重要，因為壺鈴訓練有很多動態動作。有穩固的基礎，進行壺鈴擺盪時可以更安全。請注意！若要讓動作執行起來容易些，可以將壺鈴稍微用跳箱或台階墊高一點，以減少活動範圍。

測試動作 2：徒手深蹲

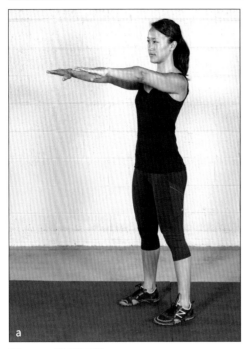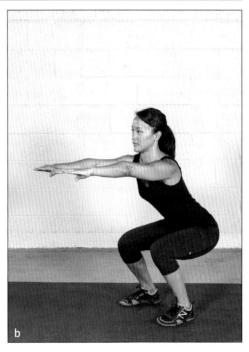

圖 5.2　徒手深蹲

站立時雙腳與肩同寬或大於肩寬（圖 5.2a）。最適合的站姿因人而異，有些人可能與肩同寬，但有些人可能是 1.5 倍。雙腳之間的距離因柔軟度、身高、肢體長度和腿部力量而異。髖部向後坐，並盡量保持挺胸、脊柱向後彎曲（圖 5.2b）。腳跟確實著地不要抬起、也不要將體重壓在腳趾。標準的深蹲應該要完全收縮（蹲到底），達到最大活動範圍。柔軟度需要時間培養；重點是要一步步加大活動範圍並且進步。雙腳用力踩地板，從下蹲的姿勢起立。重複動作 10 次。

　　深蹲是建立腿部肌力和耐力的基本訓練動作。透過壺鈴訓練可獲得強壯的腿部，而且由於雙腿做為身體與地面的連結，是發展肌力、爆發力、耐力的基礎，必須在意雙腿和雙腳的訓練。如果要讓動作容易一點，可改成在椅子上或箱子上進行，減少活動範圍。

測試動作 3：單手肩推

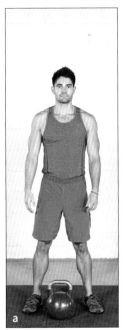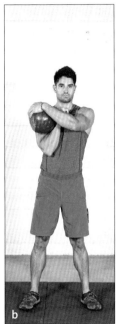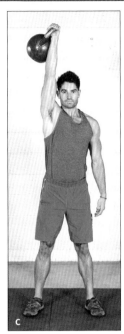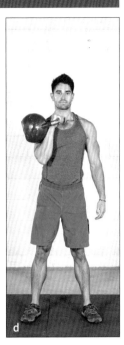

圖 5.3　單手肩推

單手肩推主要測試核心穩定度以及肩部和上背的穩定度和柔軟度。首先，雙腳站立，與肩同寬（圖 5.3a）。雙手拿起壺鈴，並抱在手中（圖 5.3b）。雙腿伸直，保持軀幹穩固（收緊但不緊繃）。深吸一口氣，把壺鈴推到肩上時呼氣。

　　向上推到手臂伸直且手肘不彎曲的姿勢。壺鈴直接懸在支撐點或雙腳上方（圖 5.3c）。將壺鈴舉過頭頂時再次吸氣，而將壺鈴放到胸部的位置時呼氣（圖 5.3d）。兩邊各做 3 次。如果要讓動作更容易，可以使用較輕的壺鈴，或是輕重量的啞鈴或槓片。

測試動作 4：棒式

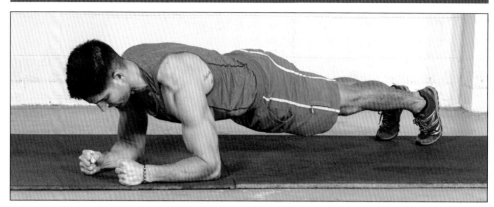

圖 5.4　棒式

棒式主要測試髖部、肩部和軀幹中段穩定度。首先，面向地面，雙手緊緊握拳、手肘彎曲，讓前臂和上臂之間形成 90 度角。保持腹部肌肉緊繃、臀部向前壓 (與脊柱連貫)，並用腳掌的拇趾球保持平衡 (圖 5.4)，也就是只用前臂和腳趾接觸地面。維持姿勢 30 秒，再慢慢增加到 1 分鐘。如果要讓動作容易一點，可以將上半身抬起。

為了更好了解上面四項測試動作的結果，建議用手機錄下自己做每個動作的過程，然後將影片與圖 5.1 至 5.4 比對。另外，可參考下頁表 5.1 列出的所有常見錯誤；如果動作有誤，就按照表格內容矯正動作。

　　每個動作只要有犯一個錯誤就得 1 分，每個測試動作如果超過 1 分，代表需要加強練習該測試動作。滿分是 0 分 (全部都正確)，目標是四個測試動作的總分等於或小於 4 (也就是每個動作最多只能有一個錯誤)，就能進行第 7 章的初階動作。如果總分始終都大於 4，可以多做第 6 章的暖身動作增加身體活動度，然後回頭繼續練習這四個測試動作直到通過。

表 5.1 常見錯誤與錯誤矯正方式

常見錯誤	錯誤矯正方式
測試動作 1：壺鈴硬舉	
圓肩或胸肌內縮	• 肩胛骨向後夾，深吸一口氣，將胸部挺起。
膝蓋過度彎曲	• 向後退髖，但不要讓膝關節向前彎曲。站在堅固的箱子前，距離箱子約 15 公分，膝蓋不要彎曲，並且向後退髖到碰到箱子為止。不要完全坐下。 • 如果覺得太困難，可以靠近箱子一點，讓自己能完成活動範圍並保持平衡。如果覺得太簡單，可以增加與箱子的距離，每次增加 7 公分並持續增加，直到快碰不到箱子為止。
在最高位置臀部沒有完全伸展	• 在最高位置時，將臀部夾緊，就像要用臀部兩邊夾住硬幣一樣。
測試動作 2：徒手深蹲	
站姿太窄	• 雙腳打開與肩同寬，並嘗試深蹲。如果覺得動作不順或無法平衡，左右腳各打開一個步寬的距離，然後再蹲一次。
膝蓋過度彎曲	• 向後退髖，但不要讓膝關節向前彎曲。站在堅固的箱子前，距離箱子 15 公分，膝蓋不要彎曲，並且向後退髖到碰到箱子為止。不要完全坐下。 • 如果覺得太困難，可以靠近箱子一點，讓自己能完成活動範圍並保持平衡。如果覺得太簡單，可以增加與箱子的距離，每次增加 7 公分並持續增加，直到快碰不到箱子為止。
圓肩駝背	• 站在牆壁前，腳趾距離牆面 15-20 公分。視線朝前，雙手向兩側打開，緩緩穩定深蹲，手或身體不要接觸牆壁。如果做不到，就退後 3-5 公分並重複一次，直到成功為止。如果你做得到，就前進 3 到 5 公分並重複一次。持續練習，直到能在腳尖觸壁的情況下進行完整的深蹲。

(見下頁)

表 5.1（續）

常見錯誤	錯誤矯正方式
測試動作 3：單手肩推	
手腕彎曲	• 手完全握住壺鈴的把手，讓手腕伸直。手握住把手時，手指要能輕易扭動；如果無法扭動手指，或手腕彎曲，用另一隻手將壺鈴把手往下壓，使其更靠近地面。
肩推的手離頭部太遠	• 不拿壺鈴，面向前方站立，雙腳與肩同寬。將一隻手臂舉過頭頂，手肘完全伸展（手肘不彎曲）；手臂在前後的方向繞圈，每繞一圈就用肱二頭肌碰一下耳朵。前後各做 8 到 12 次，慢慢繞圈，然後換手重複相同動作。每天進行這個動作，直到肱二頭肌能碰到耳朵或接近耳朵。
壺鈴處在頭頂位置時軀幹移動或搖晃	• 拿一個非常輕的壺鈴或啞鈴，舉過頭時，腹部和臀部肌肉用力。身體不應該動。如果身體動了，腹部和臀部肌肉要用更多力。重複到身體穩定為止。如果肩推身體穩定，再用比較重的壺鈴或啞鈴。
測試動作 4：棒式	
臀部抬太高	• 雙腳向後移動幾寸，臀部向前往地面壓，保持臀部收緊，臀部與肩膀在同一平面上。
下巴和頸部向前凸出	• 下巴朝喉嚨微縮，並同時將頭頂向前伸，拉長後頸。
兩肘外翻	• 肘部向內縮，往身體中線靠，讓手掌、手腕與手肘在同一直線上。肩胛骨稍微後收，保持胸帶穩定。

這四個測試動作主要是為了評估是否準備好進行壺鈴訓練。雖然通過這些測試並非絕對必要，但通過就代表肌力和身體控制能力沒問題，可以進行接下來更激烈的壺鈴訓練，要記住循序漸進和保守開始的原則，讓訓練得以保持安全。反之，如果四個測試動作有其中任一項難以完成，就應該花兩週來練習這四個動作，培養更多肌力與自信。

5.3 安全訓練

要有良好的訓練成果，就要設定 5.1 節介紹的 SMART 目標，並且實際執行。除此之外，還要採取正確的訓練方法，結果會比不遵守規則來得更好。以下是壺鈴訓練的重要原則，讓壺鈴訓練少走彎路、更上層樓。

重質不重量

每個動作都要用心做。訓練計畫可規定動作的反覆次數，然而動作的品質比反覆次數更重要。如果某組動作規定做 10 下，到了第 6 下就無法維持標準姿勢，此時就應該停下來休息一下，再用標準姿勢完成最後 4 下。訓練的方式會反映在運動表現上，精益求精就會出類拔萃。

監測強度

日子總會起起落落，有時候精力充沛，其他時候感到疲憊。不同日子進行相同訓練，感覺可能會非常不同，訓練效果也會有所差異。訓練和感受會受到許多因素影響。還記得第 3 章介紹的**運動自覺強度** (RPE) 嗎？RPE 是主觀衡量自身訓練強度的方法。要在組與組之間恢復，可以利用 RPE 監測訓練強度與恢復時間長度，專注於高品質的反覆次數。

　傾聽身體，注意身體內在的對話與傳遞的訊息，要挑戰自己，但不要挑戰過頭。同理，用 RPE 來監測訓練強度，自我鼓勵但不要把自己逼太緊。如果身體告訴自己需要多一點休息，偶爾多休息一天沒什麼大不了。另外，在每次壺鈴訓練之間要有充足的睡眠，才能完全恢復，再準備進行下一次訓練。

不要跳過暖身和緩和階段

在劇烈運動之前，要花點時間徹底暖身。好的暖身需要花 5～10 分鐘。劇烈運動後，也要花時間進行伸展和緩和。壺鈴訓練結束後應花 5～10 分鐘進行減壓、伸展和降低神經系統的興奮感。緩和階段對於長期進步的影響，與訓練本身一樣重要。暖身與緩和的益處與動作會在第 6 章詳細解釋。

慢慢來

進行壺鈴訓鍊慢慢進步就好，不要急於求成。動作太急、訓練量太多或重量增加太快都不好。技巧和體能的提升需要時間和練習，不要操之過急以免受傷。下次訓練永遠可以突破，但過多且過急的訓練可能造成嚴重的反效果，甚至需要花更久的時間恢復。因此，如果不確定就保守一點。

　　受傷的原因主要是選擇太重的壺鈴、訓練量過大，或動作錯誤(重量不重質)。注意不要逼自己太緊。隨著經驗累積，每次訓練都能突破，但也必須要有耐心，保留本錢以利之後的進步。

預防傷害

許多年輕運動員在成長過程中都從教練、朋友和隊友聽到這句話：「NO PAIN，NO GAIN」，多有男子氣概與不惜一切的豪氣啊！但這個建議好嗎？為了得到好處和成就感就必須吃苦當吃補嗎？實際上這一點都不對，遵循這個建議的結果就是受傷、過度疲勞，以及訓練效果低下。

　　在訓練中督促自己、超越現有肌力與體能程度很重要，但你必須清楚瞭解訓練的強度和頻率。不要忽視身體的警訊，如果身體感到灼熱、虛弱、或極度疲勞 (RPE 超過 8)，就應該停下來休息、結束一天的訓練。想在壺鈴訓練計畫獲得長遠的進步，更值得遵循的可能是「留得青山在，不怕沒柴燒」。

暖身與緩和

決定開始進行壺鈴訓練後,便會受目標激勵一往直前。在這之前,要理解訓練不僅包含訓練本身,還包含事前暖身,為劇烈的訓練做好準備,並在訓練結束後進行緩和讓身體放鬆,以繼續日常生活。

設計完善的壺鈴訓練包含三個階段:

1. 準備階段,即暖身階段
2. 主要階段,即主要的運動訓練
3. 結束階段,即緩和階段,讓身體放鬆

主要階段代表壺鈴健身的主體,包含學習技術、掌握動作要領,以及訓練過程中的練習和進步,這些留待第 7～9 章介紹。大多數人最容易犯的錯誤,就是只專注於主要階段訓練,而對前後兩個階段敷衍了事。

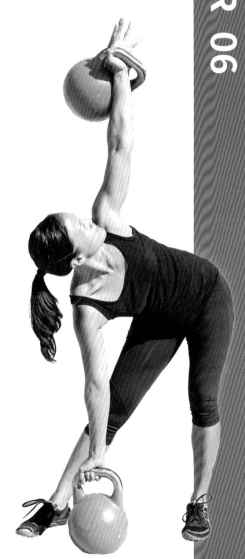

一場全面且結構嚴謹的訓練，必須包含暖身階段和緩和階段。暖身逐步調整肌肉和心臟，使之從休息狀態逐漸轉變到中或高強度活動，同時也為接下來主要階段的激烈訓練做好準備。緩和階段則相反，它逐漸降低心率，讓肌肉逐漸放鬆。要記得！單單主要階段的訓練，並不是一個完整的壺鈴課程。必須確實做好前後的暖身與緩和兩個階段，才能預防不必要的傷害並減少肌肉酸痛。

6.1　準備階段：暖身

在投身壺鈴訓練的主要階段之前，必須為即將到來的高強度訓練做好身心準備。暖身包括預備性運動，這是訓練成功與否之所在。如果沒有進行充足的暖身，就難以達到最佳的訓練效果，而適當的暖身對身心都有許多好處 (見表 6.1)。

表 6.1　暖身對生理和心理的好處

生理好處	• 增加肌肉的血流量 • 提升心率和血液循環 • 提升肌肉溫度與核心體溫，使肌肉更加柔韌 • 增加向肌肉輸送的氧氣和營養，同時提升心肺表現，防止太快或太容易喘不過氣 • 為訓練動作做好神經肌肉連結的準備 • 降低肌肉僵硬程度，為肌肉伸展做好準備，可以避免肌肉撕裂或拉傷 • 增加關節潤滑，減少摩擦 • 讓肌肉和關節有完整的活動範圍 • 增加腎上腺素 • 透過啟動體內的散熱機制 (出汗) 來提升緩和效果，避免主要訓練階段過熱 • 提升協調和反應時間
心理好處	• 提升整體喚醒程度 • 提升執行任務的專注力 • 有時間整理思緒 • 有時間複習目標和技術 • 培養正確心態，讓訓練課程成功 • 身心合一，為學習做好準備

在任何明智的壺鈴動作中，注重安全性都非常重要。適當的暖身可以避免在長期的壺鈴訓練或其他劇烈活動中，對身體造成不必要的損傷。如果直接進行壺鈴舉重而不做足暖身，供應心臟和工作肌肉的血管會沒有足夠的時間擴張，這可能導致血管內的壓力突然上升，不僅對健康的人不利，對於本來就有高血壓的人更是危險。

此外，由於血流受到限制，需要氧氣的肌肉 (包括心臟) 在供氧量不足的情況下，容易導致胸痛、心臟損傷或肌肉疼痛。此外，在未暖身的情況下直接進行劇烈運動，可能會導致心律不整 (心臟異常跳動)、提早疲勞、肌肉拉傷 (沒暖身的肌肉比已暖身的肌肉更容易受傷) 和關節損傷 (體溫較低時，滑膜液在關節中的流動緩慢，不足以潤滑)。

對許多人甚至是有經驗的人，可能會草率執行或完全跳過暖身階段，他們的訓練計畫中可能根本不包含暖身，或者最多只做幾組輕重量的提舉，就急著開始主要訓練。他們認為暖身和緩和不太重要或是浪費時間。如果你認為暖身和緩和是浪費時間，那就需要重新思考。在進行壺鈴訓練之前進行暖身和之後進行緩和，比你以為的還來得重要。實際上，這對於確保訓練安全有效至關重要。

暖身與緩和做到何種程度、進行多久時間，取決於一些因素，如年齡、體能高低、訓練經驗、傷害、健康紀錄、天氣、以及下一章主要階段訓練的類型和強度。暖身與緩和也會因不同的訓練而異。完善的準備階段通常有 5～30 分鐘的低強度動作。訓練者的年齡越大或體能越差，暖身的時間就應該越長；運動強度越高，暖身的時間也應該越久。

20 或 30 分鐘的短時間主要階段訓練只需約 5 分鐘暖身，但運動員長達 2 小時的訓練就需要大量的暖身，有時甚至長達 30 分鐘。無論如何，暖身動作的強度應足以讓體溫升高，但又不至於感到疲勞。除了準確的判斷和技術外，還要對自己身體有良好的感知能力。

暖身方法因人而異。舉例來說，在較寒冷的季節或地區，暖身所需的時間會更長，確保符合年齡、經驗、能力，以及主要階段的強度與時間。隨著經驗增加，訓練課程的暖身會烙印在腦海成為直覺。養成完美的暖身動作是個人化的過程，需要練習、試驗和經驗累積，透過嘗試各種動作、組合和持續時間，找到最適合自己的暖身方法。

注意！不要過早進行暖身。暖身的好處大約 30 分鐘後會消失，所以從準備階段進入主要階段的間隔不要太久。結構良好的暖身最多包含四個部分，每個部分都是為下一步做準備。暖身可以四個部分都做，也可只選擇一到兩個，只要了解彼此間的差異，在自訂暖身時就有很大的彈性。暖身的四個部分如下：

1. 一般暖身
2. 動態活動度暖身
3. 專項運動暖身
4. 靜態伸展暖身

注意！如果可以訓練的時間很短，比如總共只有 30 分鐘，顯然就沒時間花 10～15 分鐘暖身，此時請至少進行專項運動暖身。

6.2　一般暖身

一般暖身著重在較大的肌群，例如股四頭肌、小腿肌、腿後肌、髖屈肌以及肩部等肌群。一般暖身分為兩部分：有氧運動 (提升脈搏頻率) 和關節活動度練習 (旋轉)，以下分別說明。

有氧運動

提高脈搏的有氧運動可以包括任何能促進血液和氧氣循環的運動，為肌肉提供更多能量。最常見的包括 5～10 分鐘的慢跑，也可選擇以下任何一種輕度有氧運動：

- 快步走

- 原地踏步

- 前後跳

- 開合跳

- 側向橫移

- 低強度敏捷度訓練動作，如各方位雙腳跳、速度梯訓練或錐體練習

- 徒手深蹲或其他簡單的徒手運動

- 空拳練習，打出輕鬆簡單的拳，像拳擊手一樣彈跳和移動步法

- 跳繩

- 其他低強度循環式有氧運動

> 編註：速度梯訓練 (speed ladders)：運動員用一個平放地面的梯子進行各種步法，以提高腳速、敏捷度和協調性。錐體練習 (cone drills)：運動員使用地上排列的錐體進行各種變換方向和速度的移動，以增強敏捷度和方向變換能力。

　　一般來說，暖身運動應該只使用身體的力量，而不借助器材的省力優勢。比如說，在地面慢跑比使用跑步機來得好，因為在跑步機上只需要原地跳起讓踏帶通過，而在地面跑步則須後蹬推動身體前進。再例如，騎腳踏車需要一定程度的平衡和核心穩定性，而固定健身車則不需要。

　　所有的運動和其他活動，包含壺鈴訓練，都建立在掌握自身體重進行基本動作的基礎上。有時，為了方便或是受天候因素干擾，可能會選擇有氧運動器材，如跑步機、固定健身車，或橢圓訓練機來進行訓練，然而自然的運動比依靠機器要來得更適合。

　　提升脈搏的運動重點在於提高核心溫度、逐步提高心率以及增加血液流動。肌肉中的血流量增加，運動表現和柔軟度也會隨之提高，受傷的機率就會降低。

關節活動度練習

完成低強度提升脈搏的動作後，接著進入關節活動度旋轉動作，有助於關節放鬆和潤滑，從而使關節活動時較輕鬆順利。關節旋轉動作可以讓關節液潤滑整個關節，如此在舉起壺鈴時更順暢。

透過順時針和逆時針方向讓關節輕輕旋轉，由上到下或由下到上進行，或者從中心 (腰部、臀部和下背) 到四肢末端。大多數關節活動度練習進行 10～20 個反覆次數，或直到關節妥善拉伸並感到暖和。要確保活動到身體的主要關節，包含以下部位：

手指和指關節	臀部
腕部	脊柱
肘部	肋骨
肩部和胸帶	膝蓋
軀幹	踝關節
頸部	腳趾

以下是我採用並推薦的一些關節活動度動作，涵蓋了身體的主要關節。此套動作清單只是初步介紹關節活動度的範圍，並展示一些基本的動作。然而，深入探討關節活動度就像探索生命的無限可能性，事實上，動作訓練在舞蹈、瑜伽、武術和其他眾多動作導向的體系中，都有其深厚的文化背景。

手指彎曲和伸展 (finger flexion and extension)

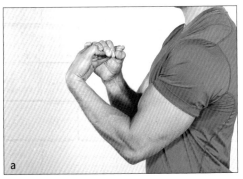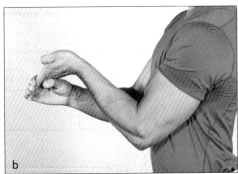

圖 6.1　手指 (a) 彎曲, (b) 伸展

左手手掌朝上，右手握住左手手指拉向身體 (圖 6.1a)，然後將左手手指推離身體 (圖 6.1b)。在兩端各維持 1 秒鐘。換手並重複動作。

扣手轉腕 (interloced wrist roll)

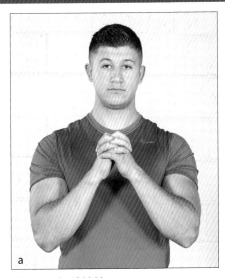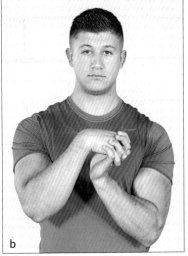

圖 6.2　扣手轉腕

雙手十指在胸前交扣，掌心相對 (圖 6.2a)。手腕順時針繞行 10～20 秒 (圖 6.2b)，然後逆時針重複。

肘關節繞環 （elbow circle）

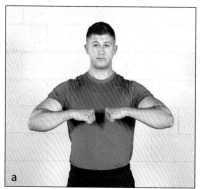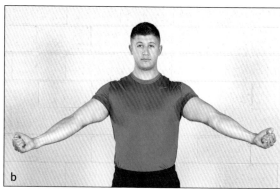

圖 6.3　肘關節繞環

雙手輕鬆握拳抬至胸前 (圖 6.3a)。雙手臂以肘關節為軸心同時旋轉，右臂順時針轉圈，左臂逆時針轉圈，雙臂在前方外側展開 (圖 6.3b) 持續 20～30 秒。然後反向旋轉。

前臂伸展和彎曲 （forearm extension and flexion）

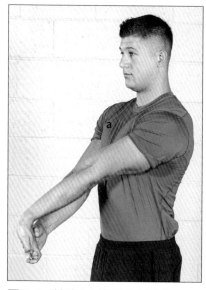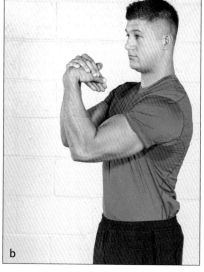

圖 6.4　前臂 (a) 伸展, (b) 彎曲

左手肘打直、手指指向地面，讓掌心朝前。用右手握住左手手指，右手出力朝內拉向身體，同時左手朝前抵抗，持續 2 秒 (圖 6.4a)，如此會使前臂靠近手肘的部位感覺到伸展。接著，用右手抓住左手手背朝身體推，左手則朝外抵抗 (圖 6.4b) 持續 2 秒，前臂背面會感覺到伸展。換手重複。

肩膀繞環 (shoulder roll)

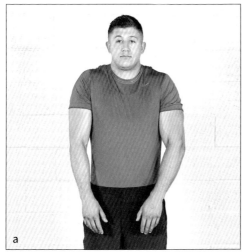 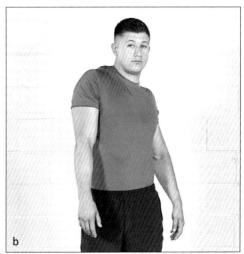

圖 6.5　肩膀繞環：(a) 雙肩向前繞, (b) 單肩向前繞

聳肩並同時向前繞大圈，就像要用肩膀頂端碰觸耳垂一樣。兩側肩膀同時向前移動 (圖 6.5a)，接著反向繞圈。然後，單肩交替向前 (圖 6.5b) 和向後繞圈。

前後點頭 （neck tilt）

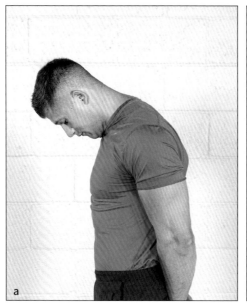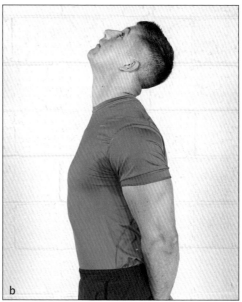

圖 6.6　前後點頭：(a) 向下, (b) 向上

向前看然後收下巴到觸頸 (圖 6.6a)，持續 2 秒。然後抬起下巴往上對著天花板看 (圖 6.6b)，持續 2 秒鐘。上下重複，並隨著頸部放鬆，逐漸增加關節活動範圍。

頸部轉動（neck rotation）

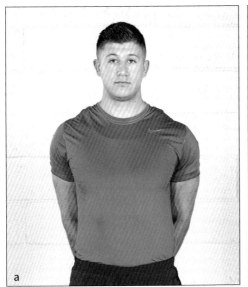 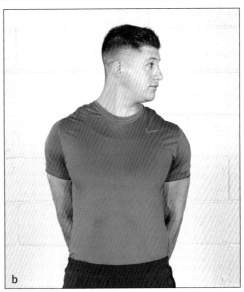

圖 6.7 頸部轉動

向前看 (圖 6.7a)。頭隨著視線轉到左邊，必須保持肩膀不動，只轉動頭頸部 (圖 6.7b)。再將頭轉向右邊。重複並逐漸增加關節活動範圍，在兩側停止點各維持 2 秒。

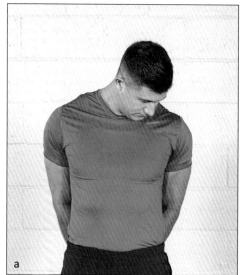
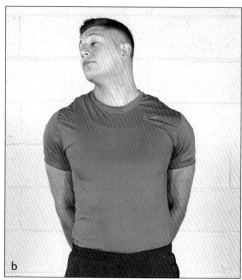

圖 6.8　頸部畫圈

頸部放鬆讓頭部自然下垂（圖 6.8a），整個頭部順時針繞大圈（圖 6.8b）。然後逆時針重複。為了控制動作，每圈進行約 3～4 秒。

編註：大幅度且快速的頸部繞圈具有危險性，建議緩慢轉圈感受頸部肌肉的拉伸，或僅做左右彎曲、前後彎曲的動作。

臀部畫圈 (hip circle)

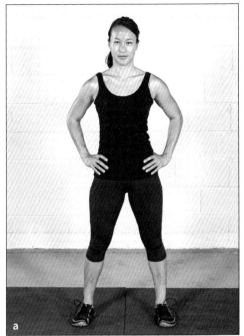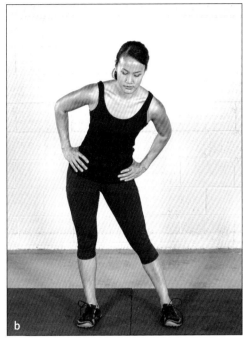

圖 6.9　臀部畫圈

將雙手放在髖部 (圖 6.9a)，臀部順時針繞一大圈，就像搖呼拉圈一樣 (圖 6.9b)。重複動作 10～15 次，然後逆時針重複。保持穩定的節奏，每圈進行約 2 秒。

軀幹旋轉 (trunk twist)

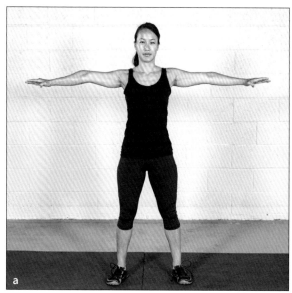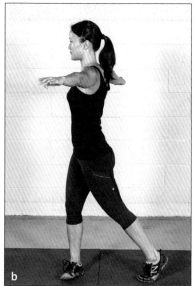

圖 6.10　軀幹旋轉

站直放鬆，並將雙臂水平舉起 (圖 6.10a)。身體轉向一側時轉移重心到前方腳，同時踮起後腳 (圖 6.10b)。左右兩側來回重複轉動。隨著身體變暖，逐漸加大轉圈的活動範圍。

側彎 (lateral bend)

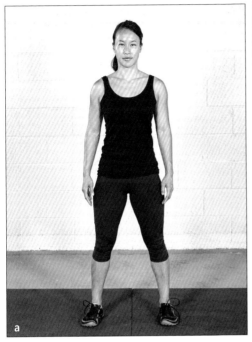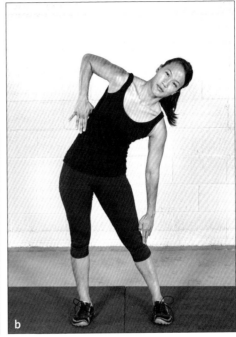

圖 6.11　側彎

站直且雙臂垂放兩側 (圖 6.11a)。身體向一側傾斜，該側手臂沿著大腿下滑，同時將另一側手肘抬高 (圖 6.11b)。注意！手臂下滑伸展時，軀幹不要前彎。然後起身。接著，再往另一側傾斜，來回重複。每側伸展持續 2 秒。

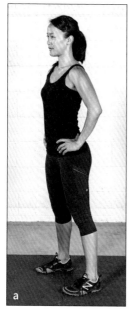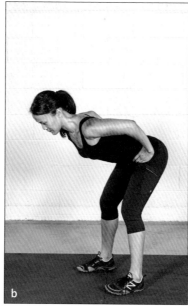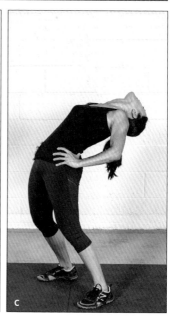

圖 6.12　腰部彎曲

雙手放在髖部，雙腿伸直 (圖 6.12a)。髖部 (不是腰部) 前彎，低頭看向地面 (圖 6.12b)。髖部與臀部前推，順勢抬起身體、抬頭並和緩地後彎 (圖 6.12c)。重複數次，前後各 2 秒。

腰部 8 字繞環 (figure-eight waist circle)

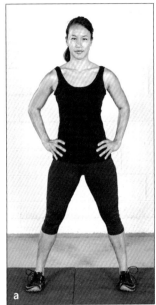 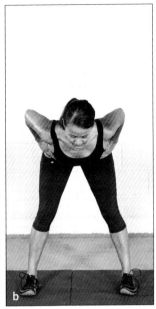 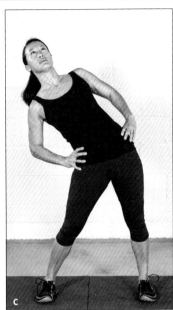

圖 6.13　腰部 8 字繞環

雙腳打開，雙手放在髖部 (圖 6.13a)。呼氣時向前屈髖 (圖 6.13b)，吸氣時軀幹由右繞圈而上 (圖 6.13c) 到背部微彎的姿勢。再次呼氣時，向前屈髖，然後吸氣時反向由左繞圈而上。重複雙向動作各 2 秒鐘。

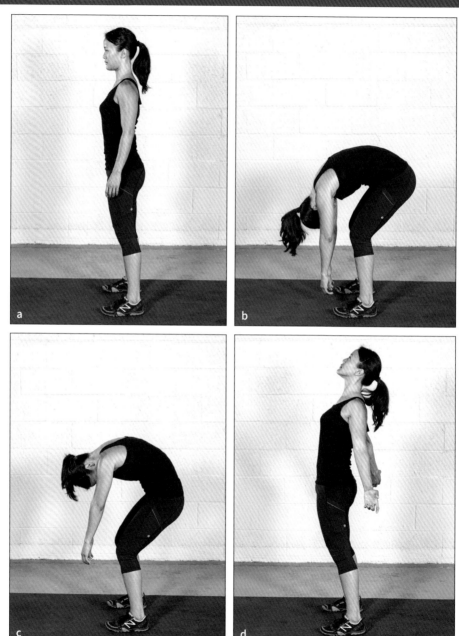

圖 6.14　脊柱逐節直立

直立並保持放鬆 (圖 6.14a)。呼氣時向前屈髖彎腰，雙手往地面靠近 (圖 6.14b)。吸氣時慢慢滾動脊柱，從下到上感覺每次移動一節脊椎骨 (圖 6.14c)，直到直立 (圖 6.14d)。

側胸伸展 (lateral rib opener)

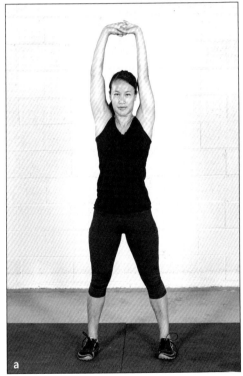 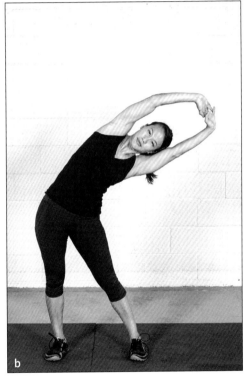

圖 6.15　側胸伸展

雙手十指交扣，高舉過頭掌心朝上 (圖 6.15a) 同時吸氣。呼氣時，向上拉高並向身體一側伸展，以延展另一側的胸廓 (圖 6.15b)，然後吸氣回到掌心朝上的姿勢。接著，呼氣朝另一側伸展。重複動作，側面伸展 3 秒，再回到掌心朝上姿勢。

膝蓋畫圈（knee circle）

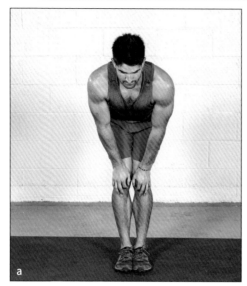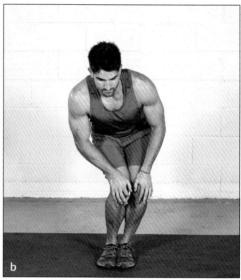
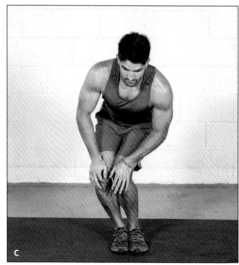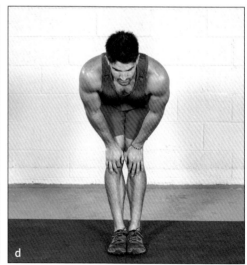

圖 6.16　膝蓋畫圈

雙腳併攏，雙手放在膝蓋骨上（圖 6.16a）。屈膝成半蹲姿勢、腳跟貼地，順時針轉圈（圖 6.16bc）直到膝蓋再次伸直（圖 6.16d）。逆時針重複動作。

腳踝屈伸（ankle bounce）

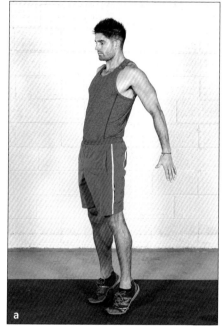 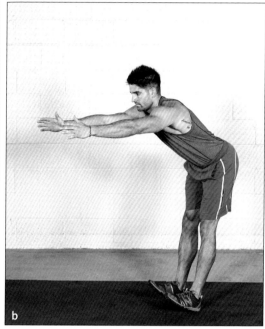

圖 6.17　腳踝屈伸

踮腳尖並盡可能站高 (圖 6.17a)，然後身體向後使腳跟觸地，並抬起腳尖 (圖 6.17b)。讓支撐點來回在腳尖與腳跟間切換，可用手臂擺動維持平衡。

6.3　動態活動度暖身

　　壺鈴訓練包含大量動態活動，因此暖身時進行一些動態訓練動作，有助於增加動態活動度。在暖身過程中，動態伸展可以搭配少量靜態伸展，為壺鈴主要階段訓練的動態和爆發動作做好準備。透過各個方向的動作，以及逐漸增加關節活動範圍和速度，來提高動態活動度。

　　達到各個方向最大關節活動範圍所需的組數因人而異，但原則是不要讓肌肉疲乏。記住！這只是暖身，真正的訓練還在後頭。要注意的是，這種類型

的動態伸展如果做太多或動作錯誤有可能會受傷，所以進行時要一絲不苟認
真做。這些動作的每組為 10〜15 次，每個動作進行 1〜3 組即可。

手臂旋轉（arm twist）

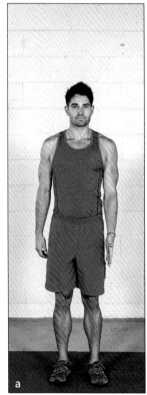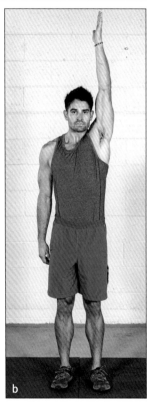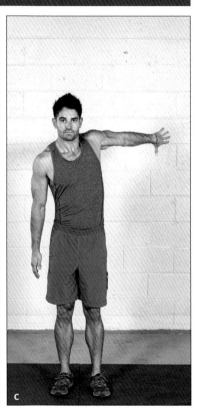

圖 6.18　手臂旋轉

站立並保持肘部伸直（圖 6.18a），手臂畫圈向上繞圈旋轉、手指指向天空
（圖 6.18b），肱二頭肌每次上繞時都應該擦過耳朵。一開始柔軟度不足，可
能肱二頭肌還不能擦到耳朵，但要逐漸克服。接下來，手臂繼續向後繞圈
（圖 6.18c），繞回來時用手掌擦過大腿。重複動作並逐漸加速，然後再反方
向旋轉手臂。另一隻手臂同樣進行前後旋轉。也可以同時旋轉雙臂，並前後
交替重複。

胸腔壓縮與外擴 (chest hollow and expand)

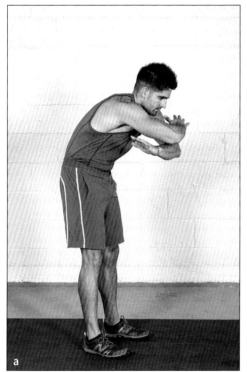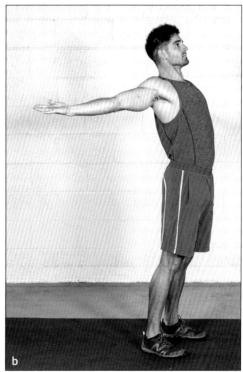

圖 6.19　胸腔壓縮與外擴

站直，呼氣時胸部內縮，雙臂交疊且掌心朝下 (圖 6.19a)。吸氣時雙臂向左右張開，掌心朝上且打開胸腔 (圖 6.19b)。雙手也可以打開一高一低呈對角線，進行斜向內縮與外擴，並且換手交替練習。

垂直擴胸 （vertical chest opener）

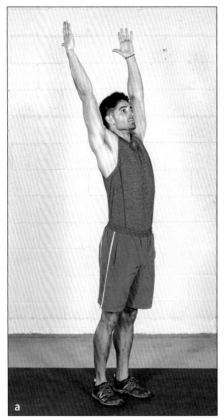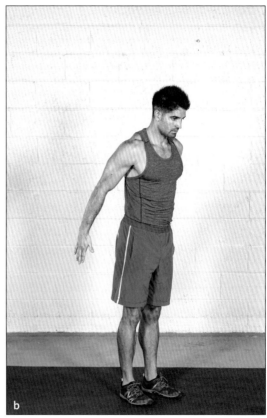

圖 6.20　垂直擴胸

站直，吸氣時擺盪雙臂過頭，並打開胸腔 (圖 6.20a)。呼氣時雙臂向後繞回 (圖 6.20b)。

大動作拍手（dynamic clapping）

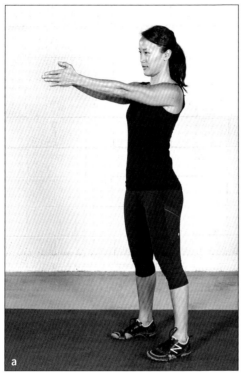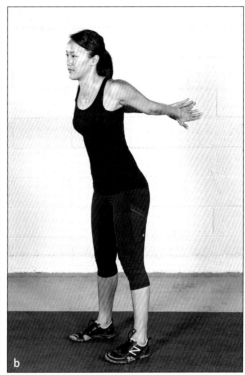

圖 6.21　大動作拍手

伸直雙手在身前拍手 (圖 6.21a)。向後擺盪雙臂，盡可能保持手臂伸直在身後拍手 (圖 6.21b)。盡可能高舉雙手，擺盪至身後時不要掉下來。胸部、肩部和上背部肌肉會有強烈伸展的感覺。

膝蓋彎曲與伸展 （bootstrapper）

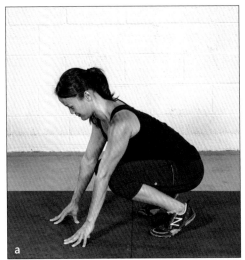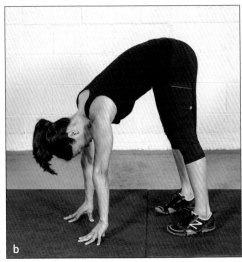

圖 6.22　膝蓋彎曲與伸展

雙腳保持窄距，屈髖前傾並用手指或手掌觸地，下蹲直至臀部大概能碰觸腳跟，並保持雙手著地 (圖 6.22a)。接著，膝蓋後推直至雙腿打直 (圖 6.22b)，如果發現雙腿難以伸直，可將雙手再往前移，降低難度。重複膝蓋彎曲、伸展的動作，隨著身體漸漸變暖而增加速度，腿後方應該能明顯感覺到伸展。

腿部擺盪 (leg swing)

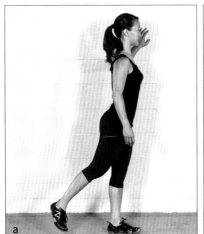
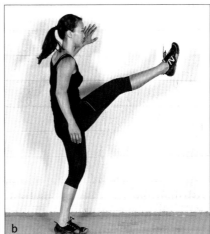
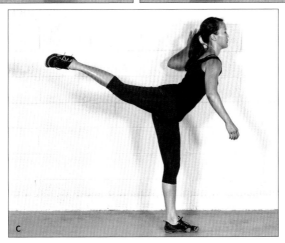

圖 6.23　腿部擺盪

單手扶在牆壁、堅固的椅子或伸展架以保持平衡，把重心放在靠近牆壁或椅子的腿，外側腿的腳趾抬高背屈，先向後擺盪 (圖 6.23a)，同時盡可能保持軀幹挺起。接下來，在以安全為前提下，前後擺動腿部 (圖 6.23bc)，每下都比前一下稍微高一點，直到前後方向都能擺盪到最大高度。然後換腿進行。 編註： 此動作以感受腿後拉伸為主，千萬不要為了抬得更高而猛然甩腿，以免因甩腿動作太大使身體失去平衡跌倒。

6.4　專項運動暖身

專項運動暖身主要是模擬各專項運動需要練習的動作，可以從主要階段壺鈴訓練的低強度版本開始，可視為暖身和主要階段之間的過渡。比如說，如果主要階段需要做 16 公斤的壺鈴肩推，專項運動暖身階段可以用 8 公斤、10 公斤和 12 公斤的壺鈴進行幾組低次數的肩推。

　　專項運動暖身可從一般壺鈴訓練動作開始，如壺鈴繞身和壺鈴繞頸，接著進入輕重量、低次數的核心動作，如擺盪、上搏或肩推。從輕重量逐漸加重到大重量，從專項運動暖身到主要階段的訓練動作相同，只是暖身的重量輕、訓練量較少。

6.5　靜態伸展暖身

做完有氧運動、關節旋轉、動態活動度以及專項運動訓練動作，就進入準備階段的最後一部分，可以進行一些短暫且強度溫和的靜態伸展動作。這是訓練中最個人化的部分，因為每個人需要的伸展動作不盡相同。

　　準備階段的靜態伸展可以拉伸需要關照的問題肌群，問題因人而異，可能是過去或最近受過傷造成，也可能是訓練的特定技巧造成。舉例來說，如果接下來的訓練有很多「推」的動作，就可能需要額外花時間對肩部、胸部和背部肌群進行靜態伸展。抑或在主要階段前有頸部緊繃問題，就應該多花幾分鐘伸展頸部再進行訓練。

　　靜態伸展可以增加關節活動範圍，讓壺鈴訓練主要階段的動作更加自如。靜態伸展應該在暖身階段的最後才進行，因為此時肌肉已經徹底暖了，也更有彈性。暖身期間，任何靜態伸展動作每次只應維持 5～10 秒。要注意！在沒有充分暖身的情況下伸展，肌肉會有撕裂的風險。伸展關節、肌肉和肌腱應量力而為且速度不應過快。

　　整個課程中大部分的靜態伸展，應該要等到主要訓練完成之後的緩和階段進行，也就是在壺鈴訓練或其他高強度運動結束後進行。為了從靜態伸展動作中獲得明顯的效益，最好每週至少做三次，每次至少 10 分鐘。以下是一些常見的靜態伸展動作。

背後肩膀伸展（behind-the-back shoulder stretch）

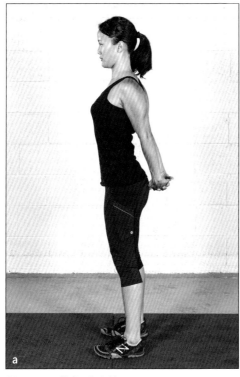
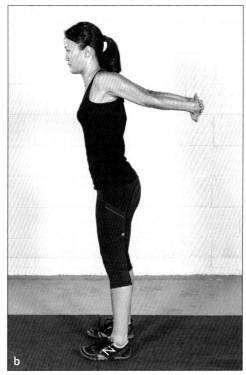

圖 6.24　背後肩膀伸展

站直，手在背後伸直且十指相扣 (圖 6.24a)。接著，雙手朝上舉到最大活動範圍為止，並維持幾秒鐘 (圖 6.24b)，然後手臂放鬆放下。重複動作 3～5次。

肩膀伸展 (shoulder stretch)

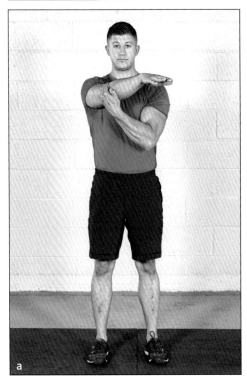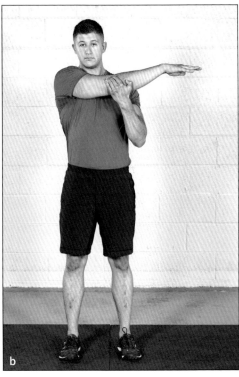

圖 6.25　肩膀伸展

右手朝前，手肘打直且掌心朝下並伸向另一側 (圖 6.25a)。左手抓住右臂肱三頭肌或手肘位置，在軀幹不扭轉的情況下，出力將右臂壓向身體，直到右肩後方有伸展的感覺 (圖 6.25b)。維持這個姿勢 10～20 秒，再換邊重複。

肱三頭肌後拉 (triceps pull)

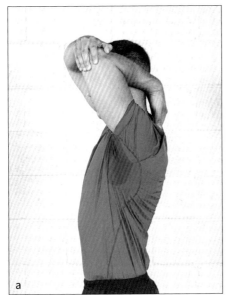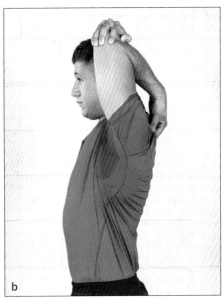

圖 6.26 肱三頭肌後拉

左臂伸過頭頂、手肘彎曲讓手腕置於背後，肘部朝向天花板、手指朝向地面。右手過頂扶在左手肘，手肘扳正由上往下壓 (圖 6.26a)。挺胸抬頭頂住手臂向後推 (圖 6.26b)。維持這個姿勢 10～20 秒，再換邊重複。

頸部屈伸 （neck flexion stretch）

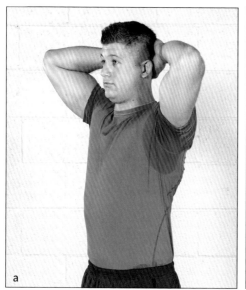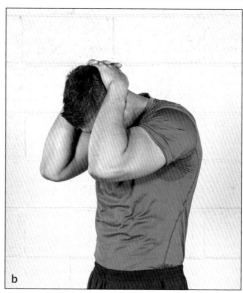

圖 6.27　頸部屈伸

雙手放到後腦杓且十指相扣（圖 6.27a）。維持軀幹正直，手肘內收將頭部往下壓，讓下巴與胸部貼近（圖 6.27b）。感受後頸部的伸展，並維持姿勢進行 5～10 次呼吸。 編註： 頸部肌肉量少且脆弱，與頸部相關的伸展動作皆請緩慢溫和。

頸部側伸展 (lateral neck stretch)

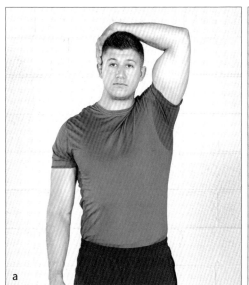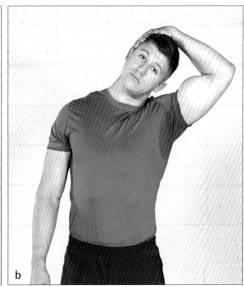

圖 6.28　頸部側伸展

直視前方，舉起左手伸到頭的對側 (圖 6.28a)，輕輕將頭拉向左臂的一側，
讓耳朵靠近肩膀 (圖 6.28b)，重點是感受頸部對側的拉伸，而非擠壓靠近肩
膀的一側。維持姿勢 10 秒鐘再換邊重複。

直立抬膝伸展 (standing knee-to-chest stretch)

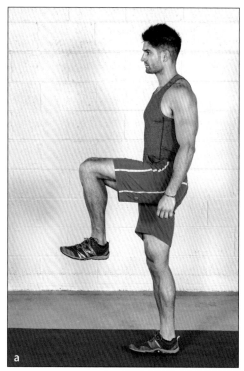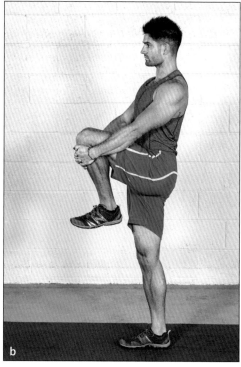

圖 6.29　直立抬膝伸展

站直，在不向後傾斜的情況下盡可能抬高一腿的膝蓋 (圖 6.29a)。站立腳保持伸直，將雙掌放在彎屈腿的膝蓋下方，十指相扣，然後將膝蓋拉向身體 (圖 6.29b)。過程中保持腹肌緊繃以維持平衡，避免向後倒。確實抬高膝蓋，進行 5 次呼吸再換邊重複。

直立股四頭肌伸展 (standing quadriceps stretch)

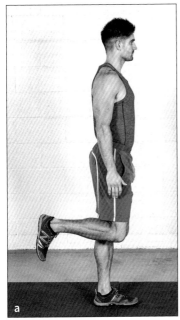
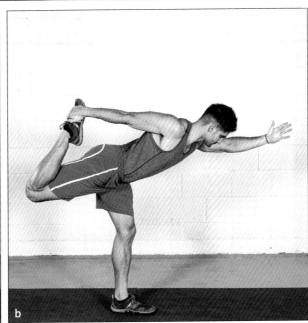

圖 6.30　直立股四頭肌伸展

站直，右腿向身後抬起約 90 度角 (圖 6.30a)。然後向後伸出右手，抓住右腳背或腳踝，同時左手伸過頭頂，並稍微前傾。接著，右手出力將右腳朝內朝上拉高，伸展右腿股四頭肌 (圖 6.30b)，同時軀幹前傾，左臂朝前伸直維持平衡。右腿膝蓋朝向地面，站立的左腿保持伸直。維持姿勢 10〜15 秒再換邊重複。

直立腿後肌伸展 (standing hamstrings stretch)

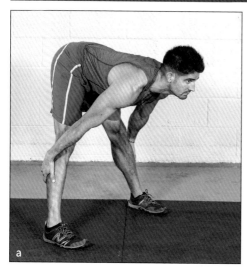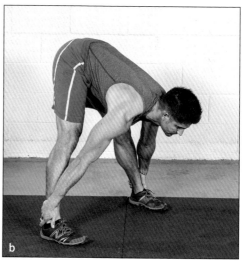

圖 6.31 　直立腿後肌伸展：(a) 如果柔軟度較差則抓住小腿,
　　　　　　　　　　　　(b) 如果柔軟度較好則抓住腳踝

雙腿打開比髖部稍寬，向前屈髖並保持脊柱中立。下巴朝前且臀部朝後推以維持脊柱延展。膝蓋打直並盡可能屈髖向前。如果柔軟度較低，雙手可以只抓到小腿後方 (圖 6.31a)；如果柔軟度較高，可以抓到腳踝後方 (圖 6.31b)。維持姿勢並呼吸 5～10 次，手臂確實出力，感受腿背伸展的感覺。

小腿伸展 (calf stretch)

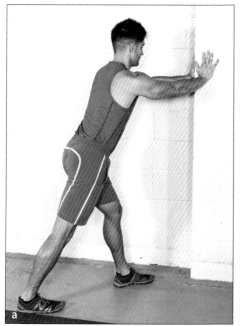 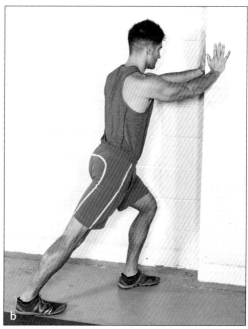

圖 6.32 小腿伸展

雙手抵住牆壁 (牆角較好施力)，一腳在前、一腳在後，兩腳的腳趾指向前方 (圖 6.32a)。前腿屈膝將體重轉移到前腿，直到後腿伸直 (圖 6.32b)。感受腿後方伸展的感覺。

後腳跟緊貼地面，將更多的體重轉移到前腿，以加強腿後的伸展效果。雙腳之間的距離需要花時間調整，直到找到伸展最適合的距離。維持姿勢 15～20 秒再換邊重複。

脊柱前向伸展 （spinal flexion）

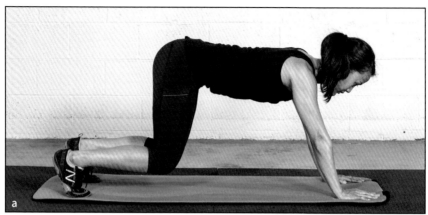

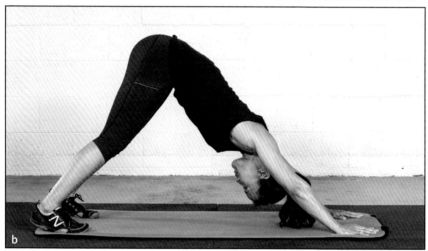

圖 6.33 脊柱前向伸展

採四足跪姿，以腳尖著地 (圖 6.33a)。手掌用力推地，將臀部盡可能向上抬高，收下巴並讓視線看向雙腳 (圖 6.33b)。如果膝蓋難以打直，就稍微抬高腳跟使雙腿伸直。經過一段時間的練習，柔軟度變得更好之後，嘗試讓腳跟貼地並伸直雙腿。維持姿勢進行 5～10 次呼吸循環 (一個循環指一次吸氣和一次呼氣)。

脊柱後向伸展 （spinal extension）

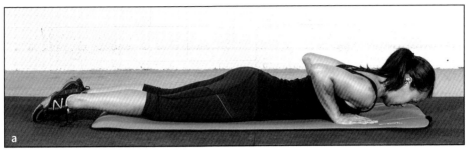

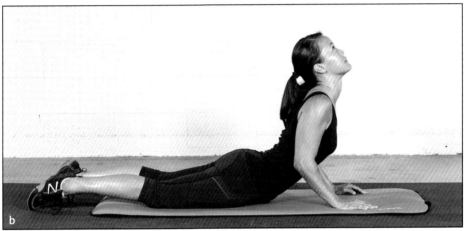

圖 6.34　脊柱後向伸展

呈俯臥姿勢，雙掌略比肩寬平放地面，雙腳腳背朝下併攏伸直 (圖 6.34a)，讓下方的脊柱延展越長越好。接著吸氣抬頭，用手推地將上半身抬起，髖部維持貼地 (圖 6.34b)。胸部抬高、肩膀下壓，不要聳肩。維持姿勢進行 5 次呼吸循環。脊柱兩側會有伸展的感覺。

也可以在進行此訓練動作時加入旋轉：也就是在伸展的頂端姿勢，讓上半身轉向一側，維持姿勢進行 3 次呼吸循環，再轉至另一側。如此重複右左旋轉伸展 2～3 次。

仰臥抬膝伸展 (knee-to-chest stretch)

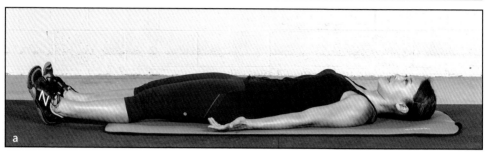

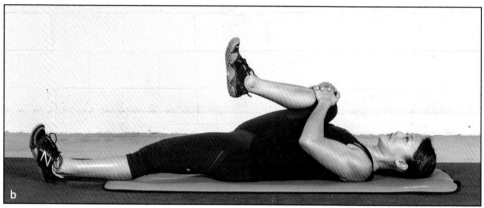

圖 6.35　仰臥抬膝伸展

呈仰臥姿且雙腿伸直(圖 6.35a)。屈膝抬起一腿，十指相扣抓住膝蓋下方的
位置，用力將膝蓋拉到胸部(圖 6.35b)。維持姿勢 5～10 秒，然後回復伸
直，再用另一腿重複動作。髖關節會有拉伸的感覺，但主要是在下背部。重
複左右腿 3～4 次。

嬰兒式 (child's pose)

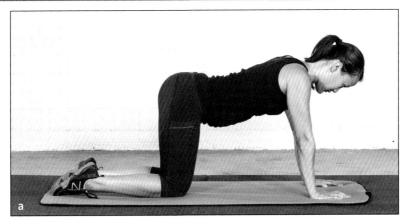

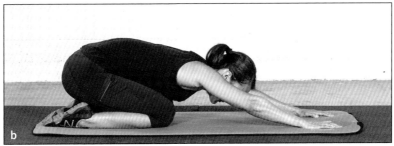

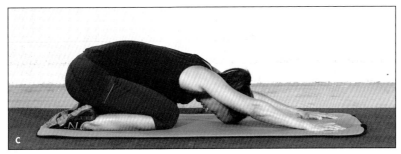

圖 6.36　嬰兒式

採四足跪姿 (圖 6.36a)。手掌和手指用力推地面，利用雙手的力量將臀部盡可能向後推，將髖部移到腳踝上方或放在腳踝上 (圖 6.36b)。額頭輕觸地面，盡可能延展脊柱 (圖 6.36c)。維持姿勢進行 10 個呼吸循環。

要注意的是，暖身完應該稍微流汗，但不應該感到疲勞，因為疲勞會降低之後主要階段的運動表現。完成暖身後，心率和核心溫度也會提高，現在已經準備好進入訓練的主要階段，請見本書第 7～9 章，訓練課表請見第 10～11 章。

6.6　結束階段：緩和

結束階段緩和的重要性跟暖身一樣，需要花時間讓身心回復到日常狀態，如此才算完成一次壺鈴訓練。緩和的功效如下：

- 逐漸使心率和體溫回到正常，讓血液和氧氣循環到肌肉，使肌肉回復運動前的狀態。
- 透過保持肌肉活動和心率將血液泵回心臟，減少血液積聚的風險。
- 減少肌肉酸痛並減少代謝廢物，比如說劇烈運動中會堆積的乳酸。
- 逐漸讓呼吸回復到日常狀態。
- 避免劇烈運動驟止。練腿時的血液可能在腿部肌群中積聚，若突然停止則有可能因而暈倒或感到暈眩。
- 幫助關節在壺鈴訓練後減壓。
- 延展肌肉，為隔天或下一次訓練做好準備。
- 在相對涼爽的環境下讓肌肉散熱。
- 減少因訓練時腎上腺素上升而引起的神經興奮。

人們往往忽視緩和的重要性，然而緩和在有效的訓練計畫中扮演著關鍵的角色。緩和在像是壺鈴訓練的高強度運動後特別重要。主要訓練結束後，身體還熱著時應該馬上進行緩和。

運動過程中的心臟和腿部互相配合，維持上半身與下半身的血液正常流動。腿部肌肉收縮時會擠壓腿部靜脈，將血液推回心臟。運動後的一段時間內，心臟仍然會以比正常快的速度跳動，若運動突然停止，肌肉就無法以所需的速度將血液泵回心臟，導致血液在靜脈中積聚，大腦得不到它所需的氧氣，就可能會暈倒，因此訓練停止後持續進行節奏性的腿部動作很重要。

此外，如果缺少緩和的步驟，去除乳酸等代謝廢物的速度較慢，會導致運動後的肌肉僵硬和酸痛。低強度的腿部運動可以在安全範圍內逐漸降低心率和血壓，直到恢復正常狀態。

適當的緩和包括 5～15 分鐘的低強度運動。年長者和體能較差者可能需要更長的緩和時間。在坐下或躺下之前，要先讓心率下降到 120 BPM 或更低一點。此外還需注意，運動後的高體溫還會持續一段時間，剛好可以利用這段時間透過持續的靜態伸展來增加柔軟度。

完整的緩和過程包括三個部分。緩和的目標與暖身相反，動作的動態程度由高到低。以下是緩和的三個部分：

1. 專項運動活動
2. 動態伸展
3. 靜態伸展

專項運動活動

在緩和過程中進行專項運動活動，可以逐漸降低心率和血流量，並排除代謝廢物。完成訓練主要階段後，至少要進行 5 分鐘的專項運動活動。專業的壺鈴運動員通常會在訓練結束後進行輕或中強度的跑步，持續 20～30 分鐘或以上。看似負荷很大，但隨著經驗增加和體能改善，訓練量也會增加。

與高強度的壺鈴訓練相比，慢跑的強度較低，因此適合作為緩和運動。然而，如果非常喜歡慢跑，應該另行安排在非壺鈴訓練日，只有在習慣壺鈴訓練的強度和所費能量後，才將慢跑加入緩和運動中。一開始不要做太多，欲速則不達。除了慢跑，也可以進行任何低強度的動作，甚至將主要階段訓練的幾組動作，改用輕重量進行也行。

動態和靜態伸展

柔軟度在壺鈴訓練中是人們常常誤解的部分。壺鈴訓練者不一定要會劈腿，但要能在訓練中讓所有關節和主要肌群達到充分的活動範圍。因此，伸展是訓練後緩和的重要環節。伸展在緩和的最後進行，因為此時肌肉還溫熱，可以降低拉長時的受傷風險。伸展有助於肌肉放鬆，提高柔軟度，也就是關節的活動範圍。伸展還可以緩解疲勞肌肉的緊繃和酸痛，並且幫助劇烈訓練後的恢復。

伸展在緩和階段要比暖身階段更完整，確保每個姿勢維持的時間更長且動作要確實。訓練中練過的所有主要肌群都要伸展，尤其是腿後肌、股四頭肌、豎脊肌、小腿肌、肩膀和前臂，因為這些是壺鈴訓練最主要用到的肌群。

如果伸展得當，不僅可以增加柔軟度，也可以增加以下幾個方面的好處：

- 提高體適能。
- 確保良好的關節活動範圍。
- 提升技巧動作的學習、練習和表現。
- 讓身心放鬆，促進身體意識的發展。
- 減少關節、肌肉和韌帶受傷的風險，並減少肌肉緊繃和酸痛。
- 刺激分泌潤滑結締組織的物質，進而增加柔軟度。

伸展的方式主要分為動態和靜態兩種。從低強度的動態伸展開始，直到心率減慢到正常速度再進入靜態伸展。

伸展時應避免的常見錯誤

持續伸展是壺鈴訓練計畫中不可或缺的部分，能顯著提高身體柔軟度和動作流暢度。但若技巧不當或習慣有誤，則可能會帶來傷害。請特別注意在伸展時的常見錯誤。

熱身不足

身體在暖熱的狀態下伸展效果最好。提高體溫促進血液循環和體液流動。在身體冷或僵硬時伸展不但效果不佳，還可能引起不適或受傷。

伸展時休息不夠

在疲累或困倦的狀態下進行伸展並不適當。此時的專注度可能下降，難以保持正確的姿勢和動作。

過度伸展

伸展時，肌肉應該會有輕微的緊繃感。若感受到明顯的疼痛，表示可能造成組織損傷，進而導致疼痛和肌肉酸痛。如果正確地伸展，次日不太會出現酸痛。若仍感到酸痛，則可能是伸展過度，建議降低伸展的強度。未進行適當的熱身，直接對冷肌肉伸展是過度伸展的常見原因。

動態伸展

動態柔軟度是指關節伴隨動作做到大範圍活動的能力，也包含活動度大的簡單動作。建議複習本章前面的動態活動度暖身動作，並選擇二到四個動作來伸展主要階段結束後身體緊繃的部位。暖身和緩和的動態活動度訓練，差別在於訓練強度不同。暖身的動作比較溫和，而緩和的動作會比較激烈，因為身體已經完全熱開了。

靜態伸展

靜態伸展可以提高整體柔軟度，能有效促進放鬆、改善恢復時間並增加血液流動。緩和階段如果加入靜態伸展，可以避免突然停止運動所帶來的負面影響，也能改善恢復時間、促進放鬆、減少壓力和增加柔軟度。

　　靜態伸展在不發生疼痛的情況下，將肌肉拉伸到可忍受的最大長度，並維持姿勢 10 秒至 3 分鐘。特別僵硬或緊繃的部位可以伸展得更久，每個動作要做得更確實。短暫休息後(待肌肉放鬆)再次伸展，並增加伸展幅度。過程中不應該有疼痛、彈震或猛烈的動作。以下是一些靜態伸展的指示：

- 兩個方向都要伸展(如果向左伸展，也要向右伸展)。
- 伸展過程要緩慢而平穩，避免快速猛烈以及彈震的動作。
- 感覺肌肉輕微的拉長但不至於疼痛，而且伸展的最大範圍不能讓肌肉感到疼痛。
- 重複伸展動作時，應該在不疼痛的情況下增加少許伸展範圍。不要為了快速增加柔軟度而勉強伸展。
- 維持伸展姿勢 10～30 秒(或更多)。
- 慢慢呼吸吐納，不要憋氣。
- 常常做伸展，盡可能每天都做。

　　身體大約需要 3 分鐘才會意識到心臟不需要快速地將血液送入肌肉，因此緩和時間應至少持續 3 分鐘，而 5～15 分鐘會更好。如果在訓練隔天仍然感到酸痛，進行輕度的暖身或緩和運動可以有效減少肌肉緊繃和酸痛。暖身與緩和甚至在非壺鈴訓練日也可以單獨進行。

其他也有幾種不錯的緩和選擇，例如瑜伽、冥想、氣功、按摩、蒸氣浴或三溫暖，以及快步走，任何一種都可以當作激烈訓練後放鬆身心的方法，讓身體恢復到穩定狀態。

壺鈴訓練的準備階段和結束階段，是結構良好訓練課程的基本，為主要階段做準備以及幫助訓練後的恢復過程都非常重要，缺乏這兩個階段的課程就稱不上完整。理想的暖身和緩和動作因訓練天數而異，隨著對訓練越來越熟悉，就能根據經驗和其他因素設計課程。

伸展時的呼吸

我們可以在意識控制下做到最具生命力的活動就是呼吸。正如訓練讓身體能夠進行快速或緩慢、長或短的運動，呼吸也可以被引導成不同的長度、深度和速度。事實上，如氣功（即呼吸技巧）以及各種瑜伽實踐，都是研究呼吸的系統。所有這些呼吸訓練形式都將運動與呼吸相結合。

伸展也不例外，正如你在舉壺鈴時絕不應該屏住呼吸，正確的呼吸在安全和有效地伸展中同樣重要。在伸展時正確呼吸的最主要好處，是提供更多的氧氣給血液，以及在呼氣時肌肉伸長增加運動的流暢性。伸展時進行緩慢、放鬆的呼吸，當肌肉拉長時呼氣。透過鼻子慢慢地吸氣擴大腹腔（而不是胸部），稍微停留一下再透過鼻子或嘴巴慢慢呼出。不要強迫呼吸，讓它保持均勻自然平穩。

MEMO

初階動作

CHAPTER 07

現在你已經知道壺鈴訓練的好處，並且能夠
依照自己的需求選擇適合的壺鈴。此外，你
也了解運動生理學的概念，知道該如何設定
合適的訓練目標，並且熟悉壺鈴訓練前後的
暖身與緩和運動。接著就是該拿起壺鈴開始
訓練了！

　本章會介紹單壺鈴訓練的基本動作與訓練
原則，也會點出訓練中常見的錯誤，並且提
供矯正錯誤的方法。為了要訓練得有效率，
我們在進入動作之前要先釐清壺鈴的抓握技
巧以及訓練中的呼吸技巧。

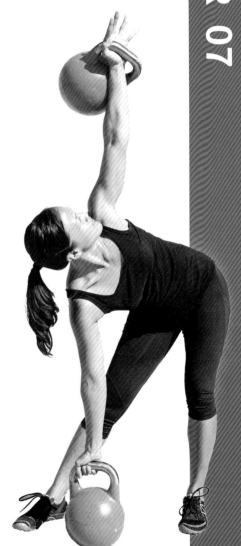

7.1 壺鈴動作的技巧

身體各個部位是否能在動作中順利配合，是所有壺鈴動作的關鍵。光是你觸碰到壺鈴的那一刻，握法就大有學問。因為你一旦做出抓握的動作，隨後的肢體動作就會跟著調整。

壺鈴握法

壺鈴的設計是將握把與球體連結，這個特別的構造決定了壺鈴握法。壺鈴動作可採用實握或虛握，錯誤的握法可能讓壺鈴轉動，消耗到前臂、手腕、手與手指的肌力而導致先期疲勞。如果尚未盡到最大努力就已握不住壺鈴，就別說要達到後續的有氧或無氧閾值。

正確的握法應該將中指從把手與球體之間穿過，並且以四根手指握住把手（圖 7.1a），如此就能讓壺鈴的重量平均分配在手指上，最後再用大拇指扣住食指，這稱為實握（圖 7.1b）。實握是最適合壺鈴動作的握法，能夠兼顧抓握的穩定性以及活動度。

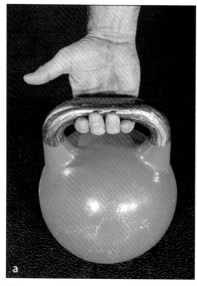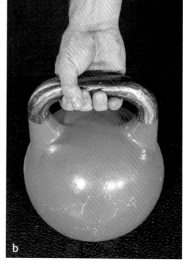

圖 7.1 壺鈴的正確握法

　　然而，如果因為握把直徑太大，手指不易
環繞握把，就要採用虛握，虛握的方式一樣
要先用四根手指握住握把，再將大拇指靠在
握把的外側來穩定壺鈴（圖 7.2）。

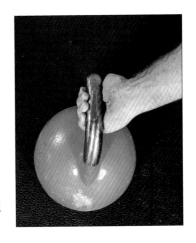

圖 7.2　將大拇指靠在握把
　　　　外側的握法

　　以下是常見的錯誤握法，訓練時請盡量避免：

- 過度緊握握把（圖 7.3a）。手部肌肉太過緊繃，導致在開始訓練前就已經
  運用到前臂的力量。

- 握太鬆，也沒有用大拇指穩定握把（圖 7.3b），這樣會讓壺鈴在訓練時到
  處滑動，甚至可能從手中滑脫。

- 僅以指尖勾住握把（圖 7.3c）。指間關節的皮膚不斷摩擦到壺鈴握把，可
  能會引起疼痛感，所以有些人為了減少皮膚與壺鈴的接觸，就會改成以指
  尖勾住握把。這個握法無法穩定壺鈴，應該盡量避免。

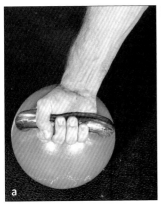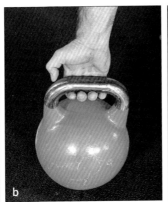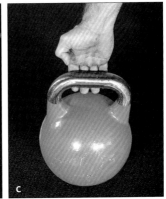

圖 7.3　錯誤握法：(a) 過度緊握把手, (b) 握太鬆, (c) 僅以指尖勾住把手

塗抹止滑粉

我在第 2 章提到過止滑粉的重要性，它的止汗功能可以幫助我們順利舉起壺鈴而不滑手，這裡會教導如何正確將止滑粉塗抹在握把上。

在訓練的過程中，當然希望能持續握住壺鈴，而止滑粉就能夠防止滑脫。但是止滑粉並非萬能，因此你可以先嘗試使用，並且觀察止滑粉是否真的能幫助你提升訓練表現。理論上，止滑粉應該能夠幫助握持，不過對於某些人來說，止滑粉可能讓手過度乾燥，甚至會因此而磨出水泡。此外，止滑粉的功效也會受到氣候因素的影響。

下列是將止滑粉塗抹在壺鈴握把的標準步驟：

1. 利用細砂紙打磨壺鈴握把 (圖 7.4a)，使握把的表面變得粗糙，以利止滑粉附著。

2. 使用噴水瓶灑水，讓握把表面略帶水分 (圖 7.4b)。

3. 將止滑粉塗抹在握把上並按壓 (圖 7.4c)。如果步驟皆正確，止滑粉應該能順利附著在握把上。

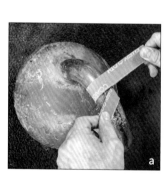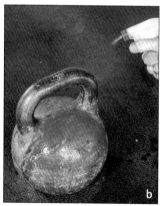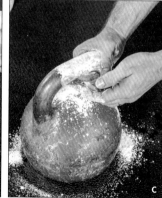

圖 7.4　如何在壺鈴握把上塗抹止滑粉：(a) 打磨, (b) 灑水, (c) 按壓止滑粉

假設止滑粉結塊，表示握把表面水分過多。相對的，假設止滑粉難以附著在握把上，可能是因為握把的表面太過光滑，或者是止滑粉的顆粒過細。

呼吸技巧

壺鈴訓練常搭配的呼吸技巧有兩種：反向呼吸 (paradoxical breathing) 與順向呼吸 (anatomical breathing)，至於該選擇哪種呼吸法就取決於你的訓練。一般來說，反向呼吸法適用於短時間、高強度、大負荷的訓練。如果訓練的負荷較小、時間較長，通常就會使用順向呼吸法。

反向呼吸法

你在上健身課時，很有可能已經學過和反向呼吸法相似的概念。這種呼吸方式是在壓縮時吸氣，在伸展時呼氣。例如進行深蹲時，在身體下降時吸氣，然後在站起時呼氣。這種方式非常適合大重量訓練，或體能狀態稍差的人，因為此方法可以增加胸腔與腹部的核心壓力，有助於穩定脊柱。

順向呼吸法

這種呼吸技巧也稱為「匹配呼吸 (matching breathing)」，因其完美地與身體的自然運動節奏相匹配。採用順向呼吸法時，會在壓縮時呼氣，而在伸展時吸氣。以深蹲為例，逐漸下蹲時會放鬆地呼氣；而當挺直身體站起時，會深深地吸入一口氣。

這種呼吸模式尤其適合提高耐力與作工量，因為它能夠協助你更有效地調節心率。事實上，許多頂尖的壺鈴運動員都採用順向呼吸法，並取得了令人矚目的世界級成績。

接下來的訓練，我們主要會以順向呼吸法進行，好處是除了能維持呼吸規律以外，也因為呼吸與身體運動的模式配合，能夠讓你在逐漸增加訓練持續時間時，維持平穩的呼吸頻率，進而穩定心率。

7.2　入門壺鈴動作

這裡會一一介紹壺鈴訓練的入門動作，無論之後的訓練課表為何，這些動作都是很重要的基礎。

練習壺鈴動作務必循序漸進，由輕到重逐步練習。請你記得，技巧正確遠比負荷量重要。正確的技巧能夠提升安全性，也能帶來更好的訓練效果，因此千萬別在短時間內急著使用大重量訓練。另外，考量到神經支配的程度，建議從簡單逐漸進階到複雜的運動。我建議初學者從入門動作學起，接著再學習壺鈴的經典動作以及進階的變化動作，假如基本動作不夠紮實可能導致受傷。

當你進行大重量的壺鈴和槓鈴訓練時，確實需要用到最大的肌肉張力。但若你的目的是提高作工量和耐力（這正是壺鈴訓練的主要目的），那麼這種最大肌肉張力的方法並不適用。你反而應該在運動時保持正確體線（身體各部位正確的相對位置或對齊），並且放鬆姿勢與心情，如此有助於維持較低的心率，也會為肌肉提供穩定的供氧量以及養分。

這樣的阻力訓練模式能夠提升你的訓練量，體能就會因此改善。進行壺鈴動作時不要忘記維持每一個動作的流暢度，即使已經耗盡吃奶的力氣，旁觀者也會覺得你游刃有餘。

在開始盪壺、上搏、推舉之前，先適應壺鈴的抓握以及換手，除了能夠讓你建立自信，還能提升對壺鈴運動的掌控能力。接下來的幾個動作既安全又容易上手，能夠當作低強度的暖身運動，為之後的高強度運動做準備。重點在於這些動作能夠訓練你的基本技巧，包含：拿起與放下壺鈴、換手、讓壺鈴在軀幹周圍移動，以幫助你適應壺鈴運動。

壺鈴繞身 (around-the-body pass)

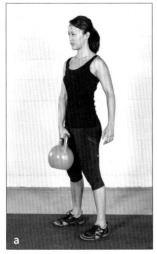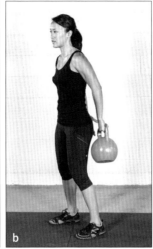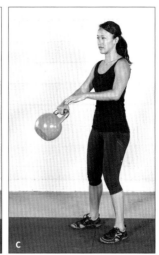

圖 7.5　壺鈴繞身

壺鈴繞身對於手臂、手指與核心肌群來說都是非常棒的暖身運動。動作開始時將臀部擺正 (圖 7.5a)，並以雙手輪流抓握壺鈴，全程維持良好的姿勢與體線 (圖 7.5bc)。運動中記得保持正常呼吸，也要適時變換動作節奏以及壺鈴環繞方向。

動作要領

● 雙眼直視前方，維持良好姿勢，並訓練本體感覺。

● 必須將壺鈴靠近身體，並且保持適中的距離，假設壺鈴過度靠近身體，有可能讓壺鈴在動作進行間碰撞到身體而導致受傷。

常見錯誤	錯誤矯正方式
換手抓握壺鈴的過程中，臀部隨著壺鈴擺動的衝擊而跟著轉動。	收緊腹部肌群。在鏡子前檢查自己的姿勢與動作，確保髖部朝前而且不轉動。
環繞壺鈴時，直接讓壺鈴掉落地面。	如果不希望地面受到壺鈴的撞擊而損壞，建議在地板上鋪設厚橡膠地墊。此外，壺鈴掉落時，記得眼明手快相信直覺，快速移動到一旁好讓壺鈴落至地墊上。

壺鈴繞頸 (halo)

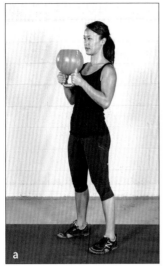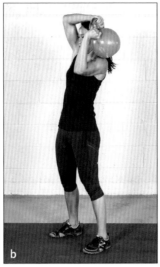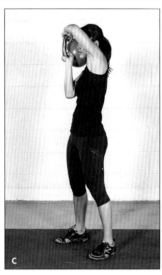

圖 7.6　壺鈴繞頸

壺鈴繞頸對改善肩頸活動度非常好，許多人為了預防或修復運動傷害，就會把這個動作融入暖身運動。動作開始時，請選擇較輕的壺鈴，雙手握在握把的兩側，並且將壺鈴拿至臉部前方 (圖 7.6a)，然後沿著頭部在上方環繞 (圖 7.6bc)。壺鈴在轉動到身後時高度較低，轉動回前方時較高。運動中記得保持正常呼吸，並且練習順時針、逆時針的環繞。

動作要領

- 讓壺鈴約莫在額頭的高度進行環形移動。
- 放鬆手肘好讓肘關節能自由活動。
- 確保壺鈴靠近頭部，同時小心避免撞擊意外。

常見錯誤	錯誤矯正方式
視線朝下、低頭，頸部緊繃。	在牆上選擇某個位置，在訓練時雙眼全程直視該處。
使用過大的負荷。	這個動作旨在改善活動度而非增加肌力，應該選擇較輕的負荷，並且增加反覆次數，千萬別做過頭。

壺鈴 8 字繞環 (figure-eight between-the-leg pass)

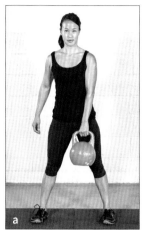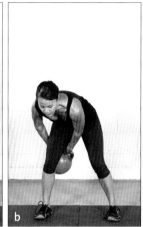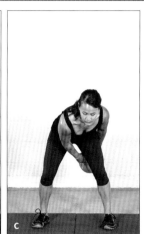

圖 7.7　壺鈴 8 字繞環

壺鈴 8 字繞環是個溫和的暖身運動，對腿部以及核心肌群的訓練也出奇地有效。壺鈴 8 字繞環之所以有挑戰性，是因為它牽涉到協調性與本體感覺。動作開始時，用一手拿起壺鈴，雙腳打開與肩同寬，膝蓋微彎 (圖 7.7a)。以左手拿壺鈴為例，動作開始時，先將左手繞至右腿的後方，再以右手接過壺鈴 (圖 7.7b)。接著，順勢把壺鈴從身體右方繞一圈回到兩腿間，再用另一手接過壺鈴 (圖 7.7c)。只要在換手時吐氣，你就會自動在下一次的換手吸氣。訓練中要維持 8 字繞行路徑，亦可反向繞環。

動作要領

● 從雙腳間接過壺鈴時，屈髖並保持脊柱中立位置。

● 將壺鈴靠近身體，但小心不要碰撞到軀幹。

常見錯誤	錯誤矯正方式
讓壺鈴碰撞到腿部。	選擇較輕的負荷更容易控制，並且確認雙腳是否確實打開與肩同寬。為了順利換手與掌控壺鈴，動作進行中直視壺鈴繞行路徑。
讓壺鈴在訓練中滑脫。	在手掌和壺鈴握把塗抹足夠的止滑粉來防止滑脫。

箱上深蹲 (box squat)

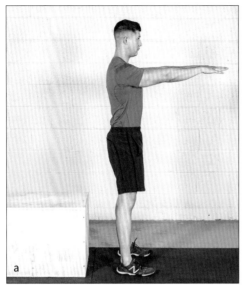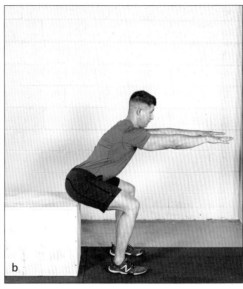

圖 7.8　箱上深蹲

箱上深蹲不但能夠讓你了解蹲踞的動作與機制，同時也能在蹲踞到底部位置時，提供一定程度的支撐與安全性。它讓你熟悉如何在負重的情況下，讓臀部肌群維持緊繃並且向後坐。動作開始時，站在堅固的箱子或椅子前方，雙腳打開與肩同寬或略比肩膀寬 (圖 7.8a)。身體向下蹲，直到臀部與腿後肌群的上部碰觸到箱子表面為止，請不要完全坐下去，將重心放在腳跟 (圖 7.8b)。向下蹲時吸氣，站起來時吐氣。如果動作正確，就能適當使用臀部肌群發力，而不是讓動作完全由膝蓋主導。

動作要領

- 箱子的作用只是要讓你知道應該蹲踞到什麼程度，因此蹲下碰觸到箱子時不要完全放鬆。

- 使用反向呼吸法 (向下蹲時吸氣，站起來時吐氣)。當你熟悉動作，脊柱穩定性也有所提升，就可以慢慢轉換為順向呼吸法 (向下蹲時吐氣，站起來時吸氣)。

- 重點是讓脊柱維持在中立位置(保持下背部自然彎曲弧度)並且屈髖,這樣不但能提升運動表現,也能避免運動傷害。

常見錯誤	錯誤矯正方式
距離箱子太遠或太近。	在訓練前先測試距離。適當的距離要能讓你的臀部在蹲下時自然碰觸到箱子,但是膝蓋的後側並沒有接觸到箱子。
在蹲下時讓膝蓋內夾。	可能導致前十字韌帶斷裂,因此訓練時要盡量避免這個動作。原因通常都不是膝蓋的問題,而是因為你沒有適當啟動臀部肌群。 　矯正的方式有兩種,第一種是在蹲下時將膝蓋往兩側打開,另一種則是使用長約 50 公分的彈力繩或者磅數較小、容易延展的彈力帶,環繞於膝關節周圍,如此能幫助你做出髖外旋的動作,進而改善膝蓋內夾。

壺鈴硬舉 (kettlebell deadlift)

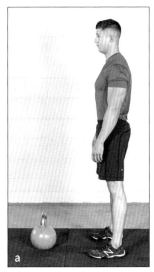 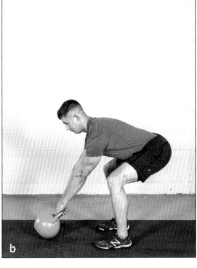 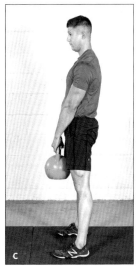

圖 7.9　壺鈴硬舉

壺鈴硬舉的重點在後鏈肌群(下背肌群、臀大肌、腿後肌)。這個動作與箱上深蹲相輔相成,此外,壺鈴硬舉還能教你正確屈髖,讓你在進入壺鈴運動的經典動作(例如:盪壺、上搏、抓舉)之前打好基礎。

動作開始時,將壺鈴置於正前方地面,雙腳打開與肩同寬(圖 7.9a)。向下蹲踞時胸椎保持中立位置,臀部向後蹲坐,直到雙手碰觸到壺鈴握把為止(圖 7.9b)。接著,雙手握住壺鈴,雙腳發力向下推地,再回到站姿(圖 7.9c)。然後再次向下蹲,將壺鈴輕放地面,即可重複動作。

進行壺鈴硬舉時,先以較低的負荷將動作重複十次,再繼續進階到更有挑戰性的負荷(例如:女生從 8 公斤的重量開始,將動作重複十次後,再使用 12 公斤的壺鈴做十次;而男生從 16 公斤的重量開始,將動作重複十次後,再使用 24 公斤的壺鈴做十次)。硬舉的動作能讓你練習如何將重心放在身體的基底上,因為壺鈴訓練包含許多動態動作,所以重心的控制非常重要。穩固動作的基底能在擺盪壺鈴的過程中更加安全。

動作要領

- 壺鈴硬舉的重點在屈髖,而不是彎腰。
- 維持脊柱中立位置與下背部自然彎曲弧度。
- 依照訓練的目標,可以選擇屈膝或直膝硬舉。直膝硬舉會更依賴腿後肌群,而相對來說,屈膝則會比較依賴股四頭肌。

常見錯誤	錯誤矯正方式
拱起下背或是透過下背帶動動作。	在身後放置矮箱,並將壺鈴擺放於正前方。然後蹲下直到臀大肌輕觸箱子為止,這樣能夠確保透過臀部帶動動作。
圓肩或拱起上背。	視線朝前,肩胛骨內收並挺胸。

7.3 經典動作

對入門壺鈴動作熟悉之後，就可以學習壺鈴的經典動作了。經典動作也是壺鈴的基本動作，包括：盪壺、上搏、推舉、借力推舉、抓舉、深蹲。這些動作會讓你了解壺鈴運動的技術標準與原則。為了流暢且精準地做出動作，千萬不能掉以輕心。正確的動作不但能夠維持安全，還能更有效率地提升訓練狀態。

把動作放進訓練課表之前，比較合理的方式是先使用輕重量的壺鈴，將這些動作重複數次練到熟悉。不應該把這個階段當作正式訓練，或者在這個時候追求表現，而應該把它當成練習，在過程中感受動作模式，並且試著習慣它。一旦抓到訣竅，就能繼續挑戰自己，等到對某個動作已經達到精熟的地步時，才可以把它放進訓練課表。

單手盪壺 (single swing)

單手盪壺是所有經典動作的基礎。在這個動作中，你會發現壺鈴動作的準則與特色，例如：慣性、順向呼吸法與擺盪中的抓握耐力。在接觸其他的經典動作 (如：上搏、抓舉) 之前，請務必先熟悉盪壺。所有的壺鈴動作都建立在盪壺的基礎上。

動作開始時，將一個壺鈴置於正前方地面，雙腳打開與臀部同寬 (圖7.10a)。臀部向後蹲踞 (如同箱上深蹲)，然後一手的手指握住壺鈴握把 (圖7.10b)。可以依照個人偏好以及訓練目標旋轉前臂，調整大拇指方向。基本握法有以下三種：

1. **大拇指朝前** (thumb forward)：大拇指朝前時動作較小 (壺鈴往下擺盪的幅度較淺)，因此能夠有更快的配速，此外，如果採用這個握法，擺盪時不需要轉動肩膀，對肩膀緊繃的人較友善。

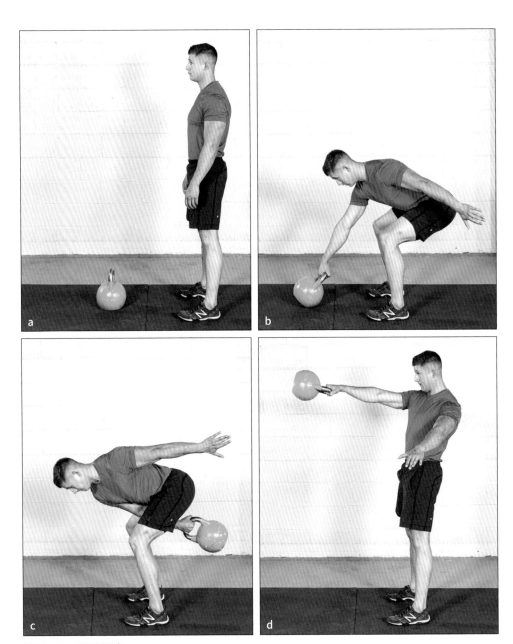

圖 7.10　單手盪壺

2. **大拇指朝後**(thumb backward)：大拇指朝後可以讓一部分前臂的壓力轉移到肱三頭肌，提高握持的耐力，也因為手部呈現螺旋狀態，能夠為動作提供更多的動能(可以有更大的活動範圍來減少和產生力量)。

3. **大拇指朝內**(neutral thumb)：能夠讓壓力更平均分布於手掌、手臂與肩膀。

接著，如同在做硬舉一般，把肩膀向後收緊，胸椎保持中立位置。準備回到站姿時，從雙腳之間將壺鈴向後擺盪(圖 7.10c)。壺鈴擺動到身後的最低點時，再完全站起，延伸腳踝、膝蓋、臀部和軀幹(圖 7.10d)。訓練當中持續維持這個鐘擺式的擺盪。

進行單手盪壺時，配合一到兩個順向呼吸週期(一個週期代表一次呼氣與一次吸氣)，你可以選擇以下兩種呼吸變化：

● 在壺鈴下擺的最後階段呼氣，然後在上擺過程中吸氣(一次呼吸週期)。

● 在壺鈴下擺的最後階段呼氣，然後吸氣，當壺鈴在前擺的頂部從水平位置轉到垂直位置時再次呼氣，接著當壺鈴再次下降，即將開始下一次下擺之前吸氣(每次擺動兩次呼吸週期)。

重點技巧提醒

1. 雙腳打開與肩同寬。

2. 髖關節彎曲，並且用手指握住壺鈴。

3. 吐氣的同時，將壺鈴向後擺盪以讓臀部承受負荷。

4. 吐氣時，讓手臂接觸到身體，並快速延展膝蓋、臀部、軀幹，帶動壺鈴向前擺盪至肩膀的高度。

5. 壺鈴落下並進入向下擺盪前，先將肩膀微微向後傾。

6. 手臂再次接觸到身體時，再做髖關節彎曲。

7. 將壺鈴向後擺盪，並且吐氣，結束一次的動作。

8. 擺盪過程中調整頭部，讓眼睛看向壺鈴，壺鈴往下擺盪則往下看，壺鈴向上擺盪則視線跟著向上。

動作要領

- 壺鈴擺盪的正確動作就像是鐘擺，靠著儲存的機械動能持續運動。因為盪壺的動作建立在擺盪的衝力上，所以它能有更大的作功能力。此外，位能與動能的轉換也能讓壺鈴在擺盪到終點位置時能夠有效減速，進而減少下背部的壓力與抓握帶來的負擔。

- 向上擺盪時，盡量增加手臂與軀幹的動作協同，使力量從下半身最有效率地傳遞到壺鈴。

- 手臂完全放鬆，把手臂想像成一條從頸部一路延伸到指尖的繩子。

- 壺鈴擺盪到最高點時，透過臀部的動作帶動背部向後傾，這樣不但能平衡身體前方的重量，也能夠促使臀部完全伸展。向下擺盪時，維持背部後傾。接著，肱三頭肌接觸到肋廓時，將膝關節與踝關節微彎來吸收壺鈴向下的力量，然後再屈髖，讓壺鈴繼續鐘擺式的擺盪。

常見錯誤	錯誤矯正方式
準備將壺鈴向上擺盪時，手臂、軀幹與臀部沒有任何接觸。	把兩根手指頭放在上臂上確認動作。如果你有教練，或者你本身就是教練的角色，直接透過口頭提醒：「保持接觸！」會非常有幫助。另外，也可以用一條迷你彈力帶套住負重側的手臂與身體，讓手臂靠在身體上。
在壺鈴向上擺盪的過程，以及準備向下擺盪的那一刻，沒有將背部向後傾。	如果你有教練，或者你本身就是教練的角色，直接透過口頭提醒：「背部後傾！」會非常有幫助。此外，也可以在牆壁或墊子等物體前方進行擺盪，並讓自己與物體的距離相當於一個手臂長，如果你的背部沒有向後傾，就會讓壺鈴碰撞到物體。
壺鈴擺盪到骨盆下方時高度過低。	在雙腿間擺放瑜伽磚、壺鈴或其他類似物品，如果動作中讓手上的壺鈴碰到地面上的物品，就代表擺盪的高度過低。
肩帶沒有確實內收下壓，而且壺鈴的軌道離身體太遠。	在牆壁或墊子等物體前方進行擺盪，並且讓自己與物體的距離相當於一個手臂長，如果你的肩膀沒有向後收，就會讓壺鈴與物體碰撞。

單壺上搏（single clean）

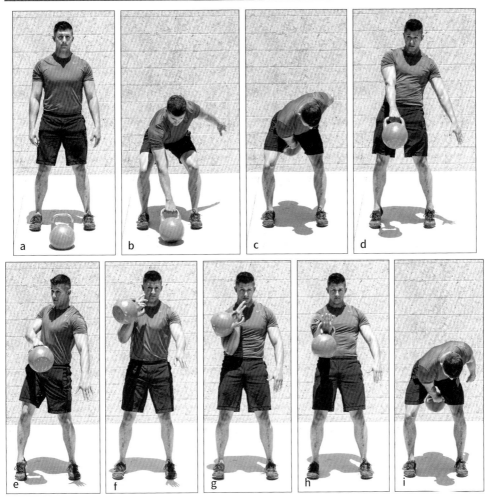

圖 7.11　單壺上搏

單壺上搏是由盪壺的動作演進而成，也是盪壺與壺鈴過頭動作之間的過渡。上搏的動作可以讓你學習手指穿過握把的技巧、架式（rack position）的姿勢重點（ 編註: 即壺鈴停放前臂）以及壺鈴在手中的位置，這些都是為了避免受傷和降低握力疲勞。此外，上搏還能教你如何藉由腿部動作，將下半身的力量垂直傳遞到上半身。雖然在精熟這個動作前可能需要練習數百次，但是只要多練習，就能長時間掌握上搏的節奏而越來越流暢。

壺鈴的其中一個特色是它可以停放在前臂，這個特色不僅彰顯出壺鈴和啞鈴的差異，也讓壺鈴成為高反覆次數阻力訓練的好選擇。如果讓前臂分攤大部分的負荷，就能放鬆手部其他肌肉。但是同樣地，要讓壺鈴順暢地移動到正確位置也需要練習。有時候你可能會失誤，這時壺鈴就有可能碰撞到前臂。為了減輕學習過程的痛苦，你可以配戴護腕(帶)。等到你的技巧越來越純熟，不論是上搏或抓舉都能讓壺鈴落在正確的位置，那時或許就不需要配戴護腕了。

　　動作開始時，將壺鈴置於地面(圖 7.11a)，臀部向後蹲踞，並以一手握住壺鈴(圖 7.11b)。接著，如同單手盪壺，將壺鈴從雙腿之間向後擺盪(圖 7.11c)。然後，壺鈴向前擺盪時，再用身體架住手臂(圖 7.11d)。

　　盪壺時，慣性會帶動壺鈴向前與向上擺盪，手臂也會隨之遠離身體。然而單壺上搏與單手盪壺的差異在於：上搏時手臂不會遠離身體，而會在手臂準備遠離身體之前，就改變壺鈴的移動路徑，讓壺鈴沿著身體垂直向上移動。你可以想像自己站在圓筒煙囪裡面，因為周圍的牆壁限制了移動範圍，使手臂無法向外側延伸，也無法向兩側移動，這時候就只能讓壺鈴上下移動。

　　臀部向前伸展後，以負重側的臀部帶動提起壺鈴的動作，並利用斜方肌的力量輕輕把壺鈴往上拉起(圖 7.11e)。壺鈴回到胸口之前，將握住壺鈴的手鬆開，讓手指微彎並確實穿過握把，直到壺鈴碰觸到前臂中間(也就是尺骨)為止(圖 7.11f)。結束垂直上拉後呈現架式，讓壺鈴停留在胸口和手臂前方(圖 7.11g)。架式是上搏動作中的最高點。以下是架式的正確體線(姿勢)：

- 壺鈴應該位於肩膀之內(往身體中線靠近)，如果壺鈴偏離中線，會讓支撐減少，你就必須耗費更大的力氣握住壺鈴。

- 在胸部、肩膀、上臂之間到適合壺鈴停放的位置，其中一個方式是將壺鈴放在由手肘、前臂與胸部所形成的三角形之間。接著，上半身向後傾斜，掌心向外轉出大約 45 度角，以讓壺鈴維持在前臂與胸部之間。

單壺鈴的架式還算好上手，若是換成雙壺鈴，會因為柔軟度的要求提升以及關節可動範圍限縮，難度會大幅增加。架式是為了讓你維持舒適且穩定的姿勢，並且在上搏時能夠控制好上半部的動作。

動作的最後一個階段，請把手掌心轉向上方，並將肩膀向後傾來緩衝向下的力道（圖 7.11h）。記得你是站在煙囪裡，所以壺鈴只能向下移動，而不是向前。身體持續架住手肘。肩膀向後傾之後，讓壺鈴落下，並在手肘完全伸展之前那一刻將手臂轉回原來的方向，然後再將手指扣回握把，最後完成向後擺盪（圖 7.11i）。

就像盪壺一樣，上搏當手臂垂下的時候，也可以透過旋轉前臂來做出大拇指朝前、大拇指朝後、大拇指朝側面三個姿勢。請維持動作的流暢度與節奏。

每次單壺上搏配合三個或三個以上的順向呼吸週期。從架式開始，肩膀向後傾，然後讓壺鈴落下並進入向後擺盪時吸氣，壺鈴快結束向後擺盪時吐氣，準備向前擺盪時吸氣，向前擺盪完吐氣，最後在手指穿過握把時吸氣，回到架式時吐氣，這就是三個呼吸週期的做法。若訓練時間較長，或者是訓練中感到疲勞，可以在架式位置多做幾次呼吸來恢復。

重點技巧提醒

1. 雙腳打開與肩同寬。
2. 髖關節彎曲，並且用手指握住壺鈴。
3. 吐氣的同時，將壺鈴向後擺盪，以讓臀部承受負荷。
4. 吐氣時，讓手臂接觸到身體，並快速延展膝蓋、臀部、軀幹，帶動壺鈴向前，最後到達肩膀的高度。
5. 壺鈴落下並進入向後擺盪前，先將肩膀微微向後收。
6. 手臂再次接觸到身體，再做髖關節彎曲。

7. 將壺鈴向後擺盪，並且吐氣，結束一次動作。

8. 擺盪過程中，請調整頭部讓眼睛看向壺鈴，壺鈴往下則往下看，壺鈴向上擺盪則視線跟著向上。

動作要領

- 壺鈴移動到臀部的高度時開始將手指穿過握把，並確認手掌在開始穿過握把前呈 45 度角。手指穿過握把的技巧同時也應用在抓舉以及其他動作。單壺上搏動作的前半部和後半部都採用與盪壺相同的手部動作，而且手掌也同樣會在壺鈴向上和向下的階段於握把間穿梭。

- 試著旋轉手臂，將拇指轉向不同的方向，找到自己最舒適的姿勢。

常見錯誤	錯誤矯正方式
讓壺鈴碰撞到手腕或前臂。	這很有可能是因為你在上搏的過程中，太早或太晚進行手部插入，或者是插入角度不正確。為了練習正確的手部插入時機，你可以想像在前方有一個四階的梯子。每一階代表上搏的不同階段。第一階位於胸部；第二階位於臉部前方；第三階在頭部上方，第四階在手臂幾乎完全伸展的位置。 當壺鈴上搏到每一階的位置時，嘗試進行手部插入，並確保手指呈現微彎狀態穿過壺鈴的握把空間。完成每次插入後，將壺鈴擺盪回起始位置。這個練習的目的是幫助你找到在上搏動作中的手部插入最佳時機，通常是在第三階到第四階之間。
停留在架式時太過用力握住握把。	手指放鬆微彎，以減少熱能（摩擦力），並避免造成抓握疲勞。
過度向前上搏或向側邊上搏。	站在牆壁旁邊或牆壁前方進行上搏，如此一來，只要動作不正確就會碰撞到牆壁。想像你是站在煙囪裡，所以壺鈴只能上下移動，而不是向前或者往側面移動。

學好架式的其他練習

在架式中，必須把壺鈴靠在前臂並停放在胸前，這個姿勢是壺鈴訓練的重要技巧之一，也是其中最難上手的技巧。通常沒辦法正確做出姿勢的主因都是源自於柔軟度不佳。這裡會簡單介紹一些實用的柔軟度訓練來幫助你改善姿勢。

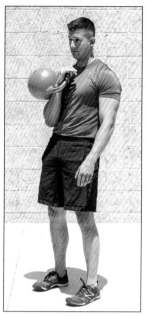

架式支撐（rack hold）

採取站姿，讓壺鈴停靠在胸前且位於該側大腿的正上方，再將手指確實穿過握把，前臂靠著身體，腿部完全伸展（圖 7.12）。維持這個靜態姿勢一分鐘，然後逐步達到三分鐘，再進階到重量更大的壺鈴。架式支撐的訓練目標為肩膀、脊柱、臀部。

圖 7.12　架式支撐

推牆練習（wall push）

站在牆壁前方，手肘彎曲且內收，將手掌平貼牆面（圖 7.13a）。接著，以手掌推牆，雙腳維持不動。因為牆壁是固定不動的，所以推牆時必須讓身體在手腳都不動的狀態下往後移動。請持續推牆，直到手肘完全伸展為止（圖 7.13b）。結束動作時，由於肩膀的位置在臀部後面，會感受下背部拉伸。如果要增加動作的挑戰性，就讓雙腳離牆面更近一點，然後再重複動作。

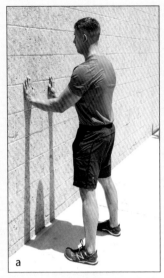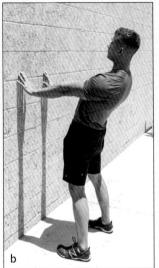

圖7.13　推牆練習

橋式拉伸（bridging）

橋式拉伸分成三個等級，但是建議你先從初階拉伸開始，再慢慢提升難度。請不要勉強增加動作幅度，並且隨時注意呼吸，不要憋氣。心情與呼吸越放鬆，就越容易讓肌肉放鬆，藉此更順利做出動作。

　進行初階橋式拉伸（basic bridging）時，採仰臥姿並彎曲膝蓋，讓腳掌平放於地面（圖 7.14a）。然後以腳跟用力推地，讓骨盆離地並且盡量往上抬（圖 7.14b）。頭部和肩膀保持平貼地面，動作停留30～60秒。

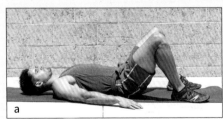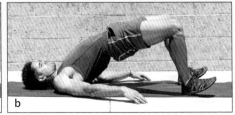

圖 7.14　初階橋式拉伸

　　進行中階橋式拉伸（intermediate bridging）時，將手肘彎曲並朝上，然後讓手掌平放於地面（圖 7.15a），這個動作對於肩膀柔軟度的要求非常高。接著，手和腳施力推地，並讓頭部點地（圖 7.15b）。請把手、腳、頭部做支撐，並將骨盆盡量往上抬（圖 7.15c）。循序漸進，直到你能在這個姿勢停留 30～60 秒。

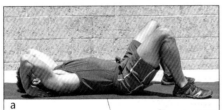
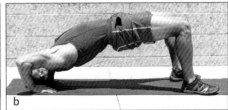
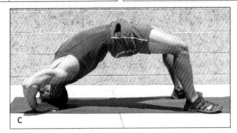

圖 7.15　中階橋式拉伸

　　進行高階橋式拉伸（advanced bridging）時，先做出中階橋式拉伸的姿勢，再讓頭部離開地面，然後將手臂完全拉伸。伸展肘關節並提高胸口的同時，請利用雙腿的力量將身體向上推（圖 7.16）。唯有脊椎、髖屈肌、肩膀、胸部的柔軟度都極佳，才能做出正確的姿勢，所以這個練習能夠有效幫助你改善架式。

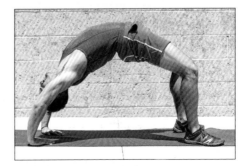

圖 7.16　高階橋式拉伸

吊單槓 (hanging from bar)

雙手打開與肩同寬或略比肩窄，然後握住單槓並懸吊在上面，讓身體完全放鬆 (圖 7.17)。維持 15 秒或以上時間，感覺到胸部、肩膀、上背部被拉長。

上臂鷹式 (yoga eagle stretch)

採站姿或坐姿，雙臂向兩側延伸 (圖 7.18a)。接著，雙手在身體前方交叉，一手在上、一手在下 (圖 7.18b)。然後兩手肘往身體的方向貼近。如果左手在上面，那就會以右手向上握住左手的手腕或手掌 (圖 7.18c)，並讓左手大拇指向額頭。維持姿勢 30 秒，再換邊。

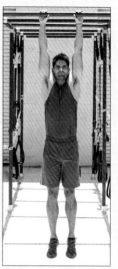

圖 7.17　吊單槓

　進階的版本是讓雙手手掌緊緊靠攏，然後兩手手肘一起向下移動，或者一起向上移動。如果你的肩膀活動度不足，導致無法握住另一手的手掌、手腕或拇指，那就以交叉在內側的手握住毛巾、繩子或彈力帶的一端，另一隻手從下方往外側交叉的同時抓住物體的另一端，請持續握住物體的兩端並且維持伸展的姿勢。

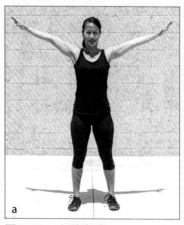
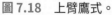
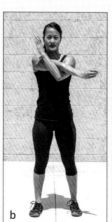
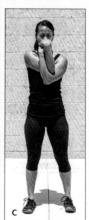

圖 7.18　上臂鷹式。

單壺推舉（single press）

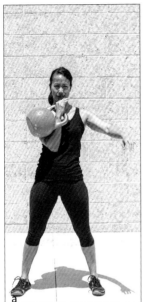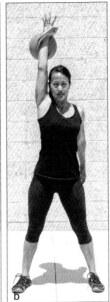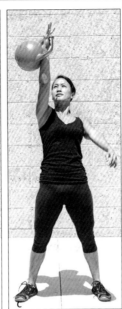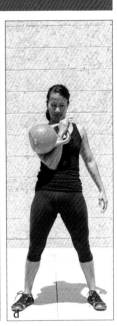

圖 7.19　單壺推舉

單壺推舉是上半身的動作，能為進階的壺鈴過頭動作做準備。單壺推舉可以學習過頭位置的正確體線，同時也會訓練到手臂、肩膀與背部，此外，單壺推舉也是垂直推拉動作的基礎。

動作開始前，將壺鈴上搏至胸前位置做出架式（圖 7.19a），這是單壺推舉的起始位置。推舉前，先壓縮負重側的肋廓，然後在準備向上反彈的那一刻推舉至鎖定位置（圖 7.19b）。這時，讓大拇指朝向後方，能夠達到肩膀和手部的最佳角度。手掌可以稍微轉向，但是請避免過度轉向，這樣才能確保你的移動路徑最有效率。做出多餘的旋轉或者偏離直線的路徑都會消耗力氣，也會影響訓練效果。

壺鈴落下時，身體稍微向後傾，讓壺鈴能夠順著一條垂直延伸到臀部的中心線往下掉（圖 7.19c），並且回到架式（圖 7.19d）結束動作。從鎖定位置回到架式的動作必須流暢且放鬆。想像你的手被繩子繫住，然後傀儡師傅透過

繩子把你的手臂和手中壺鈴一併提起。繩子被剪斷時，壺鈴就會自然落至架式的位置。透過練習慢慢掌握壺鈴落下的力道，就能讓壺鈴順暢地落到正確位置了。

每次單壺推舉配合四個順向呼吸週期。從架式開始，在壓縮負重側的肋廓前深呼吸，壓低並繃緊胸椎時吐氣。肋廓彈回並向上爆發時吸氣，並在推舉至鎖定位置時吐氣。然後停留在鎖定位置時進行一個完整的呼吸週期，如果需要，也可以多做幾次呼吸來幫助恢復。最後，開始讓壺鈴落下時吸氣，回到架式時吐氣。

動作要領

- 架式非常重要，它的角色就相當於一個虛擬的臥推椅：同時具有休息與發力的作用，這個姿勢能夠確保手臂靠在軀幹上，並藉此讓力量紮紮實實地轉移。

- 用身體的力量來進行推舉，而不是只利用肩膀的力量。許多人受到健美的觀念影響，會認為正確的推舉必須孤立三角肌。然而，壺鈴訓練的重點不是孤立肌肉，而是動作效率，所以你會希望讓負荷盡可能地分配在不同的肌肉。因此，為了增加力量與作功能力，關鍵就是要先壓縮肌肉，然後讓脊椎向上回彈。你可以把肋廓想像成一個手風琴，它會在推舉的時候展開，然後在壺鈴落下時收起。

常見錯誤	錯誤矯正方式
推舉過頭時，只使用肩膀和手臂的力量，而沒有利用身體的力量。	以徒手練習，將背闊肌展開，並舉起一隻手，全程不用肩膀的力量，只能透過背闊肌的力量舉起手。
推舉的路徑呈現三角形。	在牆壁旁進行推舉，以確保自己沿著中心線的方向推舉。請想像自己站在煙囪裡做動作。
推舉過頭後停在不正確的姿勢，或者是在架式和過頭位置時抓握力道太大。	維持手臂上舉過頭且完全伸展的姿勢，並練習過頭支撐或者是過頭行走。此外，請將手指輕輕彎曲以減少熱能（摩擦力）以及抓握疲勞。

借力推舉（push press）

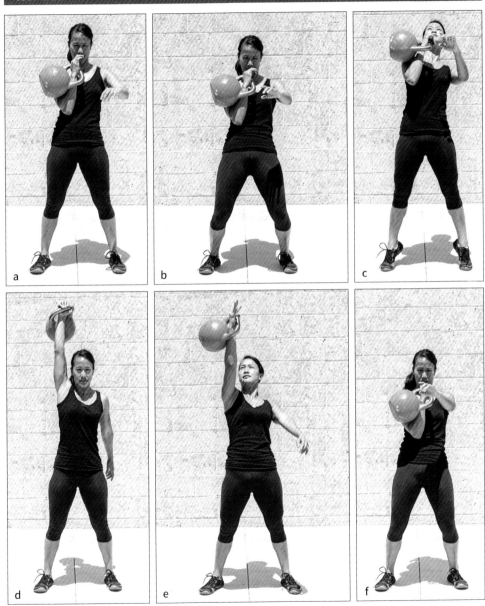

圖 7.20　借力推舉

借力推舉跟上一個單壺推舉的動作類似，但是多了腿部力量的驅動。借力推舉的動作是從腿部發力，結束在手部動作，這樣的機制除了能夠適應更多不同的訓練，還能幫助大幅提升訓練量以及訓練強度。比起只利用上半身的力量，多了腿部力量能夠幫助舉起更大的負荷。除此之外，運用到腿部力量也代表將負荷分配到身體更多部位，因此能提升耐力。

動作開始時，將壺鈴上搏至胸前 (圖 7.20a)。壓縮肋廓時將膝蓋微彎並向下沉，讓下半身承受負荷 (圖 7.20b)。緊接著用雙腳的爆發力推地並快速站高 (圖 7.20c)。伸展雙腿的同時，壺鈴應該已經舉到頭部位置了。再來就跟推舉一樣，肱三頭肌施力將壺鈴推舉到過頭鎖定位置 (圖 7.20d)。

要讓壺鈴垂直落下回到胸前時，就好像在煙囪內動作一樣，請將身體向後傾，並且稍微抬起腳趾 (圖 7.20e)。手肘回到臀部的正上方時，壺鈴也回到了胸前，這時請再次站穩腳步 (圖 7.20f)。

每次借力推舉配合四個順向呼吸週期。從架式開始，在壓縮負重側的肋廓之前先做深呼吸，膝蓋半蹲時吐氣，並在伸展雙腿及肋廓反彈時吸氣，推舉到鎖定位置時吐氣，然後在手肘鎖定的狀態下進行一個完整的呼吸週期，如果有需要也可以多做幾次呼吸幫助恢復。最後，軀幹向後傾並讓壺鈴落下時吸氣，再於回到架式時吐氣。

動作要領

- 半蹲時，請將腳跟踩穩地面，並且將手肘與前臂緊緊靠在軀幹上，這個動作能夠讓力量貫穿全身，並且讓能量更順利從地面向上傳遞。

- 運用全身的力量進行推舉：膝蓋微彎迅速蹲踞，再壓縮肋廓，然後快速伸展，讓脊椎回彈並向上爆發，最後將手臂向上推舉來結束動作。

常見錯誤	錯誤矯正方式
半蹲時，手肘沒有接觸到身體，或腳跟沒有接觸到地面。	練習純粹半蹲的動作，不需要加上推舉，請將注意集中在手臂，並讓手臂全程靠在軀幹上。
腿部沒有完全伸展，以及過早使用手臂的力量推舉。	練習胸椎回彈並向上爆發的動作。過程中不使用手臂的力量，這樣能夠更專注在腿部動作。

抓舉（snatch）

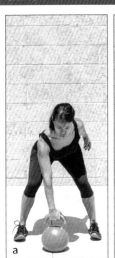
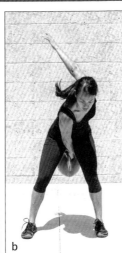
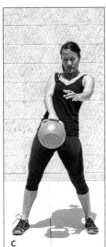
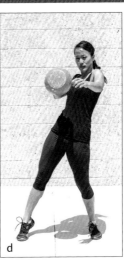
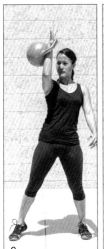
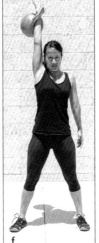
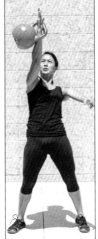
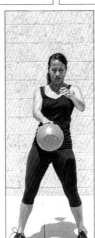
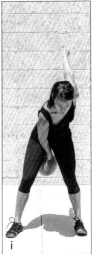

圖 7.21　抓舉

抓舉是一個全身性的運動，特別強調後鏈肌群。抓舉具備了結構完整性 (structural integrity)，能夠同時訓練肌力、爆發力與心肺耐力等幾乎各種體能要素。這個動作有六個階段：

1. 慣性擺盪
2. 用斜方肌和臀部的力量帶動壺鈴加速
3. 手指穿過壺鈴握把
4. 上舉至鎖定位置
5. 壺鈴落下，運動方向改變
6. 改變抓握方式，並將壺鈴向後擺盪

動作開始時，將壺鈴置於正前方地面，就跟盪壺類似請向下蹲踞，並把負荷轉移到臀部，再握起壺鈴 (圖 7.21a)。從雙腿之間將壺鈴向後擺盪，進一步增加臀部的負荷 (圖 7.21b)。

向上和向下擺盪的姿勢跟盪壺與上搏同理，可以旋轉前臂，讓大拇指的方向調整到適合的位置。最常見的做法是在結束向下擺盪前呈現大拇指向後的姿勢，並且在擺盪完畢且準備將壺鈴加速上提的時候，轉變成拇指向上並且朝 45 度旋轉的姿勢。然後讓手臂接觸到身體，並且伸展膝蓋和臀部，讓擺盪的慣性將手臂向前帶 (圖 7.21c)。手臂開始離開身體時，迅速以臀部與斜方肌的力量向上拉，讓壺鈴以最快的速度垂直向上加速。

如果你用右手抓舉，就讓左腳用力推地，右側臀部向後拉，然後右肩沿著斜方肌聳起 (圖 7.21d)。壺鈴向上加速的時候，請將握住壺鈴的手鬆開，並且讓手指穿過握把 (圖 7.21e)。繼續隨著衝力讓壺鈴持續往上，並且將手臂舉至過頭位置，手腕完全延伸 (圖 7.21f)。抓舉時，過頭鎖定的姿勢和推舉與借力推舉相同 (大拇指朝向後側，然後手掌不轉動或稍微轉動)。

壺鈴落下時，先把重心轉移到另一側的腿 (如果以右手抓舉，就讓重心轉移到左腳)，並將上半身向後傾 (圖 7.21g)。請讓腿與臀部保持完全伸展，然後讓肱三頭肌碰觸到身體。準備向下擺盪時，必須改變抓握方式，所以請

稍微將穿過握把的手收回來,並讓手指扣回握把(圖7.21h),壺鈴從雙腳間向後擺盪的同時,手指請確實握緊握把(圖7.21i)。然後繼續抓舉,並保持動作節奏,直到達成目標反覆次數為止。

半抓舉(half snatch)為抓舉動作的變化型,可以讓你熟悉抓舉的動作,也可以在增加訓練負荷之前當成練習。抓舉上半部的動作就如先前所示,然而進行半抓舉時,你會讓壺鈴從過頭鎖定位置垂直落下到胸前,並呈現架式,就跟上搏的動作一樣。這個做法會讓動作幅度變小,所以壺鈴落下的速度也隨之降低,讓你有更多緩衝時間控制動作。練完半抓舉之後就可以進階到全抓舉,也就是讓壺鈴從過頭位置直接落下,並且一路延續到向後的擺盪。

每次抓舉配合兩個或兩個以上的順向呼吸週期。從過頭位置的姿勢開始,軀幹向後傾,然後讓壺鈴落下並進入向後擺盪時吸氣,快結束向後擺盪時吐氣,向前擺盪時吸氣,達到鎖定位置時吐氣。或者,可以從過頭位置的姿勢開始,軀幹向後傾,並讓壺鈴落下時吸氣,準備向後擺盪時吐氣,再吸氣,然後在開始讓壺鈴垂直向上加速時吐氣,再吸氣,將壺鈴舉至鎖定位置時吐氣。不論是上述哪種方式,你都可以在過頭位置多做幾次呼吸,來幫助恢復。

重點技巧提醒

1. 雙腳打開與肩同寬。
2. 做出髖關節鉸鏈動作,並握住壺鈴。
3. 吐氣的同時,將壺鈴向後擺盪以讓臀部承受負荷。
4. 吐氣時,讓手臂靠在身體上,並快速伸展膝蓋、臀部、軀幹來帶動壺鈴向前擺盪,在過程中必須持續讓前臂與軀幹接觸。
5. 負重側的臀部向後推,另一側的腿用力推地,讓壺鈴垂直向上加速,就像是在爬上煙囪,直到壺鈴稍微高過頭部為止。

6. 在略高於頭部的位置將握住壺鈴的手鬆開,並以虎口支撐壺鈴,讓手指穿過握把。

7. 利用垂直加速的衝力把壺鈴帶到過頭鎖定位置,也就是將手肘完全延伸、肱二頭肌在耳朵旁且拇指朝後的穩固位置。

8. 在過頭鎖定位置額外進行一次呼吸,讓自己適應。

9. 肩膀向後傾,並讓壺鈴垂直落下,然後把掌心轉向上,讓重心轉移到臀部或另一隻腳。請將肩關節內收,並讓肱三頭肌接觸到肋廓。

10. 稍微將穿過握把的手收回來,然後在你向前繃緊軀幹之前,讓手指重新扣回握把。最後,將壺鈴向後擺盪時吐氣,以完成動作。

動作要領

- 將壺鈴向上擺盪時,為了讓力量轉移極大化,並獲得最大槓桿,請確保手臂與軀幹接觸。以身體來支撐手臂,能夠幫助讓壺鈴移動得更快速,也因此能夠讓你更輕鬆、有力地舉起壺鈴。

- 手指穿過握把的時機是將壺鈴舉到高於頭部,但是手肘尚未完全伸展的階段。手指穿過握把的時間太早或太晚,都有可能影響動作的節奏與力量的轉移。

- 過頭位置的體線以及壺鈴在手上的位置非常重要,這同時是影響作功能力、抓握耐力以及傷害預防的關鍵因素。為了讓你更順利地調整呼吸,你要找到一個能夠讓自己放鬆的姿勢。錯誤的姿勢會讓身體過度緊繃,加速疲勞。

- 壺鈴從過頭位置落下並進入向後擺盪時,全程肩膀將向後收,就跟盪壺與上搏的動作一樣。肩膀向後收的動作不論是對平衡、安全性以及重量分配來說都至關重要。肱三頭肌尚未接觸到肋廓前勿屈髖。

- 肱三頭肌觸碰到肋廓時請屈髖,並將軀幹向前傾,這個動作能夠利用比較強壯的軀幹與腿部肌肉吸收更多減速的衝力。

常見錯誤	錯誤矯正方式
準備將壺鈴向上擺盪時，手臂與身體沒有任何接觸。	用一條彈力帶把兩隻手臂與身體套在一起，這樣就能將讓負重側的手臂靠在身體上，讓你習慣手臂接觸到身體的感覺。
壺鈴向上擺盪的過程，以及準備向下擺盪的那一刻，沒有將肩膀向後傾。	在距離牆壁約一個手臂長的位置進行擺盪，如果你的肩膀沒有向後傾，壺鈴就會碰撞到牆壁。
讓壺鈴碰撞到手腕或前臂。	這很有可能是因為你在上搏的過程中，太早或太晚進行手部插入，或者是插入角度不正確。為了練習正確的手部插入時機，你可以想像在前方有一個四階的梯子。每一階代表上搏的不同階段。第一階位於胸部；第二階位於臉部前方；第三階在頭部上方，第四階在手臂幾乎完全伸展的位置。 當壺鈴上搏到每一階的位置時，嘗試進行手部插入，並確保手指呈現微彎狀態穿過壺鈴的握把空間。完成每次插入後，將壺鈴擺盪回起始位置。這個練習的目的是幫助你找到上搏動作中的手部插入最佳時機，通常是在第三階到第四階之間。
向後擺盪的軌跡呈現垂直移動，而非水平移動。	在開始抓舉前先做低擺盪的動作，以喚起臀部的鐘擺式擺盪機制。抓舉是盪壺的延伸，你可以由一到兩次的低擺盪開始，讓壺鈴有足夠的慣性協助你完成完整的抓舉動作。
沒有穩固過頭鎖定位置。	練習過頭支撐或過頭行走，讓你鎖定位置維持一段時間。站在定點、順時針或逆時針繞圈、或者以其他形式在房間裡移動皆可。
上下擺盪的幅度過大。	在牆壁前方進行抓舉，並且想像你要在煙囪裡面提起壺鈴。如果壺鈴碰撞到牆壁，就代表動作不正確（水平方向的移動幅度過大）。

深蹲（squat）

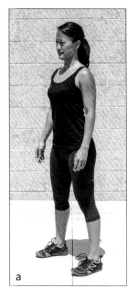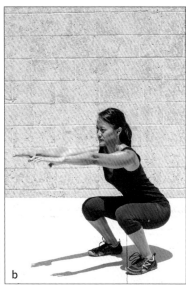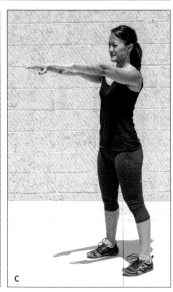

圖 7.22　深蹲

深蹲是人體原始的動作型態，也是肌力與體能訓練當中最重要的運動之一，它能夠全面性地提升身體機能與健康。仔細觀察小朋友蹲踞的動作，你會發現他們即使沒有任何的指導，也能以完美的機制做出動作。

　　訓練深蹲時，必須先有正確的動作，之後再另外加上壺鈴或者其他種類的負荷。下列為深蹲標準的關節動作：

● 雙腳踩穩地面。

● 膝蓋與腳尖成一直線，避免膝蓋內夾。

● 臀部往後蹲以分散部分負荷，如此就不會讓負荷集中在膝蓋。

● 如果軀幹無法完全垂直於地面，盡量挺直也好。

● 不論是上半身或下半身的動作，均要保持身體平衡與穩定。

做動作時，雙腳打開與肩同寬，腳尖指向前方（圖 7.22a）。有時候因為髖關節較緊繃，就必須讓腳尖向兩側打開。如果你也有這個狀況的話，可以將腳尖向外打開至 30 度左右。

向下蹲踞時，就像要坐椅子或箱子一樣，以臀部帶動身體向後坐（詳見本章稍早提到的入門壺鈴動作，並複習裡面的箱上深蹲）。

身體重心向下移時，用髖屈肌將身體向下帶，並向下蹲踞至底部位置，直到大腿與地面平行或略比平行線低為止（圖 7.22b）。請展開臀部以蹲到最低。避免身體過度前傾。向下蹲踞時，將手臂向身體前方延伸以協助平衡。腳掌全程踩穩地面。

接著，在底部位置時，將雙腳施力推地以向上伸展，然後完全打直雙腿（圖 7.22c）。一旦你抓到動作的感覺，也沒有疼痛或不適感，就可以開始負重訓練了。視負荷量以及訓練量的多寡分別可以採取順向呼吸或反向呼吸兩種方式。

高腳杯蹲舉（goblet squat）

若想要進一步訓練，最好是以階段性的方式來提高動作難度。第一階段叫做高腳杯蹲舉，這個動作要用兩手握住一個壺鈴。接著，將壺鈴握在胸前，掌心朝上，並將前臂靠在身上（圖 7.23a）。手部的形狀正好看起來像一個高腳杯，或者說就像是個巨大的水杯。然後於壺鈴握在身體前方時，向下蹲踞（圖 7.23b），再站起（圖 7.23c）。

許多人覺得使用重量較小的壺鈴做高腳杯蹲舉，會讓蹲舉變得更容易，因為這個姿勢把負荷放在身體的前方，這樣就可以幫助平衡，並且能夠蹲得更低。

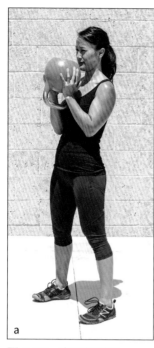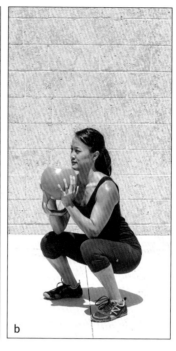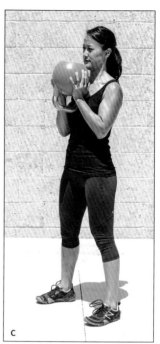

圖 7.23　高腳杯蹲舉

前蹲舉 (front squat)

　　若要從高腳杯蹲舉進到第二階段，也就是前蹲舉，就請將一個壺鈴上搏至架式位置 (圖 7.24a)，然後向下蹲時手臂靠著身體 (圖 7.24b)。這就是前蹲舉的動作。至於沒有負重的那一隻手，在該側延伸以維持平衡。下一章會學到如何用雙壺鈴執行前蹲舉。

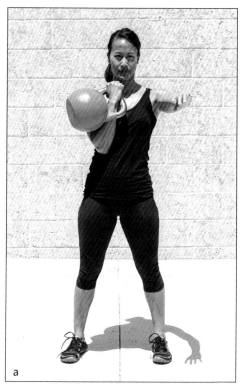 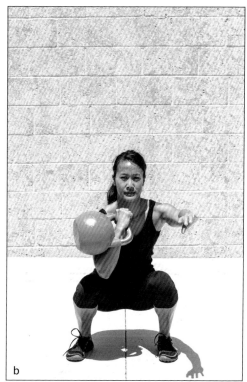

圖 7.24　前蹲舉

動作要領

- 以髖部發力帶動，而非以膝蓋帶動。
- 軀幹於動作進行中盡量挺直。
- 蹲踞時請做出最大的動作幅度。

常見錯誤	錯誤矯正方式
膝蓋向外打開的過程中缺乏臀部動作。	你必須讓膝蓋與腳尖朝同方向，並且將髖部展開。然後把彈力帶環繞於雙腳膝蓋上方的位置，從外側施加橫向的壓力。為了防止彈力帶滑下，蹲舉時請把膝蓋向外打開。
脊柱過度屈曲。	站在牆壁前，並讓腳趾碰觸到牆壁。接著看向正前方，肩胛與雙臂向後收緊。然後向下蹲踞，再回到站姿。這時，牆壁會防止你向前傾，所以你必須向後蹲踞，並且保持脊柱伸展。 剛開始的時候，可能會需要讓腳趾與牆壁保持一點距離。隨著慢慢進步，就能讓腳趾更靠近牆壁。
髖屈肌的運作不足，導致無法完全蹲踞。	採仰臥姿，手掌平貼地面，雙腿完全伸展並屈足背，讓腳趾向上彎曲並向脛骨靠近。然後請一位搭檔用雙手各握住你一邊的腳背上緣，此時你要將膝蓋往胸部的方向拉。接著，去除搭檔施加的阻力，並在這個沒有額外阻力的狀況下完全伸展雙腳。這個訓練能夠激發髖屈肌，了解如何利用髖屈肌蹲踞到底部位置。
蹲踞到底部位置的過程中，腳跟抬起，導致負荷過度轉移至膝蓋。	在腳跟下方墊一個厚度約 5～10 公分的小槓片或板子，以協助你蹲得更低。請逐漸減少厚度，練習到最後不需要使用這些物品。 此外，在蹲舉前的暖身與組間空檔都可以進行針對腳踝活動度的訓練，這個訓練從弓箭步拉伸的姿勢開始，呈現單腳跪姿，後腳膝蓋著地，並將雙手打開放在前腳的兩側前方，距離大約與肩同寬，掌心平貼地面。 接著，將重心轉移到雙手，並抬起後腳的膝蓋。然後，後腳腳踝牢牢固定在地面，足部下壓，蹠屈至最大限度，腳背貼地，感受到腳踝前側、腿部肌肉與小腿前側肌肉拉伸。最後，屈足背至最大限度，前腳和雙手施力向後推，讓後腳腳跟碰觸地面。輪流進行腳背貼地以及腳跟貼地的動作。

壺鈴的六大經典動作：盪壺、上搏、推舉、借力推舉、抓舉、深蹲，是訓練的基礎，也是最需要花時間練習的動作。只要能夠熟練這些動作，就能夠為將來打下穩固的基礎。另外，因為這些經典動作能夠讓你了解壺鈴運動的核心概念，所以在未來學習新的壺鈴動作時能更好上手。

中階動作

本章的動作被歸類為中階,是因為神經系統參與程度提高,訓練的負荷也較大,所以需要更好的平衡感、爆發力、協調性以及本體意識。

此外,一些指導原則不論是在初階、中階或高階動作皆適用,讀者不需要糾結於分類的名稱,這只是為了在你成長的過程中學習更多動作所組織而成。

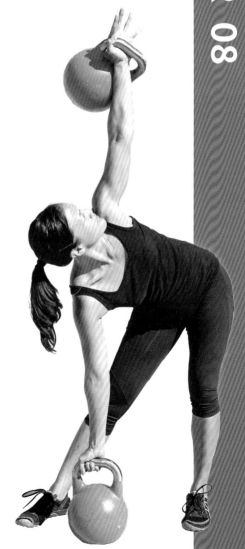

在初階動作中學到的技巧，同樣可以套用在中階、高階動作，因為那些都是構成整個壺鈴訓練系統的基礎。以下快速複習第 7 章經典動作的要領，所有壺鈴運動都脫離不了這些原則：

- 盪壺：學習鐘擺式的擺盪，這個動作除了牽涉到慣性，還需要屈曲與伸展髖關節。此外，也學習到調整抓握方式。
- 上搏：學習如何讓壺鈴向上加速、如何將手指穿過握把以及如何將軀幹向後傾，此外，在盪壺學到的壺鈴慣性作用以及抓握調整方式，也會出現在這個動作中。
- 推舉、借力推舉：學習如何鎖定膝關節與肘關節 (伸直穩固)，以及該如何緩衝壺鈴落下的力道。
- 抓舉：融合了壺鈴的慣性與加速、手指穿過握把的技巧、關節的鎖定與力道的緩衝，光是這一個動作，就必須兼顧上述所有的要素。
- 深蹲：學習如何提高以及放低重心，並且透過屈曲與伸展的交替，提升髖部、膝蓋與軀幹的動作幅度。

以上被列為初階但經典的動作，也同樣會在其他動作中出現，其重要性無庸置疑，請務必精熟。接下來要介紹的是中階動作，請記住在訓練之前一定要做足暖身。

壺鈴單腳硬舉 (single-leg kettlebell deadlift)

壺鈴單腳硬舉需要具備良好的平衡感與核心穩定度。單邊或單腳的訓練在訓練課表中扮演非常重要的角色，因為動作對於平衡感的要求較高，所以更能夠召喚臀部肌群。雙邊或雙腳的動作容易以股四頭肌與膝蓋帶動動作，若未經適當訓練，就更有可能讓股四頭肌與臀大肌失衡。

為了維持動作的安全並保持良好的姿勢，我們需要適當運用臀部肌肉。假設你做深蹲、盪壺或者是其他讓後鏈肌群負重的動作，卻沒有正確運用到足

夠的臀部肌肉，就會變成是以膝蓋帶動，然後身體就會用主動關節上方與下方的關節來代償。也就是說，因為臀部沒有確實施力，使得臀部上方的腰椎（下背）與臀部下方的膝關節用到更多的力量。

單腳訓練是由臀部主導，同時運用臀大肌與腿後肌群來保持平衡。單腳訓練的另一個優點是因為必須以單腳穩定身體，更能夠刺激到深層核心肌群。核心肌群的穩定度可以打造出一個穩定的基底，以便進行後續的肌力訓練。以下介紹壺鈴單腳硬舉的四種變化動作。

壺鈴雙手單腳硬舉 (two-arm single-leg kettlebell deadlift)

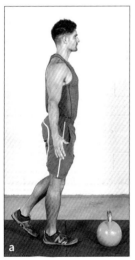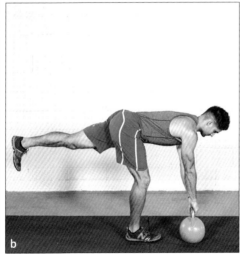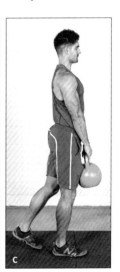

圖 8.1　壺鈴雙手單腳硬舉

動作開始時，將重心轉移到支撐腳，並將另一腳的膝蓋屈曲並抬起腳跟（圖8.1a）。接著，屈曲支撐腳側的髖關節，並將身體向前傾（圖8.1b）。然後腿後肌群施力，直到支撐腳與軀幹皆完全伸展為止（圖8.1c）。務必讓髖關節確實伸展。如果在動作中失去平衡，就讓非支撐腳著地來幫助恢復平衡。

壺鈴單手單腳對側硬舉 (one-arm contralateral single-leg kettlebell deadlift)

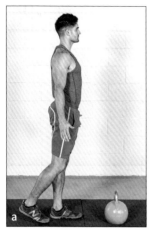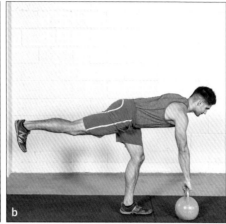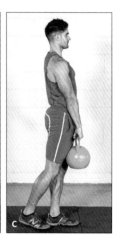

圖 8.2　壺鈴單手單腳對側硬舉

此動作和前一個動作的起始位置相同 (圖 8.2a)，但是在屈曲髖關節並讓身體前傾時，請以支撐腳對側的手握住壺鈴 (圖 8.2b)，然後再站起來 (圖 8.2c)。當你能夠在動作中做好平衡，就可以試著增加挑戰性，在同一組內交替進行負重與不負重的動作，這個訓練方式會變換阻力大小，會更接近現實生活中的情境。

　　訓練時，第一次身體前傾並拿起壺鈴，然後帶著壺鈴起身，再把壺鈴放回地上。接著，前傾但不拿壺鈴，再一次起身。交替進行負重與不負重的動作，並且持續這個模式。

　　為了適應重量的改變，你會發現自己必須經常做出調整，比起負荷維持不變的訓練方式，這樣更能挑戰你的本體感覺。

壺鈴單手單腳同側硬舉 (one-arm ipsilateral single-leg kettlebell deadlift)

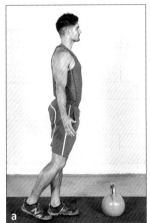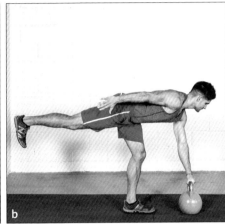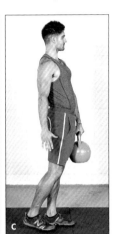

圖 8.3　壺鈴單手單腳同側硬舉

這個動作和前一個動作的起始位置相同 (圖 8.3a)，但是在屈曲髖關節並讓身體前傾時，請以與支撐腳同側的手握住壺鈴 (圖 8.3b)，然後再站起來 (圖 8.3c)。

雙壺單腳硬舉 (two-arm single-leg double kettlebell deadlift)

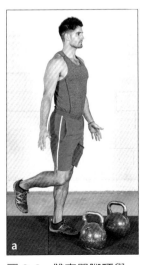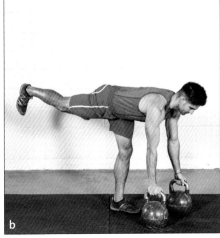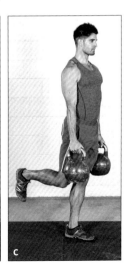

圖 8.4　雙壺單腳硬舉

在單手單腳的訓練中，一旦使用的壺鈴越來越重，你就會發現即使腿和臀部還很有力量，但握力與手臂力量已經不足，這會成為進步的阻力，此時若想繼續增加負荷，就必須改成使用兩個壺鈴。例如：如果你覺得要一手拿起 48 公斤壺鈴非常辛苦，那可以改用兩個 24 公斤的壺鈴，可以對臀大肌與腿後肌群製造相同的刺激。使用兩個壺鈴不但能維持訓練的負荷量，還能減少單手的負擔。此外，因為負荷平均分配到雙手，也能幫助維持平衡。

將重心轉移到支撐腳，另一隻腳膝蓋屈曲，然後抬起腳跟 (圖 8.4a)。接著，屈曲支撐腳側的髖關節，身體向前傾，雙手各握住一個壺鈴 (圖 8.4b)。然後腿後肌群施力，直到支撐腳與軀幹完全伸展為止 (圖 8.4c)。務必讓髖關節確實伸展。如果在動作中失去平衡，就讓非支撐腳著地來幫助恢復平衡。

動作要領

- 動作的重點在屈髖，而不是彎腰。
- 將脊柱維持在中立位置，並保持下背部自然彎曲弧度。
- 用單腳站立時，平衡感會受到挑戰，因此為了確保動作進行時的協調性與結構完整性，請繃緊全身。
- 動作配合順向呼吸法或反向呼吸法皆可，呼吸法的選擇取決於負荷的大小。如果負荷較小就配合順向呼吸法，也就是身體向前傾時吐氣，起身時吸氣，並在起身後或者到達結束位置時吐氣。如果負荷較大就配合反向呼吸法，也就是身體向前傾時吸氣，然後短暫憋氣幾秒，直到身體繃緊，再於起身時吐氣。
- 依照自己期望的訓練效果，可以選擇讓膝蓋彎曲或是打直，找到一個最適合自己身體結構的角度。可先嘗試讓膝蓋彎曲 20 度，並從這個基準點開始微調。

常見錯誤	錯誤矯正方式
第一階段：壺鈴單腳硬舉	
握住壺鈴起身時圓肩、圓背。	動作進行中將肩胛骨後收，並保持挺胸。
第二階段：壺鈴單手單腳對側硬舉	
軀幹朝支撐腳的方向旋轉。	身體朝向正前方並維持姿勢，將壺鈴沿著支撐腳的內側提起。
第三階段：壺鈴單手單腳同側硬舉	
身體在向下的過程中過度前傾。	保持下背挺直，透過屈髖，並把臀部向後推，以將壺鈴往下帶，就跟單腳早安運動一樣。
第四階段：雙壺單腳硬舉	
負荷過大，無法維持正確姿勢。	伸展軀幹，挺胸，並將肩膀向後收。先熟悉前三階段的動作再挑戰更大的負荷。

雙手盪壺（double swing）

單手盪壺是其他單壺鈴動作的基礎，那麼可想而知，雙手盪壺就是其他雙壺鈴動作的基礎，從雙手盪壺中學習到的機制與體線，能夠幫助你有效率地銜接難度更高的動作。

動作開始時，將兩個重量相同的壺鈴放在正前方地面。接著，向後蹲踞屈髖，雙手分別握住壺鈴的握把（圖 8.5a）。讓壺鈴握把與地面垂直，然後肩膀向後並挺胸。

透過旋轉前臂來調整大拇指方向是非常重要的技巧，但這還是要依照每個人的身體構造、習慣以及訓練目標來選擇。如果大拇指朝前，就更能加快配速，肩膀的活動也相對較少（如果在旋轉肩關節時會感到不適或疼痛，就比較適合這個姿勢）。此外，比起依靠擺盪的衝力進行動作，大拇指朝前的姿勢反而會更依賴腿部力量帶動動作。身材精瘦但是腿部強壯的運動員，通常會比較喜歡採用大拇指朝前的姿勢。

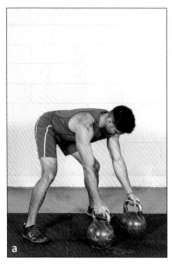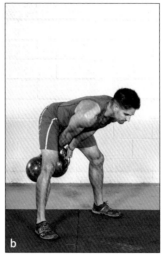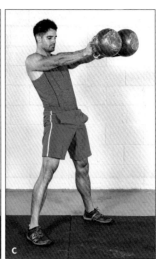

圖 8.5　雙手盪壺

　　如果大拇指朝後，就會因為動作幅度增加而吸收更多的衝力，這個姿勢能讓負重轉移到全身，也可以增加抓握的時間。體重較輕的運動員通常會比較喜歡大拇指朝後的姿勢。如果大拇指朝側面（掌心朝後），就能讓壓力更平均分配於手掌、手臂、肩膀。你可以三種方式都嘗試看看，再找出覺得最舒適的姿勢。

　　就跟其他技巧的磨合過程一樣，你必須先找到適合自己身體構造的做法，再維持那個方式，而這個部分也是同理。為了要延長每組的訓練時間，在抓握的疲勞感出現時，你可以試著變換姿勢。

　　準備回到站姿時，讓前臂碰觸到軀幹，並從雙腳間向後擺盪壺鈴（圖8.5b）。然後向前擺盪到終點位置時，請完全站起並伸展腳踝、膝蓋、臀部與軀幹（圖 8.5c）。訓練過程中請持續維持這個鐘擺式的擺盪。

　　就站姿來說，你必須讓雙腳打開，打開的程度取決於身體槓桿以及大腿與小腿的長度。不過重點是要讓壺鈴有足夠的空間可以在雙腳間擺盪。站太開對於身體槓桿與力量的發揮都有負面的影響。為了展開髖部，請不要將膝蓋朝向正前方，而是往兩側打開。

　　進行雙手盪壺時，配合一到兩個順向呼吸週期(一個週期代表一次吐氣與一次吸氣)。一個呼吸週期的作法是在壺鈴快結束向後擺盪時吐氣，並於向前擺盪時吸氣。兩個呼吸週期的做法則是在壺鈴快結束向後擺盪時吐氣，並吸氣，準備從水平面擺盪過渡到垂直面時吐氣，轉變為向前擺盪時再吸氣。如果負荷較大(只能反覆五次或更少)，就使用反向呼吸法，因為這個方式能夠提高脊柱的穩定性。反向呼吸法是在向後擺盪時吸氣，並於轉變為向前擺盪時吐氣。

重點技巧提醒

1. 雙腳打開與肩同寬，且壺鈴位於正前方地面。
2. 屈髖用手指握住壺鈴。
3. 將壺鈴向後擺盪，以讓臀部承受負荷。
4. 吐氣時，讓手臂接觸到身體，並快速伸展膝蓋、臀部、軀幹，帶動壺鈴向前擺盪至肩膀高度，然後收緊肩膀並保持挺胸。
5. 壺鈴向下擺盪前微微將肩膀向後傾。
6. 手臂再次接觸到身體時，再做屈髖動作。
7. 將壺鈴向後擺盪，同時吐氣，結束一次動作。
8. 擺盪過程中，調整頭部讓眼睛看向壺鈴，壺鈴往下則向下看，壺鈴向上擺盪則視線跟著往上移。

動作要領

● 盪壺中的深蹲動作除了適用於低訓練量的情況，也適合當成綜合性的訓練。如果想要快速提高心率，盪壺的深蹲動作非常有效，因為這個動作既簡單又會運用到大肌群。然而，如果一組的訓練時間超過 30 秒，就會更仰賴衝力來帶動鐘擺式的擺盪機制，這樣除了能夠提升作功能力，也能減輕下背與手掌的壓力。

- 向上擺盪和向下擺盪時，盡量讓壺鈴靠近身體的重心 (也就是髖部)。這樣能夠讓你有更正確的體線、更好的控制以及更大的力量。

- 壺鈴擺盪到最高點時，請用髖部力量讓背部向後傾，這樣不但能平衡身體前方的重量，也能促使髖部完全伸展。雙手盪壺比單手盪壺的負重往往更大，所以這個環節更加重要。若向上擺盪時沒有充分伸展髖部，除了容易失去平衡，還會呈現出不好的體線，且力量轉移也沒有效率。

- 向下擺盪時，請維持背部後傾，並且掌握好屈髖的時機。(直到肱三頭肌碰觸到肋廓前都要保持背部後傾。然後肱三頭肌碰觸到肋廓時，請將膝關節與踝關節微彎，並以屈髖動作來吸收向下擺盪的力量，再繼續進行動作)。

- 雙壺鈴最有可能在向上擺盪及向下擺盪時發生碰撞。如果壺鈴體積不大，這應該不成問題。請找到合適的間距，讓兩個壺鈴能輕輕擦過表面，而不會大力撞在一起。

常見錯誤	錯誤矯正方式
準備將壺鈴向上擺盪時，手臂與身體沒有任何接觸。	用一條迷你彈力帶套住兩隻手臂與身體，藉此讓手臂靠在身體上。
在壺鈴向上擺盪的過程中以及準備向下擺盪的那一刻，背部沒有向後傾。	如果你有教練，或者你本身就是教練的角色，直接透過口頭提醒：「背部向後傾！」會非常有幫助。此外，也可以在牆壁或墊子等物體前方進行擺盪，並且讓自己與物體的距離相當於一個手臂長。如果你的背部沒有向後傾，壺鈴就會碰撞到前方的物體。
壺鈴擺盪到骨盆下方時高度過低。	在雙腿間擺放瑜伽磚、壺鈴或其他類似物品，如果動作中讓手上的壺鈴碰到地面上的物品，就代表擺盪的高度過低。
肩帶沒有確實內收下壓，壺鈴的軌道離身體太遠。	在牆壁或墊子等物體前方進行擺盪，並且讓自己與物體的距離相當於一個手臂長，如果你的肩膀沒有向後收，就會讓壺鈴與物體碰撞。

雙壺上搏 (double clean)

雙壺上搏不僅能做為一個獨立的訓練，還能當成推舉、挺舉與其他過頭動作的練習。進行雙壺上搏前，必須要能穩固架式，也要熟悉將手指穿過握把的技巧。如果你現在還沒適應單壺上搏，想要進行雙壺上搏會更加困難。

雙壺上搏較有挑戰性，但這不只是因為增加訓練負荷，還必須提高雙手的協調性，才能讓兩個壺鈴同步。缺乏活動度是進行雙壺上搏時最容易遇到的問題。在單壺上搏中，就算上半身僵硬做不出完美的架式，也還是能維持動作，因為只有單側的橫膈膜與胸腔被壓縮，至少還能透過沒有被壓縮的對側呼吸。但是當使用雙壺鈴，橫膈膜與肺部能擴張的空間就會縮減。這時為了獲得最大的訓練效益，就必須把動作做得更精準。

雙壺鈴架式會比單壺鈴架式更難，所以要確認自己的姿勢正確。動作開始前，請站在壺鈴的後方就位，這樣在你繃緊軀幹並準備拿起壺鈴時，就能讓臀部負重。請讓壺鈴的握把與地面垂直。上搏的最佳時機是在手肘上升到髖部的時候將壺鈴上搏至胸前。

標準的架式重點如下：

- 膝蓋完全伸展。

- 手肘碰觸到軀幹並指向髖部。最佳的姿勢是讓手肘靠在身上，並且讓上半身肌肉能在負重的狀況下放鬆。

- 手指確實穿過握把，手腕保持放鬆狀態，並維持在中立位置。壺鈴握把的兩側分別會接觸到手上兩個地方，一側位於虎口，讓握把從大拇指與食指之間斜向下，而另一側會靠在尺骨上。

- 讓壺鈴落在肩膀之內，並盡量往身體中線靠近，讓重心垂直落在身上。胸部豐滿的女性較難讓壺鈴靠近中線，這時為了要用身體來穩定壺鈴，就要將壺鈴往兩側移動。注意不要讓壺鈴移動得太遠。

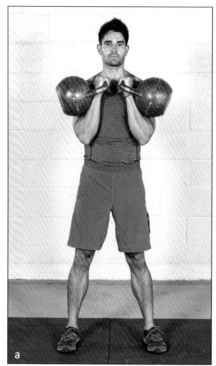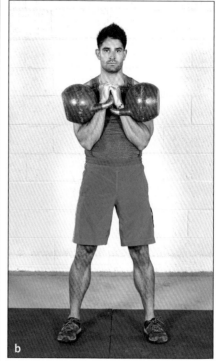

圖 8.6　(a) 雙壺鈴等高的抓握方式並非最佳架式, (b) 最佳架式的握把應一上一下

　　就像剛剛提到的，找到兩個壺鈴的停放位置會比單壺鈴的動作更難。找到最適合自己身體槓桿的體線須要花時間練習。標準姿勢是把一個握把堆疊在另一個握把之上，你也可以說這是讓兩個握把合而為一。不要讓兩個握把左右並排 (圖 8.6a)，而是將握把堆疊起來 (圖 8.6b)。然後用下面的那隻手勾住上面的壺鈴握把，並用上面的那隻手包住下面的手。

　　當已經就定位，雙手與手臂就能放鬆了，這種牢固的抓握方式能夠將兩個壺鈴固定在身體中線。讓壺鈴對齊中線的姿勢能夠利用最小的力量抓握，所以被視為最佳姿勢。可以在訓練中加上靜態的抓握，以持續練習架式。

　　剛開始練習的時候，因為肌肉緊繃加上不正確的姿勢，你甚至可能連 30 秒的架式支撐都覺得非常困難。架式靠著姿勢肌來支撐壺鈴的負荷，能夠讓主動肌在動作間休息並恢復，所以只要多練習就能學會以這個姿勢放鬆。

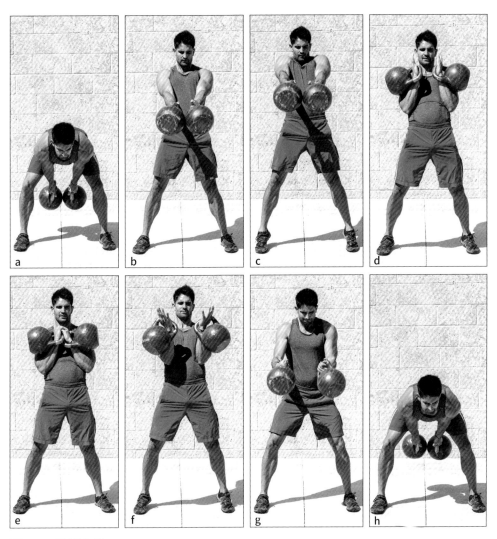

圖 8.7　雙壺上搏

　　雙壺上搏的動作開始時，就跟雙手盪壺一樣，將壺鈴從雙腳間向後擺盪
（圖 8.7a）。然後向前擺盪壺鈴，並讓前臂與身體接觸（圖 8.7b）。雙手盪壺
需要讓手臂離開身體，而上搏時則要保持手臂與身體接觸，並以垂直的移動
取代盪壺的向前移動。

你可以想像自己現在站在煙囪裡面，因為周圍的牆壁限制了移動範圍，所以只能讓壺鈴在牆壁內上下移動。臀部向前伸展後，再踮腳尖，並用斜方肌的力量把壺鈴拉起，讓壺鈴沿著煙囪往上 (圖 8.7c)。

在壺鈴回到胸口之前，請鬆開握住壺鈴的手，並讓手指確實穿過壺鈴握把 (圖 8.7d)。結束垂直上拉後呈現架式，讓壺鈴停留在胸口和手臂前方 (圖 8.7e)。接著準備收尾，將手掌心轉向上，肩膀向後夾，並快速踮腳尖以緩衝壺鈴落下的力道 (圖 8.7f)。身體持續架住手肘。讓壺鈴落下時，必須在手肘完全伸展之前的那一刻將手臂轉回原來的方向，並將手指扣回握把，然後完成向後的擺盪 (圖 8.7g)。訓練過程中繼續維持流暢的擺盪 (圖 8.7h)。

請在將壺鈴向後擺盪前，以及結束向前擺盪後 (也就是擺盪的慣性作用結束，並且要讓壺鈴開始垂直向上加速的時候) 踮腳尖。如此能夠透過肌耐力較強的小腿肌群，進行額外的伸展，並幫助力量垂直轉移，因此你就能拉長訓練時間，並且讓每一次動作所消耗的能量更小。在壺鈴到達胸前的位置之前，必須讓腳掌回到地面。踮腳尖的動作要快，而且踮腳尖與放下是一個連續的動作。不要踮腳尖後就一直維持踮腳的動作，而是踮腳尖後就快速讓腳跟回到地面。練習時，踮腳尖最主要的問題還是時機點。每次的雙壺上搏中，你會重複踮腳尖並讓腳掌回到地面兩次：一次在壺鈴開始向上移動的時候，另一次在壺鈴準備落下的時候。

每次雙壺上搏建議配合三個或三個以上的順向呼吸週期。若要採用兩個呼吸週期，就從架式開始，軀幹向後傾，並將壺鈴落下時吸氣，壺鈴快結束向後擺盪時吐氣，向上擺盪並將手指穿過握把時吸氣，回到架式的位置吐氣。三個呼吸週期的方式則是從架式開始，軀幹向後傾，並讓壺鈴落下並進入向後擺盪的時候吸氣，壺鈴快結束向後擺盪時吐氣，再吸氣，將手指穿過握把時吐氣，再吸氣，回到架式時吐氣。在架式休息時可以多做幾次呼吸來幫助恢復與配速。

重點技巧提醒

1. 雙腳打開與肩同寬。將壺鈴置於地面,並讓壺鈴的握把與地面垂直。

2. 屈髖握住壺鈴。

3. 吐氣的同時,將壺鈴向後擺盪以讓臀部承受負荷。

4. 吐氣時,讓手肘與肱三頭肌接觸到身體,並快速延展膝蓋、臀部、軀幹,帶動壺鈴向前。

5. 踮腳尖並聳肩,將壺鈴「沿著煙囪」向上移動,達到胸骨的高度,而且過程中必須持續讓手肘與肱三頭肌接觸軀幹。

6. 鬆開握住壺鈴的手,讓手指確實穿過握把,並以虎口支撐,手腕的尺骨處(靠近小拇指的那一側)與側面握把之間沒有空隙。手掌與手腕均保持在中立位置(不彎折)。然後在手肘上升到髖部高度時吐氣,並將壺鈴上搏到胸前。

7. 上搏後呈架式並穩固姿勢,膝關節完全伸展,腰部挺直,手部放鬆,前臂靠在身體上,手肘垂在骨盆上方,雙手及手上的壺鈴位於身體中線或者盡量往中線靠近。如果需要的話,停留在架式時可以多做幾次呼吸幫助恢復。你必須適應這個姿勢,並且能夠自然呼吸。

8. 請將手掌心轉向上,眼睛向下看,讓壺鈴朝地面垂直落下,同時將肩膀向後收,稍微踮腳尖。

9. 準備進入向後擺盪時,吐氣,稍微將穿過握把的手收回來,並且重新握住握把。

10. 重新握住握把的時機點就在手肘完全伸展之前。最後,將壺鈴向後推,進入向後擺盪,以完成動作。

11. 建議每次雙壺上搏配合三個或三個以上的順向呼吸週期,並於停留在架式時額外進行幾次呼吸。

動作要領

- 手指穿過握把的動作大約從壺鈴上升到髖部高度時開始，且當時手肘呈現 45 度角。手指穿過握把的過程可以分解成兩個小動作：先稍微將壺鈴快速上拉，再用手指向前並向上穿進握把中。如果動作正確，就會覺得壺鈴造成的負擔減少，而且變得更容易操控，也不會對手腕與前臂造成傷害。

- 上搏到架式位置時鬆開手，讓手指呈現微彎狀態，以免手指在過程中被壺鈴握把夾到，導致手指骨折或者讓指甲斷掉。

- 為了進一步緩衝壺鈴落下的力道，可以在開始落下壺鈴時踮腳尖，並在向後擺盪前讓腳跟回到地面。在壺鈴開始落下時踮腳可以增加身體的伸展，同時也讓重心更靠近壺鈴，因此這個動作能夠縮短壺鈴與手臂需要移動的距離。換句話說，你必須透過雙腳與身體的動作來分攤手臂的動作。

常見錯誤	錯誤矯正方式
讓壺鈴碰撞到手腕或前臂。	這很有可能是因為你在上搏的過程中，太早或太晚進行手部插入，或者是插入角度不正確。為了練習正確的手部插入時機，你可以想像在前方有一個四階的梯子。每一階代表上搏的不同階段。第一階位於胸部；第二階位於臉部前方；第三階在頭部上方，第四階在手臂幾乎完全伸展的位置。 當壺鈴上搏到每一階的位置時，嘗試進行手部插入，並確保手指呈現微彎狀態穿過壺鈴的握把空間。完成每次插入後，將壺鈴擺盪回起始位置。這個練習的目的是幫助你找到在上搏動作中的手部插入最佳時機，通常是在第三階到第四階之間。
架式不標準或者難以上搏到架式位置。	握住兩個壺鈴，並維持架式一段時間，以訓練耐力。此外，也可以針對某些重點部位進行活動度與柔軟度訓練，例如：肩膀、脊椎與臀部。
停留在架式時太過用力握住握把。	手指放鬆呈現微彎狀態，以減少熱能（摩擦力）和避免造成抓握疲勞。
過度向前上搏或向兩側上搏。	站在牆壁旁邊或牆壁前方進行上搏，如此一來，只要動作不正確就會碰撞到牆壁。就如同之前所述，想像你是站在煙囪裡，所以壺鈴只能上下移動，而不是向前或者往側面移動。

雙壺前蹲舉（double front squat）

雙壺前蹲舉因為負荷增加了，比一般的蹲舉更進階。此外，由於兩個壺鈴會增加胸部與腹部承受的重量，進而限制呼吸，遠比單壺前蹲舉困難。動作開始時呈站姿，與一般的深蹲相同，都是將腳尖朝向前方（圖 8.8a），必要時你也可以稍微將腳尖向外轉出，以將緊繃的臀部展開。在雙壺前蹲舉時可以採用與抓舉、上博、挺舉相同的站姿，以訓練姿勢的準確度與熟悉運動模式。接著，臀部向後蹲，讓重心下降，直到大腿與地面平行，或略低於平行位置（圖 8.8b）。

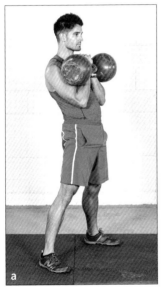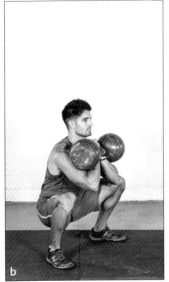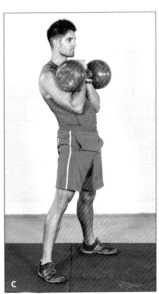

圖 8.8　雙壺前蹲舉

　　進行前蹲舉時，身體前方的負荷會自然而然把身體向前拉，使你拱起背部。為了平衡向前的力量，請將重心放在腳跟並向後蹲踞，且用力弓背，收緊肩胛，挺胸，讓前臂緊緊靠在身體上，避免過度屈曲背部。

　　如果體線正確，壺鈴在身體前方施加的負荷能夠協助平衡，讓你順利將重心放在腳跟並向後蹲踞。動作中腳跟必須一直平貼地面。蹲到底部位置後，雙腳用力踩地，讓力量從腳跟向上傳遞，再完全伸直雙腿（圖 8.8c）。

根據動作的負荷量及訓練量，可以選擇搭配反向呼吸法或順向呼吸法。

柔軟度比較沒那麼好的人，可能會在蹲下的過程中讓手臂離開身體，導致最後都是使用手臂的力氣支撐壺鈴。正確的做法是將手臂靠在身體上，並以身體的重量來支撐壺鈴。除了必須確保肩膀的柔軟度足以讓你把手臂靠在身體上以外，還要確保背部的柔軟度足以讓你確實伸展背脊以及挺胸，否則在進行前蹲舉時，若使用到重量較大的壺鈴，會難以維持姿勢。

為了讓手臂與身體之間有穩定的連結，如果還沒有達到上述的條件，請回到先前提過的架式支撐與橋式拉伸練習，改善肩膀與軀幹的柔軟度。

如果壺鈴的重量較大，難以用架式支撐，則可改成前蹲舉的變化型（圖 8.9）。這個姿勢有別於傳統的架式，它並不是把壺鈴上搏至胸前，而是直接將壺鈴上搏至肩膀上方。

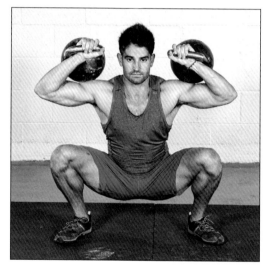

圖 8.9　使用重量較大的壺鈴時，可採用此變化型

如此一來，負荷就不是落在身體的前方，而是落在身體上，也就類似於槓鈴後蹲舉。這個姿勢不僅能更有效率的運用身體槓桿，也因為負荷沒有壓迫到肺部與橫膈膜，所以更好呼吸。也就是說，你可以增加訓練的負荷以及反覆次數，因此這個變化型對於肌力的訓練非常有益。

動作要領

● 透過髖屈肌帶動蹲踞動作,向下蹲至底部位置。

● 為了增加肌力,建議使用較大的負荷,並搭配較少的反覆次數(例如:做
五組前蹲舉,每組五次)。

● 將膝蓋往兩側打開,避免膝蓋內夾,而且蹲踞到底部位置時,請將臀部維
持在中立位置。

常見錯誤	錯誤矯正方式
重心放在腳尖,而不是放在腳跟。	練習箱上深蹲,透過臀部向後坐並輕觸箱子的動作,能夠讓你學習向後蹲踞的動作。
脊柱過度屈曲。	站在腳趾能夠碰觸到牆壁的位置。然後看向正前方,肩胛與雙臂向後收緊。頭部保持不動,向下蹲踞,再回到站姿。牆壁會防止你前傾,所以必須學習向後蹲踞並且保持脊柱伸展。剛開始時可能需要讓腳趾與牆壁保持一點距離,隨著慢慢進步就能讓腳趾更靠近牆壁。
髖屈肌的運作不足,導致無法完全蹲踞。	採仰臥姿,手掌平貼地面,雙腿完全伸展,屈足背,讓腳趾向上彎曲並向脛骨靠近。請一位搭檔用雙手各握住你一邊的腳背上緣,在這個有阻力的情況下,你要將膝蓋往胸部的方向拉。接著,去除搭檔施加的阻力,並且在這個沒有額外阻力的狀況下完全伸展雙腳。這個訓練能夠激發髖屈肌,讓你了解如何利用髖屈肌蹲踞到底部位置。
沒有讓壺鈴維持在架式的正確位置。	蹲踞時盡量讓軀幹與髖部呈一直線。
腳跟在蹲踞到底部位置的過程中抬起,導致負荷過度轉移至膝蓋。	在腳跟下方墊一個 5~10 磅的小槓片,以協助矯正動作。練習到最後就不需要使用這些物品了。 　在蹲舉前的暖身與組間空檔請進行下列針對腳踝活動度的運動:從弓箭步拉伸的姿勢開始,呈現單腳跪姿,後腳膝蓋著地,雙手打開至與肩同寬,並放在前腳的兩側前方,掌心平貼地面。將重心轉移到雙手,並抬起後腳的膝蓋。後腳腳踝牢牢固定在地面,足部下壓,腳背貼地,感受到腳踝前側、腿部肌肉與小腿前側肌肉拉伸。接著,前腳和雙手施力向後推,讓後腳腳跟碰觸地面。輪流進行腳背貼地以及腳跟貼地的動作。

壺鈴單手挺舉 (one-arm jerk)

挺舉是個全身性的運動，操作這個動作除了需要良好的協調性，也要懂得掌控時機，並且要在動作幅度有限的狀況下產生最大的力量。因為正確的挺舉動作建立於各種運動體能之上，所以挺舉也被認為是壺鈴運動中技巧門檻最高的動作。

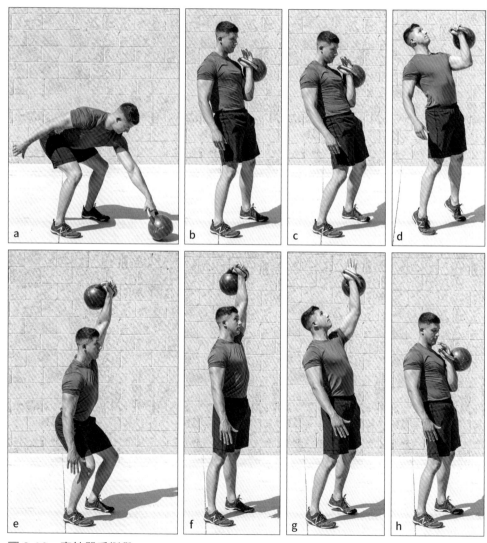

圖 8.10　壺鈴單手挺舉

　　壺鈴單手挺舉個非常好的運動 (最後會變成雙壺挺舉，下一章會學到)，這不僅是因為它能夠提升體能，更是因為此動作會運用到壺鈴運動的許多重點原則。在每一次動作中，你都能重複練習並加強上搏中的架式以及抓舉中的過頭鎖定位置，這兩個姿勢也會影響你在其他壺鈴動作的運動表現。此外，要挺舉得快速、俐落又有力，上半身與下半身需要有高度的協調性。

　　挺舉由五個主要動作組成：

1. **半蹲 (第一次向下點)**：保持手肘與軀幹的接觸，並維持腳跟碰地，以讓下半身到上半身和手臂力量轉移達到最大化。

2. **彈起 (離地)**：在這個階段，腳踝、膝蓋、臀部與軀幹皆完全伸展。

3. **下蹲**：向下蹲踞時，手臂已呈現鎖定狀態，而不是在向上舉的過程。下蹲的深度取決於個人的解剖構造與體能狀況。

4. **到達穩固位置 (站起並伸直固定膝蓋)**：到達穩固位置的做法有兩種：第一種做法是直接站起來到過頭位置的站姿。第二種是讓臀部維持在下蹲時的姿勢不動，然後將膝蓋往後推至鎖定位置。到達穩固位置時，手肘必須完全伸展，手臂靠近身體中線，肩關節外旋 (讓肱三頭肌朝向前方，拇指指向斜後方)，肋廓展開。

5. **將壺鈴落下並回到架式**：肱三頭肌放鬆，並且讓壺鈴落下回到架式的位置，這個過程必須流暢並且讓動作在掌控之中。此外，壺鈴開始落下時也要踮腳尖，並讓胸部往壺鈴的方向靠近，以吸收壺鈴落下的力量。為了要安全地分散負荷，隨著手肘慢慢回到架式的位置，請逐漸放低腳跟，並且拱起胸椎。

　　動作開始時，臀部向後蹲踞，並拿起地面上的壺鈴 (圖 8.10a)。接著，將壺鈴上搏至胸前，並維持穩定的架式，也就是雙腳伸直，臀部伸展，手肘靠在身體上，手指完全穿過握把，而壺鈴在雙腳的正上方 (圖 8.10b)。

　　準備從架式進入到挺舉動作前，先深吸一口氣。吐氣時膝蓋迅速向下點，呈現半蹲狀態 (圖 8.10c)，此時腳跟必須平貼地面，而且向下點的動作是透

過臀部與膝蓋向前移動，而不是讓臀部向後移動。如果臀部向後蹲踞，則無法確保手臂與壺鈴接觸到軀幹。此外，因為壺鈴的負荷位於身體前方，所以為了讓臀部與膝蓋和壺鈴呈一直線，必須將臀部與膝蓋向前移動。

短暫的半蹲結束後，迅速伸直雙腿，盡力踮腳尖，挺胸並讓軀幹完全伸展。同時，將背部後傾，然後把視線放在壺鈴（圖 8.10d）。這個階段是挺舉中最重要的元素，又稱為彈起或離地。

完成彈起的動作後，你的腳踝、膝蓋、臀部與軀幹皆完全伸展，而從半蹲到離地所產生的衝力會帶動壺鈴垂直向上移動，使你的手肘離開軀幹，然後必須迅速讓腳跟回到地面，配合臀部向後蹲踞的動作（圖 8.10e）。這個階段稱為下蹲或第二次向下點。

在腳跟回到地面的同時，請將手臂完全伸直，手肘鎖定（要同時符合這兩個要件，而不是二擇一），所以手臂的姿勢在這個階段已經固定好了。下蹲結束後，把膝蓋向後推，完全伸展雙腿，這個階段只有雙腿的動作，手臂維持不動。到了這個階段，你的身體會呈現鎖定狀態，手肘與膝蓋都伸直。

上半部的動作完成後，就進入了穩固位置，因為當下沒有新的手臂動作，所以可完全掌控負荷與自己的身體。最佳的體線是讓肱二頭肌位於耳朵的旁邊，然後不是要讓頭部往手臂靠近，而是讓手臂向頭部的方向移動，才能將身體維持在中立位置（圖 8.10f）。

不過因為每個人的身體構造不同，上背與肩膀的柔軟度也不同，所以手臂的位置可能會稍微比頭部前面或後面一點。柔軟度較好的人可以讓手臂在頭部後面，而柔軟度沒那麼好的人可能會讓手臂在比較前面。你必須在矢狀面上找到適合你而且還能夠在鎖定位置放鬆的地方停留。

最後階段是將壺鈴落下並回到胸前。只要到達穩固位置後放鬆手臂，壺鈴就會順勢掉落到胸前，然後手肘再度接觸身體。你可以在壺鈴開始落下的瞬間踮腳尖，以縮短手臂與壺鈴需要移動的距離，手肘就能更快回到架式的位置（圖 8.10g）。手臂重新碰觸到身體時，再次讓腳跟回到地面，動作就結束了。現在已經回到架式，並準備好進行下一次的反覆（圖 8.10h）。

挺舉並沒有規定一定要在壺鈴開始落下時踮腳尖，如果是體重較重的人，或者是在壺鈴重量較小的情況下，有些人會偏好在壺鈴落下過程中都讓腳掌貼地，不過對於體重較輕的人，或者是在壺鈴重量較大的情況下，踮腳尖有助於減少壺鈴落下時的衝擊力道。

每次進行壺鈴單手挺舉時，配合四個或四個以上的順向呼吸週期。第一次向下點之前先吸氣，半蹲時吐氣，彈起時吸氣，下蹲並且將壺鈴上舉至鎖定位置時吐氣，站起來並停在動作最高點時再進行一次完整呼吸。壺鈴開始落下時吸氣，手肘回到架式的位置時吐氣。如果你下蹲的程度跟蹲舉差不多，那就在下蹲後多進行一次完整呼吸，再接著做伸直穩固膝蓋的動作 (換句話說，如果你能蹲得很低，就配合五個呼吸週期，如果只是迅速微蹲，就配合四個呼吸週期)。

動作要領

- 半蹲、彈起、下蹲三個階段必須以全速進行。
- 挺舉的關鍵在於腿力，如果想要改善挺舉時的力量與耐力，請先增強雙腿的肌力與肌耐力。
- 彈起的階段需要維持手臂與身體接觸。
- 時機點的掌握是挺舉的重點，在下蹲階段中，請於腳跟觸地時讓手肘完全伸展。

常見錯誤	錯誤矯正方式
半蹲時手肘沒有接觸到身體，或是腳跟沒有接觸到地面。	先不要做出挺舉，多練習純粹半蹲的動作，並且記得將手臂全程靠在軀幹上。
半蹲時的速度太緩慢。	為了要產生更大的力量彈起，半蹲時必須要能啟動牽張反射。
從下蹲站起到穩固位置時速度太慢。	練習深蹲並起立至膝關節鎖定的動作，獨立訓練下蹲的環節，並且學著快速站起直到關節鎖定。詳見第 9 章雙壺過頭蹲舉。

壺鈴單手上搏挺舉 (one-arm clean and jerk)

壺鈴單手上搏挺舉是全身性肌力與體能訓練中的重要技巧，這個動作等於是將推、拉、蹲舉融合在一個動作之中，能夠同時訓練到許多肌群，所以光是做壺鈴單手上搏挺舉就可以訓練出很好的體能。

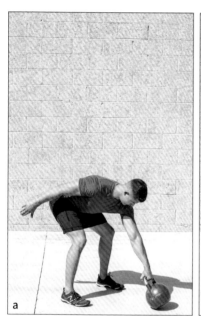
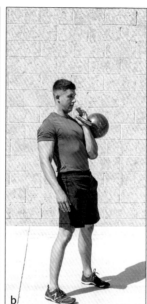
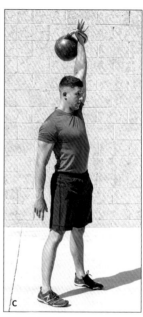
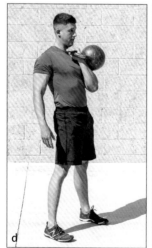
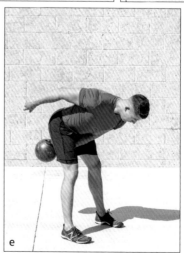

圖 8.11　壺鈴單手上搏挺舉

　　壺鈴單手上搏挺舉結合了上搏中的上拉與挺舉中的上推，而不用分成兩個動作來訓練。在競技壺鈴中，因為反覆次數高，動作周而復始，我們把它稱為循環，而長循環就是上搏挺舉，這兩個詞都能用來指相同的壺鈴運動。就跟挺舉的意思一樣，進行上搏挺舉時最好先熟悉單手的版本，再練習第 9 章會介紹的雙手長循環。

　　動作開始時，握起地上的壺鈴 (圖 8.11a)，並上搏至架式 (圖 8.11b)，再挺舉至過頭位置，過程中不換手 (圖 8.11c)。接著，讓壺鈴落下回到架式的位置 (圖 8.11d)，然後再讓壺鈴繼續落下，並進入向後擺盪 (圖 8.11e)。上搏時的抓握方式可以依照個人喜好調整，旋轉前臂以呈現大拇指朝前、朝後或朝向側面的姿勢。

　　每次壺鈴單手上搏挺舉配合八個或八個以上的順向呼吸週期。在上搏階段有三個呼吸週期，也就是從架式開始，軀幹向後傾，並讓壺鈴落下並進入向後擺盪的時候吸氣，壺鈴快結束向後擺盪時吐氣，準備向前擺盪時吸氣，向前擺盪完吐氣，在手指穿過握把時吸氣，回到架式時吐氣。

　　在挺舉的階段又有五個呼吸週期，從架式開始，第一次向下點之前先吸氣，半蹲時吐氣，彈起時吸氣，再次向下蹲踞並將雙手伸直鎖定時吐氣，停留在蹲踞動作時多進行一次吸吐氣，再伸展雙腿，並於到達動作最高點時多進行一次吸吐氣，然後在開始讓壺鈴落下時吸氣，手肘重新接觸到身體並準備回到架式時吐氣。所以每次的上搏挺舉總共會配合八個呼吸週期。

　　理論上來說，不論是把上搏與挺舉融合成一個動作與分成兩個動作進行，上搏和挺舉動作都不會因此改變，不過將兩個動作融合在一起，就必須更留意動作的時機點。從挺舉的穩固位置讓壺鈴落下時，請不要在架式停留太久，而是一回到架式就馬上利用原來的慣性讓壺鈴繼續落下，進入向後擺盪，最後再將壺鈴上搏至胸前。

　　這麼做是為了要保存下降的能量，正如牛頓第一運動定律提到的，動者恆動。在進行長循環比賽時，競技壺鈴運動員會覺得比起分成兩個動作，把上

177

搏挺舉融合成一個動作，能夠在壺鈴落下時稍微減少能量的消耗，等到再次把壺鈴上搏至胸前之後，想休息多久都可以。

動作要領

- 上搏挺舉需要節奏，所以必須流暢、穩定地轉換動作。
- 動作進行中請保持呼吸，以維持穩定的呼吸速率與心率，千萬不要憋氣。
- 準備讓壺鈴從胸前落下並進入向後擺盪時，為了減緩壺鈴向外偏離的幅度，請務必將背部後傾。

常見錯誤	錯誤矯正方式
讓壺鈴碰撞到手腕或前臂。	這很有可能是因為你在上搏的過程中，太早或太晚進行手部插入，或者是插入角度不正確。為了練習正確的手部插入時機，你可以想像在前方有一個四階的梯子。每一階代表上搏的不同階段。第一階位於胸部；第二階位於臉部前方；第三階在頭部上方，第四階在手臂幾乎完全伸展的位置。 當壺鈴上搏到每一階的位置時，嘗試進行手部插入，並確保手指呈現微彎狀態穿過壺鈴的握把空間。完成每次插入後，將壺鈴擺盪回起始位置。這個練習的目的是幫助你找到在上搏動作中的手部插入最佳時機，通常是在第三階到第四階之間。
柔軟度不足，導致無法在架式時確實伸展臀部。	進行第 6 章的柔軟度與活動度訓練，或者多練習架式支撐。
半蹲時手肘沒有接觸到身體，或是腳跟沒有接觸到地面。	練習純粹半蹲的動作，不需要加上挺舉，然後記得讓手臂全程靠在軀幹上。
半蹲的速度太緩慢。	為了要產生更大的力量彈起，半蹲時必須要能夠啟動牽張反射。
向下蹲踞後，伸直鎖定膝蓋的速度太慢。	練習深蹲並起立至膝關節鎖定的動作，獨立訓練下蹲的環節，並且學著快速站直到關節鎖定。詳見第 9 章雙壺過頭蹲舉。

壺鈴蹲踞跳 (kettlebell jump squat)

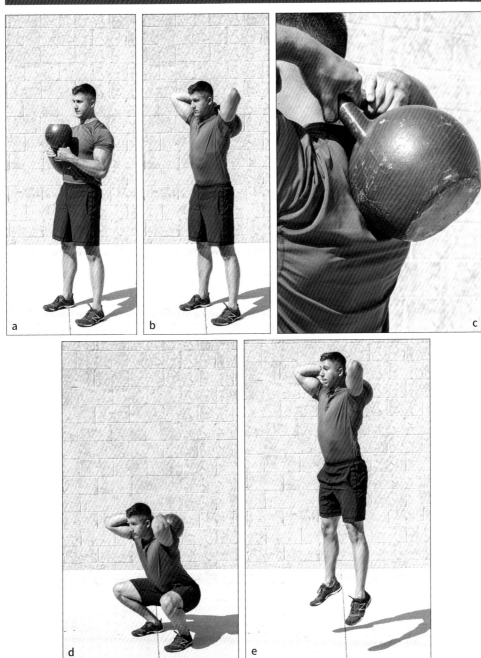

圖 8.12　壺鈴蹲踞跳

壺鈴蹲踞跳屬於壺鈴蹲舉的一種，這個動作名符其實，須要透過腳踝、膝蓋與臀部用力伸展做出彈跳。蹲踞跳可說是最吃力的有氧運動之一，壺鈴運動員會用這個動作來訓練肌力、爆發力與肌耐力，而許多不同領域的運動員也會透過此動作提升雙腿的爆發力。

此外，因為壺鈴蹲踞跳的動作模式與挺舉相仿，所以不論是訓練或加強挺舉，也會廣泛運用到這個動作。幾乎所有的運動員都異口同聲地認為運動的要訣在於雙腿，而壺鈴運動也不例外。雙腿的狀況會直接影響運動表現的極限，當然這在挺舉時再真實不過了。所以對於壺鈴運動員來說，壺鈴蹲踞跳是其中一個最重要的基礎。

這個動作僅使用到一個壺鈴，動作開始時，雙手握在握把的兩側 (圖8.12a)，並回顧第 7 章學過的壺鈴繞頸，透過壺鈴繞頸的前半部分動作，將壺鈴移動到身體的後側 (圖 8.12b)。這時，壺鈴會在上背部的後方，請夾緊肩胛以讓斜方肌形成壺鈴的支撐，你就能將壺鈴靠在上背肌上 (圖 8.12c)。

接著，向下蹲踞至最低位置 (圖 8.12d)，並且快速向上彈跳，雙腳離地跳得越高越好 (圖 8.12e)。落地時以前腳掌緩衝力道，然後馬上再度向下蹲踞。每次蹲踞跳務必以最快的速度進行，也要確保在動作中都有確實跳到最高點以及蹲到最低點。換句話說，即使你的速度快，也不要犧牲動作幅度。

動作進行時，使用順向呼吸法或反向呼吸法皆可，選擇取決於訓練量及負荷。由於這個動作速度較快，每次的壺鈴蹲踞跳只配合一個呼吸週期。

動作要領

- 注意肌肉啟動順序：先伸展臀部，再伸展膝蓋，最後伸展腳踝。
- 因為壺鈴蹲踞跳屬於彈震式動作，如果落地方式不佳可能會導致下肢肌肉拉傷或關節扭傷，因此必須全程保持良好的體線。
- 為了確保安全與提升控制力，在彈跳落地以及向下蹲踞的過程中，請使用正確的運動機制，並且稍微放慢速度。

常見錯誤	錯誤矯正方式
彈跳落地時失去平衡。	如果在落地時失去平衡會降低身體槓桿的功效，也會影響到安全。為了避免失去平衡，請在落地時讓軀幹、臀部、膝蓋呈現垂直的體線。這個姿勢的效果最好，能夠為下一次的彈跳做準備。千萬別向前或向後傾。
讓壺鈴碰撞到頸部。	雙手從握把的兩側固定好壺鈴，並且夾緊上背肌，讓上背肌形成壺鈴的支撐，如此就能避免壺鈴與脊椎直接接觸。

農夫走路 (farmer's carry)

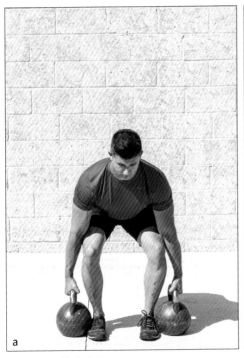 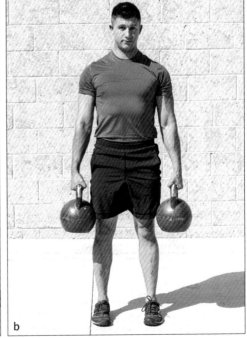

圖 8.13　農夫走路

說到體力活，沒有什麼比農夫走路這種全身性體能訓練更辛苦了。就心理層面，農夫走路不僅在考驗韌性，也在考驗忍受不舒服的能力。雖然以運動模式來說，農夫走路可能是最不需要技巧的動作，但是這個動作不但能訓練抓握耐力與核心穩定性，同時也能提升頸椎與胸椎的柔軟度。

農夫走路的概念很簡單，就是在提起重物的狀況下，能走多遠就走多遠，直到再也抓不住重物才鬆手讓壺鈴落下。不論是以單手農夫走路或雙手農夫走路訓練皆可，如果壺鈴的握把較粗，就會更具挑戰性。原則上，在訓練的尾聲加上一組負荷較大的動作絕對錯不了。

動作開始時，向下蹲踞拿起壺鈴，兩個壺鈴的距離大約與肩同寬 (圖 8.13a)。握壺鈴的方式就和盪壺、上搏、抓舉相同，採用大拇指扣上的實握法。接著，透過硬舉的動作將壺鈴提起，並讓壺鈴位於身體兩側。為了達到最大努力，請維持這個動作一段時間 (圖 8.13b)。

動作進行中請保持正常且均勻的呼吸。若擔心沒力氣時直接鬆手落下壺鈴會破壞地板，那就得在雙手沒力之前先把壺鈴放下。如果即使直接鬆手也不怕撞壞地板，就繼續握住壺鈴直到撐不住為止。

農夫走路需要用到最大努力，因此這個動作肯定會榨乾你的握力，這就是為什麼我們通常會推薦把農夫走路安排在訓練結束之前進行。此外，也因為最力努力會讓前臂劇烈收縮，所以在做完農夫走路後，建議花幾分鐘伸展手指與前臂，好讓握力恢復得更快。

完成一組累人的農夫走路後，如果要伸展深層的前臂屈肌，那麼以下的動作會非常有幫助：

請跪在瑜伽墊上，雙手併攏，左右手的小拇指外側互相接觸，並且盡量張開手掌 (圖 8.14a)。接著，雙手平貼地面讓手指轉向自己，這時小拇指會指向正後方 (圖 8.14b)。如果你的前臂較緊繃，應該馬上就能感覺到拉伸的力道。

　　請保持呼吸放輕鬆，維持姿勢 30～60 秒。動作進行時，務必確認手掌平貼於地面，再加強伸展，逐漸將重心放低，讓下半身遠離手臂。盡力而為，看看自己能伸展到什麼程度。伸展完後再甩甩手，幫助肌肉放鬆。

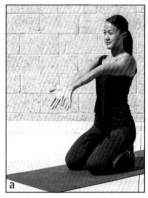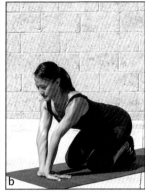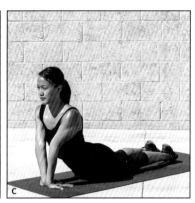

圖 8.14　前臂與手指的伸展

動作要領

● 全程保持良好的體線。因為你將來還會繼續增加訓練負荷，如果無法維持挺直的姿勢，就有可能會導致上背、頸部或斜方肌拉傷。

● 手指必須確實抓握壺鈴，但不要過度緊繃。過度用力握住握把會加速前臂肌肉疲勞。

● 放鬆心情，穩定的呼吸有助於在訓練中保持冷靜。

常見錯誤	錯誤矯正方式
沒有保持正確的體線，特別是頸椎前傾以及腰椎與骨盆傾斜。	姿勢的正確性有一部份取決於頭部和眼睛，進行農夫走路時，請全程看向前面略向上的地方。此外，你必須穩定腹部與臀部肌群，並且讓髖部保持水平朝向正前方。千萬別被重量牽著走。
抓握時掌心過度夾緊握把。	採用實握法，雙手分別以大拇指包住食指與中指。
動作結束時，彎腰將壺鈴放下。	每組訓練結束時，彎曲雙腿下蹲將壺鈴放回地面。

架式支撐與過頭支撐 (rack hold and overhead hold)

架式支撐與過頭支撐都是靜態動作，這兩個等長訓練能夠針對架式與過頭鎖定的姿勢，提高結構完整性、柔軟度與體能。這兩個動作除了對體能訓練有益，也透過靜態的抓握練習以正確的姿勢放鬆。你必須學著用姿勢肌支撐負荷，而不是用主動肌，因為使用主動肌來支撐反而會讓它們更快疲勞。

架式支撐 (rack hold)

動作開始時，將地面的壺鈴上搏至架式位置，並且維持姿勢 (圖 8.15)。維持架式的同時，請伸直雙腿讓膝蓋完全伸展。此外，雙臂要靠在軀幹上，手肘指向下方的骨盆，而且手指完全穿過握把。動作標準的話，壺鈴、臀部、雙腿會對齊呈一直線。

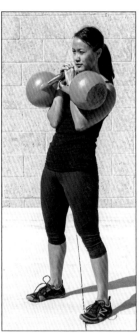

圖 8.15　架式支撐

過頭支撐 (overhead hold)

動作開始時，將地面的壺鈴上搏至架式位置，再挺舉至過頭鎖定位置，並維持姿勢 (圖 8.16)。這時你的手指完全穿過握把，雙手高舉過頭，手肘鎖定，而且肱二頭肌會在耳朵旁邊。動作標準的話，壺鈴、肩膀、臀部與雙腿會對齊呈一直線。

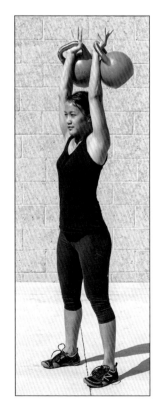

圖 8.16　過頭支撐

動作要領

- 除了靜態的支撐，也可以練習在走路時交替做架式支撐與過頭支撐，每次動作維持幾秒，再換到另一個動作，可幫助學習有效放鬆姿勢。

- 做架式支撐時，因為負荷較重就相對更容易協助你把手肘往下推，所以訓練使用到的壺鈴越重，對於柔軟度以及體能的效果就會越顯著。

- 進行過頭支撐時，必須確保肱三頭肌不是朝向側面，而是朝向前方（且大拇指指向後方），這樣能夠讓肩膀更穩定。如果沒有讓肱三頭肌朝向前方，也沒有保持手肘鎖定，那麼就有可能導致壺鈴落下砸中頭部，造成嚴重的傷害。

常見錯誤	錯誤矯正方式
做架式時，雙手手肘逐漸偏離身體中心線。	增加吊單槓的訓練持續時間，以提升肩膀與背部的柔軟度，如此一來，就能讓手肘保持體線並且在適合的位置放鬆。
進行架式支撐時，動作不平衡，身體向左側或右側傾斜。	動作不平衡除了會導致單側手臂疲勞，還會因為必須花更多的時間與精力來調整動作，所以影響配速。為了避免動作不平衡，就需要改善柔軟度，並且練習將負荷平均分配給兩側肌肉。
進行過頭支撐時，手臂向前傾，沒有維持正確的體線。	手臂向前傾會導致肩膀過度疲勞。為了避免手臂前傾，必須提升肩膀與脊椎的柔軟度以做到正確的體線，並且達到動作所需要的關節活動度。關於柔軟度的練習請見第 7 章。

平板式划船（renegade row）

平板式划船在水平拉的動作中融合了腹部肌群的穩定性與活動度訓練。大部分的壺鈴動作都是以垂直運動為主，特別著重於後鏈肌群（臀大肌、腿後肌群、背部肌群）。後鏈肌群在肌力訓練中佔有重要地位，然而若要更全面的提升體能，除了訓練後鏈肌群，身體前側的肌群也同等重要，因為他們能協助平衡後側的力量。

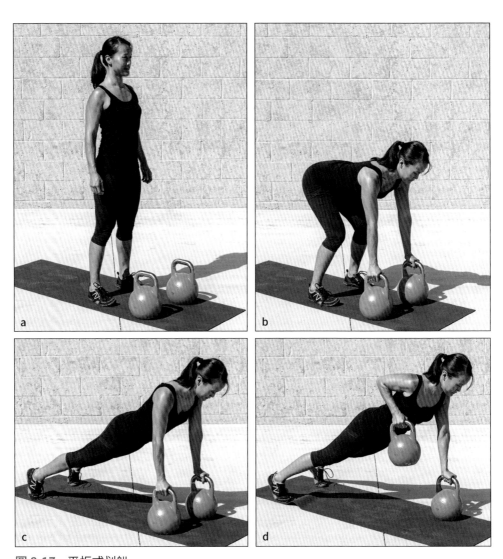

圖 8.17　平板式划船

　　此外，平板式划船也能培養動態穩定性，在穩定的狀態下創造出衝力。這個動作能訓練到腹部核心肌群的力量，進而防止腰椎前凸，穩定下背部。平板式划船融合穩定性訓練與動態動作的元素，同時結合了冠狀面的前平板式以及水平面的划船動作。

　　動作開始時，在地面放兩個大重量壺鈴，相距約與肩同寬 (圖 8.17a)。使用大重量壺鈴能夠確保稍後用壺鈴支撐體重時不會倒下或滾動，所以請選擇至少 16 公斤的壺鈴來進行動作，如果能使用更重的壺鈴會更好。

　　接著，雙手分別握緊同側壺鈴的握把 (圖 8.17b)，身體呈現高平板的姿勢，就跟伏地挺身中身體上升的姿勢類似，並用前腳掌踩地，維持脊椎水平，臀部不要下沉或抬起 (圖 8.17c)。在平均把體重分配到雙手與雙腳後，將重心轉移至支撐手，為了穩定姿勢必須確定該手牢牢握緊壺鈴，再用對側的訓練手把壺鈴向上拉起，直到壺鈴碰觸到肋廓為止 (圖 8.17d)。

　　輕輕將壺鈴放下，然後換邊支撐訓練，如此來回重複幾次動作，且每一次反覆都只有一隻手上下移動。將壺鈴上提至腰部時吸氣，然後於放下壺鈴時吐氣。

動作要領

- 必須同時注意支撐手與正在訓練的那隻手。
- 收縮背闊肌，以讓手臂旋進肩窩。
- 將壺鈴往肋廓或腹部移動的同時把手肘向上提，但是注意不要向外開。

常見錯誤	錯誤矯正方式
將壺鈴向上拉時，讓身體跟著轉動。	為了避免臀部隨著划船的動作轉動，你的腹部肌群必須出力，也要穩定臀部。
透過過多肱二頭肌的力量把壺鈴往上拉，而不是以背肌力量拉。	挺胸，提醒要把手肘向上提，往肋廓的方向移動。
做動作時讓臀部下沉。	核心肌群出力以維持正確體線，確保從頭部到腳踝之間成一直線。
彎曲支撐手。	彎曲支撐手不但會讓控制力變差，也會降低力量以及身體槓桿的功效。為了避免受到影響，必須鎖定支撐手，並維持姿勢。

風車式 （windmill）

風車式除了能提升過頭位置的力量與穩定度，同時也會大量運用到核心與臀部側邊肌群。此外，這個動作也能訓練全身的柔軟度。風車式跟瑜伽的三角式其實有很多共同點，不過風車式在過頭位置時，還需要肩膀的動態穩定。如果沒有循序漸進理解風車式，可能會覺得這個動作非常複雜，所以建議以階段性的方式依序練習，後面也會提供不同步驟的訓練動作。

最常見的站姿有兩種，可以選擇把雙腳腳尖稍微轉向同一側，也可以讓雙腳腳尖指向正前方。

腳尖轉向側面的站姿 (toes-angled stance)

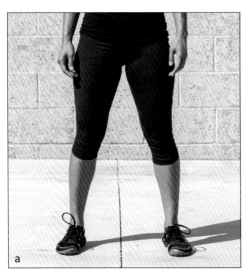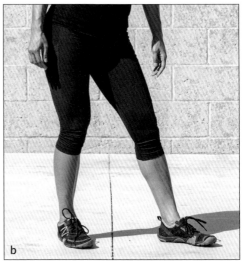

圖 8.18　風車式的站姿之一，讓腳尖轉向側面

雙腳打開與肩同寬，並讓腳尖指向正前方 (圖 8.18a)。接著，以腳跟為支點，雙腳腳尖向左旋轉大約 45 度 (圖 8.18b)。此時變成左腳在前，右腳在後的姿勢了。

腳尖朝前的站姿(toes-forward stance)

雙腳打開與肩同寬,並讓腳尖指向正前方(圖
8.19a)。採取對稱的站姿,讓重量保持在身體中
間。當執行風車動作時,由於腳趾向前的位置導
致髖關節的角度減小,身體會自然地增加旋轉來
補償。

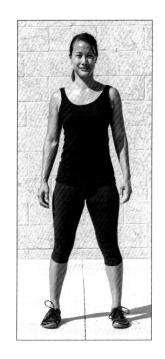

圖 8.19 風車式的另一
個站姿,讓腳尖朝前

第一階段:徒手風車式(windmill preparation)

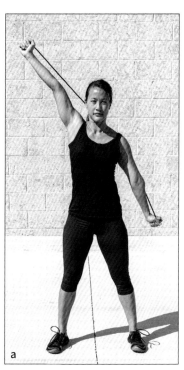
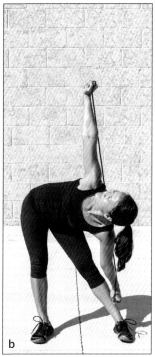
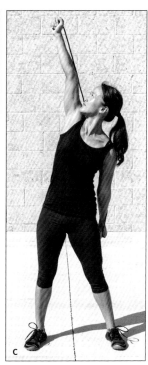

圖 8.20 徒手風車式

準備一條繩子、彈力帶或一根長棍棒，此處示範以繩子為例。假設你採取腳尖朝前的站姿，請將繩子繞過背後，一手在上，另一手在下，雙手分別握住兩端（圖 8.20a）。接著，將下面那隻手向下延伸時，把臀部向對側推出，同時也要挺胸並旋轉軀幹，讓胸部轉向上方（圖 8.20b）。然後將臀部拉回起始位置，同時延伸上面那隻手，以達到動作的最高點（圖 8.20c）。

　　你會發現使用繩子、彈力帶或長棍棒能夠協助你向後夾緊肩胛，進而展開胸部以及穩定肩膀。在動作進行時，必須隨時保持這個感覺，因為這就是所需要的動作控制。就算增加訓練的負荷，仍然需要保持這種掌控度，不能因為增加負荷就改變風車式的姿勢。透過這個練習，能在使用更大負荷進行風車式之前，先訓練自己維持正確體線。

第二階段：低風車式(low windmill)

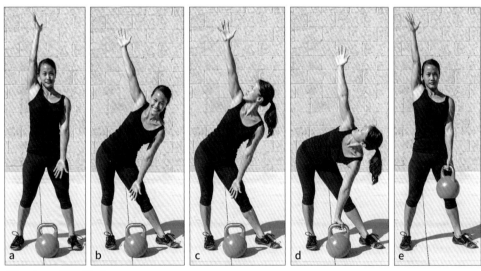

圖 8.21　低風車式

低風車式不論採用腳尖轉向側面或腳尖朝前的站姿皆可，這裡我們以腳尖轉向側面的站姿為例。首先，將右手舉起，直到肱二頭肌接觸到耳朵為止，並且將左手掌心轉向前方，讓手背靠在左腳大腿內側（圖 8.21a）。接著，把重心盡可能的轉移至後腳（右腳），並且將側臀往側面推（圖 8.21b）。

進行風車式時，你的重心幾乎都放在後腳，請不要在中途將重心轉移到前腳。然後眼睛看向舉高的那隻手，並同時將上半身往該側旋轉，如果動作確實，你會感覺到自己往天花板的方向挺起胸部 (圖 8.21c)。

現在你的上半身已經就位完畢，而雙腳間的壺鈴還在地面上。請持續看向舉高的那隻手，側屈髖部，順勢將靠在大腿內側的那一隻手往下延伸，直到碰觸到壺鈴的握把為止，並在這個過程中，掌心都朝向前方 (圖 8.21d)。

最後，準備起身時握住壺鈴，讓身體往正上方伸展，並把臀部拉回 (圖 8.21e)。記得控制好動作，並依照自己的目標反覆動作數次。即使這是低風車式，你還是要旋轉軀幹，讓胸部朝上方挺起，並將目光鎖定在舉起的那隻手。

第三階段：高風車式 (high windmill)

高風車式與前兩個動作相比，更著重肩膀的穩定。為了穩固上半身，就必須收緊肩膀，所以請全程挺起並展開胸部，這樣能確保手臂旋進肩窩，然後背闊肌內收。一旦肩帶穩定，也代表這個動作的支點會在髖關節。相信之前提到的過頭動作，已經能讓你了解鎖定關節及穩定肩膀的重要性，而高風車式的重點也正是如此。

進行高風車式時，可以選擇把腳尖轉向側面或是讓腳尖朝前的站姿，這裡我們以腳尖轉向側面的站姿為例。首先，雙腳打開與肩同寬，腳尖朝前，並以右手將壺鈴上搏至胸前 (圖 8.22a)，再把腳跟當作支點，雙腳向左旋轉大約 45 度 (圖 8.22b)，現在就變成一腳在前一腳在後，前腳為左腳，而後腳則為右腳。

接著，將右手高舉過頭，直到肱二頭肌接觸到耳朵為止，並且將左手掌心轉向前方，讓手背靠在左腳大腿內側 (圖 8.22c)。

請把重心盡可能轉移至後腳 (右腳)，並將側臀推出。進行風車式時的重心幾乎都放在後腳，請不要在中途將重心轉移到前腳。然後眼睛看向舉高的那隻手，並且同時將上半身往該側旋轉，如果動作確實，會感覺到往天花板的

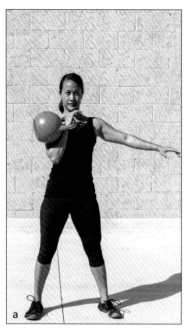
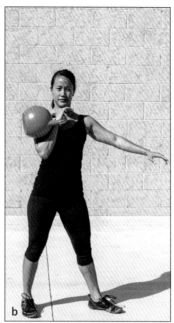
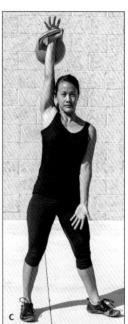

方向挺起胸部，最後再起身
（圖 8.22de）。總結來說，動
作過程中，請把臀部向後腳那
一側（右側）推，以讓上半身彎
下，然後準備起身時再把臀部
拉回起始位置。

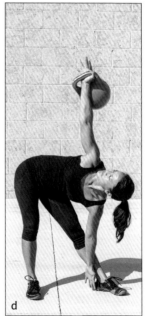
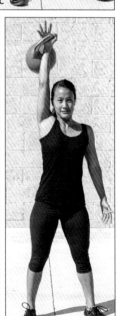

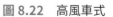
圖 8.22　高風車式

第四階段：雙壺風車式 (double windmill)

隨著負荷逐漸增加，將壺鈴高舉過頭時可能會因為壺鈴太重，而無法掌控好動作，這時如果還希望增加核心肌群的負荷，那麼雙壺風車式會是個很好的選擇。通常在做高風車式時，不是因為核心肌群不夠力而受限，而是因為肩膀在某個重量下不堪負荷，這時訓練的風險就遠大於效益。

然而，有些人的確喜歡使用大重量進行風車式，如果你正好也這麼想，其實只要把負荷平均分配於雙手，動作就會變得安全許多。不過雙壺風車式雖然能使用更大的重量來訓練，卻會讓下方的那隻手受到壺鈴影響，導致動作幅度減少。

進行雙壺風車式時，可以選擇把腳尖轉向側面或是讓腳尖朝前的站姿，這裡我們將以腳尖轉向側面的站姿為例。首先，右手先將一個壺鈴上搏至胸前呈現架式，這時另一個壺鈴還在地上。請將雙腳打開與肩同寬，並讓腳尖朝前 (圖 8.23a)，再以腳跟為支點，雙腳向左旋轉大約 45 度 (圖 8.23b)，現在就變成一腳在前一腳在後，前腳為左腳，而後腳則為右腳。

接著，將右手高舉過頭，直到肱二頭肌接觸到耳朵為止，並且將左手掌心轉向前方，以讓手背靠在左腳大腿內側 (圖 8.23c)。請把重心盡可能的轉移至後腳 (右腳)，並將側臀推出。進行風車式時，你的重心幾乎都放在後腳，請不要在中途將重心轉移到前腳。然後眼睛看向舉高的那隻手，並且同時將上半身往該側旋轉，如果動作確實，會感覺到自己往天花板的方向挺起胸部 (圖 8.23d)。

上半身旋轉後，再把臀部向右側推出，同時，左手順勢沿著大腿內側往下延伸，直到碰觸到壺鈴的握把。最後，拿起壺鈴，再將臀部拉回並且起身 (圖 8.23e)。重複髖部側屈以及起身的動作，直到達到自己的理想反覆次數，然後再換邊進行。

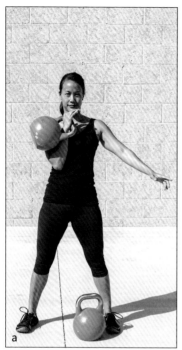
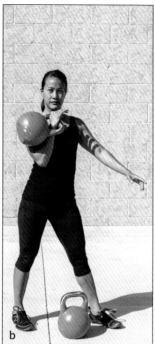
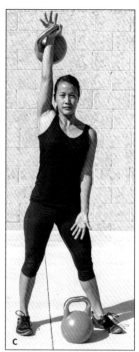
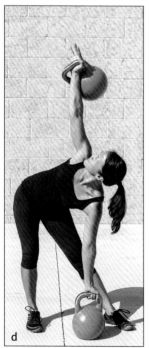
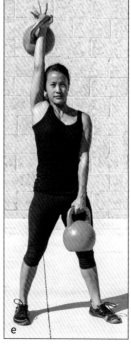

圖 8.23　雙壺風車式

第五階段：進階風車式(extended windmill)

你可能已經具備極高的柔軟度，無論是天生的或是經過多年的訓練，從柔軟度的角度來看，前面四個階段風車式的活動範圍，對你來說可能已不構成任何挑戰。因為風車式都是站在地上進行，軀幹側彎的程度頂多也只能到手觸到地面或碰觸到壺鈴握把。

　若想加大活動範圍向下彎得更低，也可以站在兩個高度相同的箱子上進行，使你的手可以伸到更下面。柔軟度越好就可以使用較高的箱子，但要切記：必須使用自己能控制得當的負荷來訓練。此外，為了降低失去平衡從箱子上跌倒的風險，請使用穩固且基底較大的箱子。

重點原則

- 進行風車式時，請留意髖部側屈的動作。
- 收緊背闊肌，肩胛內收，讓手臂旋進肩窩。
- 展開並挺起胸部。
- 髖部側屈的同時，雙眼看向舉高的那隻手。
- 第一次學習風車式時，建議找同伴幫你檢查動作。
- 不論進行哪一階段的風車式，請在側屈髖部時吸氣，並在起身時吐氣。如果想進一步推升自己的動作幅度，可以在到達底部位置時停留，並多吐氣一次。

常見錯誤	錯誤矯正方式
第一階段：徒手風車式	
過度將重心放在前腳。	將臀部向側面推出，藉此讓重心轉移到後腳。如果要確認自己的重心是否正確，可以提起腳尖，然後試著以後腳來控制動作與維持平衡。
舉起的那隻手沒有維持在身體的正上方。	站在牆邊進行徒手風車式，並讓後腳外側以及同側手臂碰觸到牆壁。不論是在髖部側屈或是起身，請務必讓舉起的那隻手持續碰觸牆壁。
手臂高舉過頭的那一側肩膀沒有向後收緊。	動作進行時，請看向上面的那隻手，並且想像自己的胸部朝天空方向挺起（伸展胸椎）。
第二階段：低風車式	
看向地板，找尋壺鈴擺放的位置。	進行風車式時，視線應該要看向上面的那隻手，而不是看向地板尋找壺鈴。為了順利掌握壺鈴的位置，請讓下面的那隻手沿著大腿內側向下延伸，直到碰到壺鈴的握把為止，這樣即使沒向下看，也能自然而然找到壺鈴。
第三階段：高風車式	
上面那隻手的穩定度不佳，所以高舉壺鈴時手會搖晃。	為了加強過頭動作的穩定度，請複習單手推舉，並且在肘關節伸直鎖定的姿勢停留 1～2 秒鐘（即靜態的過頭支撐）。
第四階段：雙壺風車式	
上面那隻手因為負荷較大而無法好好控制動作。	可以重新分配兩隻手的負荷量，讓下面那隻手拿較重的壺鈴，這樣就變成針對握力與核心肌群做超負荷訓練，而不是一直依靠肩膀的力量。
第五階段：進階風車式	
為了要向下彎得更低而拱背。	保持正確體線，確認自己向上挺胸，並且把重心轉移到後腳與該側臀部，而不是將重心往前移。請先熟練高風車式，再進行難度更高的進階風車式。千萬不要為了追求動作幅度而忽視正確性，請記得隨時都要把動作做得標準。

土耳其起立 (get-up)

土耳其起立之所以被冠上土耳其的名稱，是因為它原本是土耳其的摔角選手用來提升體能的全身性動作，此動作能訓練選手迅速有力地從地板動作轉換成站姿，再從站姿轉換為地板動作。在應用層面，土耳其起立跟人類原始的滾動動作非常相似。其實我們在嬰兒時期各種翻身動作，包含由正面翻身到背面、由背面翻身回正面，或者是從仰臥姿轉換成坐姿、跪姿，甚至是站姿等，早就已經讓我們熟悉滾動的運動模式。

土耳其起立因為運動模式跟滾動動作非常類似，再加上融合了一連串的肢體動作，所以除了具有動作教育的價值，也時常被用來衡量動作品質。此外，土耳其起立不僅涵蓋了所有活動面的動作，同時也兼顧活動度與穩定度的訓練需求。所有的基礎運動模式，例如：躺、滾動、跪、弓箭步、蹲、站立，全部都融合在這一個動作當中。

土耳其起立用到的運動模式都不難，在基礎協調性方面的門檻甚至比雙壺挺舉還低，但是光要讓土耳其起立所有分解動作無縫接軌，並找到適當的動作節奏，就足以在壺鈴運動中備受歡迎。

土耳其起立可以做為大重量訓練的項目，但更重要的是可以挑戰你的活動度及穩定度。剛開始時，建議先將一個重量較輕的物品放在拳頭上方，來試試看完整的動作流程。為了要訓練對冠狀面動作的控制，請不要握緊手上的物品，而是把物品放在拳頭上，這樣不管是向前、向後或向兩側傾斜，物品就會跟著傾斜，你就會馬上調整動作來繼續維持平衡。

通常鞋子或是水壺都很適合拿來練習，如果想要更進一步訓練自己的動作控制，可以使用一個裝滿水的塑膠杯或紙杯來練習，並盡量不要讓杯子裡的水濺出來潑到自己。等到你在無負重的狀態下熟悉這個動作的技巧，也確實理解如何進行垂直力量轉移以及穩定動作，就可以開始使用壺鈴進行土耳其起立了。

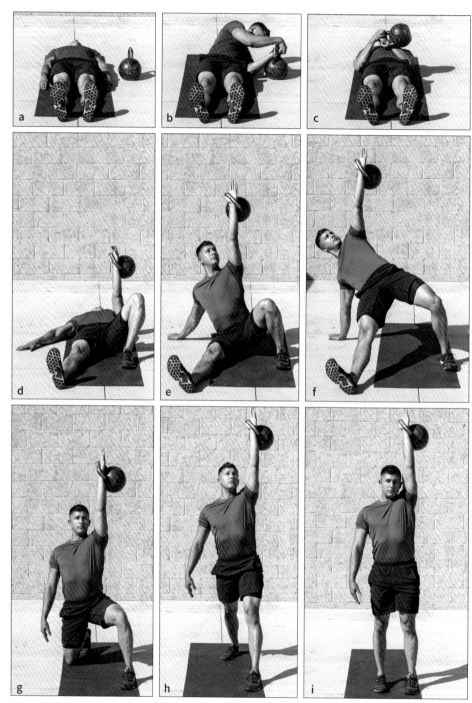

圖 8.24　土耳其起立

　　進行土耳其起立時，採仰臥姿，並將壺鈴置於身體左側 (圖 8.24a)。為了要拿起壺鈴，請向左側翻身，並讓左手手指確實穿過壺鈴握把 (圖 8.24b)，以雙手將壺鈴拉到胸前，再讓身體向右轉，回到仰臥姿 (圖 8.24c)。然後將左手向正上方舉起 (或者先雙手將壺鈴舉起後再放下右手)，左腳膝蓋彎曲使腳掌平貼地面，並將右手向外展開約 45 度角 (圖 8.24d)。

　　準備起身時腹肌稍微用力，先將重心轉移右側肩膀，再逐漸轉移至右側的手肘與前臂，而最後重心會落在右手手掌上。把重心轉移至右手時，請讓右手手掌牢牢貼地，而且右手肘關節必須完全伸展，呈現鎖定狀態 (圖 8.24e)。當你進行到這個姿勢，就代表土耳其起立前半部的動作告一段落了，此時你的身體應該非常穩定。

　　準備銜接到下一個階段時，請將臀部提起，並讓髖關節完全伸展 (圖 8.24f)。即使左手稍微向前傾斜都有可能會讓你無法妥善控制壺鈴，所以必須確保伸展髖關節時讓力量垂直向上傳遞。這個階段會靠著兩個支點來撐住自己的重量，一個是右手手掌，另一個是左腳。必須穩定支點，再把伸直的右腳抬起來，然後保持臀部上提的姿勢，將右腳膝蓋彎曲並向後移動，讓大腿在臀部的正下方，做出弓箭步的姿勢 (圖 8.24g)。這時，左腳的膝蓋應該微微朝向外側，這個姿勢能讓基底更穩固，有助於平衡動作。

　　在這個階段的尾聲，請讓右手離地，挺直軀幹，並將身體重心轉移到左腳 (前腳)，然後左腳用力踩住地面，讓膝蓋完全伸展 (圖 8.24h)。最後，右腳 (後腳) 向前踏，呈現雙腳齊平的站姿，起身的階段就結束了 (圖 8.24i)。

　　接著，再把動作倒著做回去。首先，右腳往後踩，雙腳膝蓋彎曲並把重心放低，回到左腳在前的弓箭步姿勢。把右手放下，讓手掌平貼地面，然後將臀部提高，再向前伸展右腳。接著，漸漸把重心放低，直到坐回地面為止。最後，漸漸讓右手前臂與右側肩膀著地，並將重心從右手手掌轉移到前臂，再到肩膀，然後回到起始位置，也就是仰臥姿。如果想要讓重心轉移的過程自然一點，可以試著在回到仰臥姿時慢慢將右手沿著地面向側邊延伸。

重點技巧提醒

1. 先採仰臥姿，並將壺鈴置於身體左側。

2. 朝左側翻身，並讓左手手指確實穿過壺鈴握把。

3. 翻身回到仰臥姿的同時，雙手將壺鈴拉到胸前。然後以雙手將壺鈴往正上方舉起，右手再放回地面並向外展開45度角，同時將左腳膝蓋彎曲好讓腳掌平貼地面。

4. 準備起身時，腹肌稍微用力，並將重心轉移至右手。右手手掌必須牢牢貼地，肘關節完全伸展，這樣才能穩定手臂。進行到這裡時，右手已經成為待會兒起身的支點。

5. 以右手和左腳為支點，將臀部提起離開地面，並抬起右腳。然後保持臀部上提的姿勢，右腳膝蓋彎曲再向後移動。此時姿勢類似於左腳在前的弓箭步，不過為了要讓基底更穩固，必須將左腳的膝蓋微微向外打開。最後，請讓右手離地，並挺直軀幹，呈現穩固的弓箭步姿勢。

6. 左腳用力踩住地面，讓膝蓋完全伸展，再將右腳(後腳)向前踏，呈現雙腳齊平的站姿。

7. 把動作倒著做回去。先將右腳往後踩，回到弓箭步姿勢。這時左腳在前，右腳膝蓋著地。

8. 眼睛看著壺鈴，並將右手掌平貼地面。然後將臀部提高，再向前伸展右腳。接著，臀部慢慢向下坐，直到坐回地上。

9. 最後，右手沿著地面慢慢向右後方延伸，回到仰臥姿勢。

10. 換邊訓練，將壺鈴放到身體的右側，然後再次進行動作。

動作要領

- 為了動作確實，請隨時注意手中壺鈴的動向，讓壺鈴維持在正確的位置。

- 動作進行時，必須確保壺鈴與身體成一直線。把負荷施加在身體的正上方，能夠提升對壺鈴的控制。

- 全程保持正常呼吸。
- 收緊肩膀，將手臂旋進肩窩來提升肩關節的穩定度以及對壺鈴的控制力。
- 第一次做土耳其起立時，請找個訓練夥伴來幫忙糾正錯誤動作。

常見錯誤	錯誤矯正方式
準備換手訓練時，另一隻手從臉部的正上方接過壺鈴。	以雙手移動壺鈴，並讓壺鈴從頭頂上方附近繞至另一側。
在起身時試圖以仰臥起坐的方式坐起來。	起身時以手肘與腿為槓桿，坐起至身體與地面成45度角。

俄羅斯轉體 (russian twist)

俄羅斯轉體對核心肌群是一個很棒的訓練。進行動作時必須扭轉胸椎，但是為了保持下背部穩定，得要限制腰椎的扭轉程度。一般來說，過度扭轉腰椎可能會造成下背扭傷，特別是在負重訓練的情況下更容易發生，所以轉體的動作主要轉動腰椎上下的關節，也就是胸椎與臀部。這種運動模式限制住腰椎的轉動來維持穩定性，並且利用周遭部位來完成動作，正是訓練核心動態穩定性的方式之一。

　　動作開始時，請坐在地面，並將背部打直（圖 8.25a），此時必須繃緊腹部肌群，以免身體過度後傾或向後倒下。接著，雙手握在壺鈴握把的兩側，再拿起壺鈴（圖 8.25b）。然後，腳後跟不離地，身體往一側扭轉，直到手上的壺鈴輕輕碰觸到該側地面為止（圖 8.25c）。請讓腹肌維持緊繃，並繼續將身體往對側扭轉，讓壺鈴輕觸地面（圖 8.25d）。扭轉時保持髖部固定朝前，由胸椎及其周圍肌肉驅動旋轉。

　　進行俄羅斯轉體時也可以讓雙腳離地，並以坐骨為支點，不過雙腳離地會讓髖部更難穩定。當你的上半身轉到某一側，身體為了要維持平衡，髖部就會自然往對側轉動。進行動作時，請在壺鈴碰觸到任一側地面時吐氣，並且在轉體的過程中吸氣。

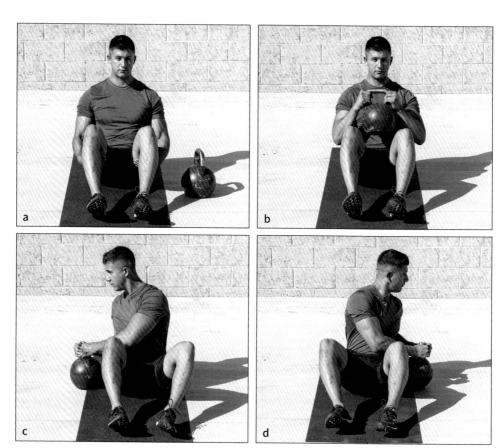

圖 8.25　俄羅斯轉體

動作要領

- 為了確實運用到核心肌群的力量，請將軀幹向後傾斜，背部與地面呈 45 度角。

- 全程繃緊腹部核心肌群。

- 盡量讓髖部維持在一個固定的位置，避免讓重心在兩側移動。

常見錯誤	錯誤矯正方式
讓壺鈴大力撞擊地板，創造出反彈的力量。	壺鈴反彈的衝力過多，會減少核心肌群的收縮，導致訓練效果降低。為避免這種情況，需確保壺鈴減速至觸地後不會反彈。
移動壺鈴時，主要都是用肱二頭肌的力量，而不是用核心的力量。	一開始進行時（也就是壺鈴還在地上的時候），就要用腹部核心帶動扭轉的動作，而不是用手臂去搬動壺鈴。

　　學完第 7 章的初階動作與本章的中階動作之後，你應該能夠掌握壺鈴運動中最重要的幾個動作了，而光是這些動作就可以構成許多不同的動作組合，讓你的肌力與體能訓練課表有個基礎架構。剛開始練習時不用急著增加負荷，而是先熟悉動作，徹底了解該怎麼做正確之後再慢慢挑戰自己，之後才將動作加進訓練課表中。

MEMO

高階動作

高階動作更重視呼吸控制、協調性、柔軟度、穩定性、原始力量與爆發力，而且難度大幅提升，為了做到某些動作甚至需要同時精進多種體能項目。

　　高階動作的門檻較高，所以在把高階動作加入訓練課表之前，請確保已能掌握所有的初階及中階動作。練習時就跟之前一樣必須確實理解動作技巧，並注意自己的體線與呼吸以策安全。

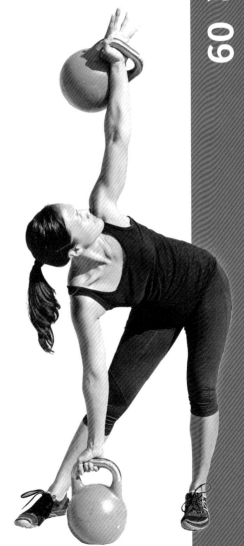

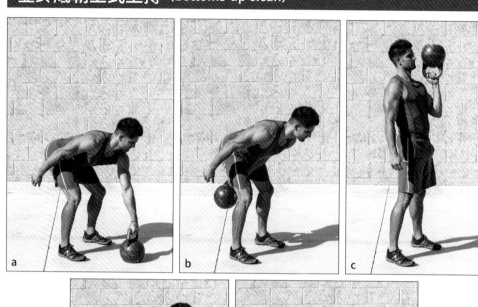

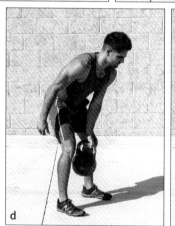

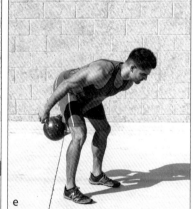

圖 9.1 壺鈴底朝上式上搏

進行壺鈴底朝上式上搏時，不論是臀部或雙腿的動作都跟傳統的上搏相同，然而此動作改變了壺鈴在架式的停放方式，因此在上搏後並不會將壺鈴靠在前臂上，而是會握緊壺鈴的握把，然後讓壺鈴的底部朝向上方。為了要靜止在壺鈴底朝上的狀態，就必須更加專注。這個動作同時也會大幅增加核心肌群與握力訓練。

動作開始時，先把壺鈴置於地面，臀部向後蹲踞，並以實握的方式拿起壺鈴 (圖 9.1a)。接著，就跟單壺上搏的動作一樣，將壺鈴從雙腳間向後擺盪，並做出屈髖的動作 (圖 9.1b)，然後再伸展臀部，順勢將壺鈴上搏至胸前 (圖 9.1c)。

雖然在向後擺盪壺鈴時，採用大拇指朝前或是大拇指朝後的握法皆可行，但是大拇指朝前的握法能夠幫助你流暢的從擺盪轉換成壺鈴底朝上的姿勢。而在這個動作中，也不需要鬆開手並將手指穿過壺鈴的握把，而是要盡可能握緊握把，才能順利將壺鈴呈現底朝上的樣子，避免它翻轉。除了要握緊握把以外，上搏後也必須讓壺鈴、前臂與雙腳在同一個水平面上，以維持姿勢的平衡。另外，握緊握把時也請收緊腹部與臀部肌群，並讓全身肌肉維持緊繃。

把壺鈴落下時，手指輕輕勾住壺鈴，讓壺鈴自然掉落，這個環節就跟標準單手盪壺中的動作相同 (圖 9.1d)。隨著壺鈴落下，再順勢將它向後擺盪 (圖 9.1e)。動作進行時，為了要增加核心的張力，請使用反向呼吸法，也就是在將壺鈴從雙腳間向後擺盪時吸氣。然後在將壺鈴上搏至胸前時吐氣，這時為了要讓壺鈴呈現倒壺的狀態，需要繃緊全身的肌肉。最後，將壺鈴向後擺盪時再度吸氣。

動作要領

- 上搏到胸前的同時，為了要穩定壺鈴就必須繃緊拳頭、核心肌群、臀部肌群與背闊肌，讓身體形成堅固的支撐。繃緊這四處能夠連帶提升其它部位的張力，並讓力量貫穿全身。

- 除了上搏以外的動作 (也就是向上及向下盪壺)，請在維持正確體線的同時，讓肌肉盡可能放鬆。

- 必要時請利用空著的那一隻手做防護，以避免壺鈴撞擊臉部，藉此提升訓練的安全性。

- 採用單壺鈴或雙壺鈴的方式進行都可以，但使用雙壺鈴的版本需要更好的協調性。
- 如果壺鈴從左右其中一側掉落，請迅速把雙腿移動至另一側，避免落下時撞擊到膝蓋。

常見錯誤	錯誤矯正方式
沒有讓壺鈴維持在底部朝上的狀態。	手肘靠著軀幹，並繃緊拳頭、核心肌群、臀部肌群與背闊肌來穩定全身。此外，請採用大拇指朝前的握法，並先用粉筆在壺鈴的握把上標記位置，以確保前後擺盪時皆握住握把的中心。
落下壺鈴時從頭到尾都緊握把手。	落下壺鈴並讓壺鈴進入向後擺盪時，稍微鬆開手，以讓握力在下一次反覆前恢復。
上搏時，手臂與壺鈴過度向前擺盪，導致動作失去控制。	請讓壺鈴、手肘、臀部、雙腿呈現一直線。

壺鈴底朝上式推舉（bottoms-up press）

一旦熟悉壺鈴底朝上式上搏，就能進階到壺鈴底朝上式推舉了。這個動作跟壺鈴底朝上式上搏一樣，除了挑戰你的握力，也考驗是否能夠在啟動上半身主動肌的同時，亦維持全身的協調性。

單壺底朝上式推舉 (single bottoms-up press)

動作開始時，先把壺鈴置於地面，臀部向後蹲踞，並以實握的方式拿起壺鈴（圖 9.2a）。將壺鈴上搏至胸前，讓壺鈴呈現底部朝上的狀態（圖 9.2b）。繃緊全身肌肉，然後施力直接把壺鈴向上推舉，讓負荷停留在身體的正上方（圖 9.2c）。

單壺底朝上式推舉的機制與傳統壺鈴推舉類似，所以接下來請控制好壺鈴的移動，然後讓壺鈴落至原本上搏的高度（圖 9.2d）。進行動作時，可以從

上搏的姿勢反覆向上推舉，或者也可以每次都讓壺鈴落下並向後擺盪，然後
重新上搏後再進行推舉。

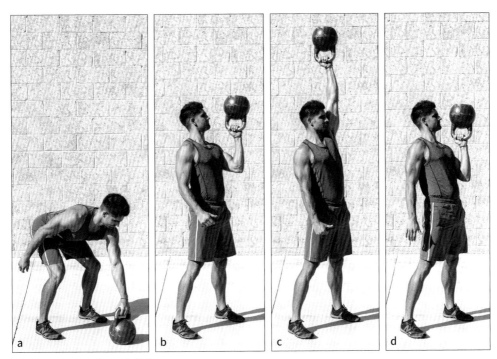

圖 9.2　單壺底朝上式推舉

雙壺底朝上式推舉 (double bottoms-up press)

雙壺底朝上式推舉不但使用雙倍的負荷，還需要更好的協調性來掌控與平衡
雙手的壺鈴，所以這個動作比單壺底朝上式推舉更加困難。動作開始時，先
把兩個壺鈴置於地面，臀部向後蹲踞，並以實握的方式拿起壺鈴 (圖 9.3a)。

　接著，將壺鈴上搏至胸前，且讓壺鈴呈現底部朝上的狀態 (圖 9.3b)。然
後繃緊全身肌肉，直接施力把壺鈴向上推舉，讓負荷停留在身體的正上方
(圖 9.3c)。最後，每次反覆時請將壺鈴落下回到原本上搏的位置，動作就
完成了。

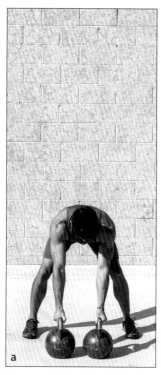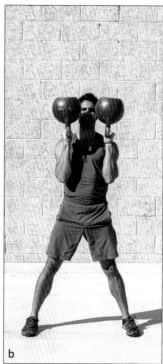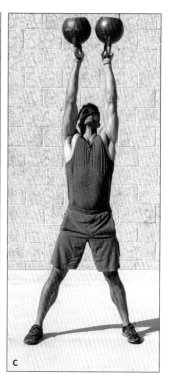

圖 9.3 雙壺底朝上式推舉

壺鈴底朝上式交替推舉 (alternating bottoms-up press)

壺鈴底朝上式交替推舉比起雙壺底朝上式推舉又更多了一個挑戰，也就是雙手交替的協調性。動作開始時，先把兩個壺鈴置於地面，臀部向後蹲踞，並以實握的方式拿起壺鈴 (圖 9.4a)。將壺鈴上搏至胸前，且讓壺鈴呈現底部朝上的狀態 (圖 9.4b)。

接著，繃緊全身肌肉，施力將一側的壺鈴向上推舉，另一側仍然維持在上搏的位置 (圖 9.4c)。然後再將舉起的壺鈴落下至原本上搏的位置，並同時把另一側的壺鈴向上推舉 (圖 9.4d)。當進行最後一次反覆時，請先將舉起的壺鈴落下，再把兩個壺鈴同時放回地面。

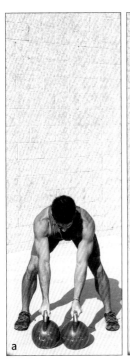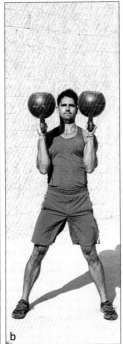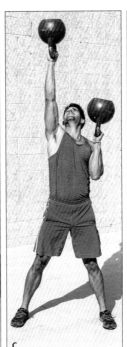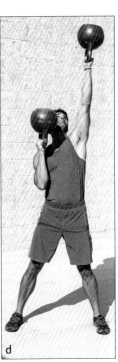

圖 9.4 壺鈴底朝上式交替推舉

動作要領

- 推舉時必須繃緊拳頭、核心肌群、臀部肌群與背闊肌，以讓身體的力量最大化。

- 進行單壺底朝上式推舉時，請適時利用空的那隻手做防護，就像進行壺鈴底朝上式上搏時一樣。

- 進行任何雙壺鈴的動作時，假設壺鈴偏離中心線往某側掉落，請迅速移動到另一側以避免撞擊。

常見錯誤	錯誤矯正方式
單壺底朝上式推舉	
從不穩定的姿勢直接向上推舉。	請往回複習壺鈴底朝上式上搏的動作,並且練習在上搏到架式後停留兩秒鐘,再將壺鈴落下以及向後擺盪。
雙壺底朝上式推舉	
壺鈴偏離正確位置時,試圖立即在該次反覆中修正動作。	如果在某一次反覆中讓壺鈴偏離正確位置,請不要在當下勉強調整上半身的動作,而是讓壺鈴自然落下,並以雙腳配合壺鈴移動至適當位置,就像在進行雙手盪壺、雙壺上搏和雙壺抓舉一樣。
壺鈴底朝上式交替推舉	
身體往左右側傾斜。	繃緊全身肌肉,穩定核心肌群與身體中線,盡可能避免軀幹向左右側搖擺。

雙壺交替上搏 (double alternating clean)

雙壺交替上搏不論是對本體感覺、力量或協調性都有很高的要求。根據動作的節奏,雙壺交替上搏可以分為兩種版本,一種是中間停頓的雙拍子交替上搏,另一種是中間不停頓的單拍子交替上搏。主要區別在於動作的節奏、協調性和呼吸方式。

雙拍子交替上搏 (two-count variation)

進行此版本動作時,先把壺鈴置於地面,臀部向後蹲踞,並以實握的方式拿起壺鈴 (圖 9.5a)。接著,一手將壺鈴上搏至胸前,另一隻手垂下 (圖 9.5b)。然後讓上搏後的壺鈴落下 (圖 9.5c),再將另一個壺鈴上搏至胸前 (圖 9.5d)。 編註:雙手交替時會有個自然的停頓。

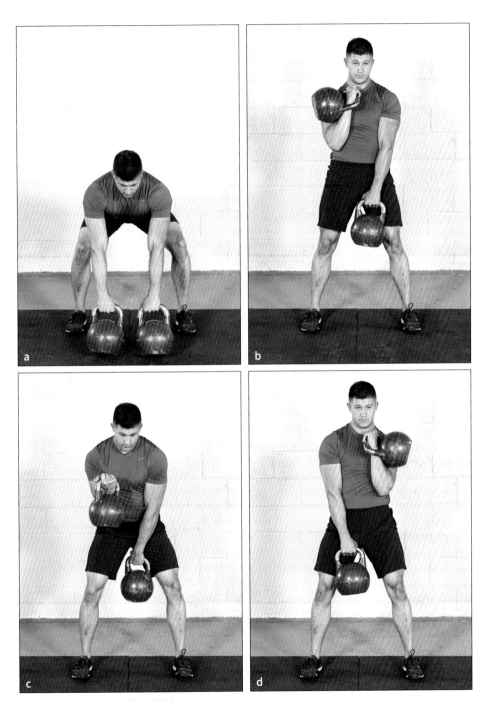

圖 9.5 雙壺交替上搏：雙拍子

這個版本的雙壺交替上搏跟單壺上搏的節奏相同，差別僅在於必須每次反覆結束後換手。然而，這個動作的困難處是你不太能將壺鈴向後擺盪，所以必須以一個相對限縮的姿勢將壺鈴上搏至胸前，這個姿勢就叫做**吊姿** (hang position)。

　　因此，在進行雙壺交替上搏時，就沒辦法像進行單壺上搏以及雙壺上搏一樣利用擺盪的衝力了，反而必須更加依賴股四頭肌的力量驅動來提起壺鈴。因為吊姿先天的限制，必須花更大的力量舉起壺鈴，所以雙壺交替上搏通常都被當作爆發力訓練，也就是以大負荷、少次數的方式進行。

　　每次的反覆建議配合三個或三個以上的反向呼吸週期。若要採用兩個呼吸週期，就從架式開始，軀幹向後傾並讓壺鈴落下時吸氣，在壺鈴快結束向後擺盪時吐氣，向上擺盪並將手指穿過握把時吸氣，回到架式的位置吐氣。

　　三個呼吸週期的方式則是從架式開始，軀幹向後傾並讓壺鈴落下並進入向後擺盪時吸氣，在壺鈴快結束向後擺盪時吐氣，再吸氣，然後將手指穿過握把時吐氣，再吸氣，回到架式時吐氣。在架式休息時可以多做幾次呼吸來幫助恢復與配速。若訓練時間較長，或在訓練中感到疲勞，可以在架式的位置多做幾次呼吸來恢復。

單拍子交替上搏 (one-count variation)

此版本更有挑戰性，它不論是對於時間點掌握度或對協調性的要求都更高。在雙拍子版本中，每次上搏的動作交替之間會有一個自然的停頓，所以其實每進行一次反覆都只訓練到了一側的肌肉。

　　然而，這個版本的動作不會有任何停頓，所以在其中一手將壺鈴向上拉的同時，另一隻手必須將壺鈴落下。訓練時，必須連續進行交替上搏的動作，中間沒有停頓，而且為了順利完成訓練，還要維持動作的節奏。

　　連續進行動作的關鍵，是在每次反覆時都只專注於上拉的那一隻手，畢竟一心多用同時注意兩隻手實在太困難。假設你先用右手做上拉，那麼上拉的衝力就能夠將壺鈴向上帶到架式的位置。

　　標準的壺鈴上搏動作，必須在壺鈴上搏至架式時將雙腳伸直，但是這個版本的動作與標準上搏不同，用右手將壺鈴上搏至架式時，必須彎曲雙腿並放低重心，而在右手將壺鈴落下同時左手將壺鈴向上拉，並且在左手壺鈴到達架式的位置那一刻再次彎曲雙腳。請在訓練時維持這個模式。

　　進行此版本的動作時，因為動作的節奏較快，所以每次反覆配合一個反向呼吸週期。請在一手將壺鈴拉至架式位置，另一手將壺鈴落下時吐氣，壺鈴到達架式位置時迅速吸氣，再繼續進行動作。

動作要領

- 進行雙拍子交替上搏時，請利用鐘擺式擺盪機制帶動臀部與膝蓋的動作。如果做的是單拍子交替上搏，那麼有鑑於身體的活動範圍受限，加上動作的節奏較快，必須利用蹲踞的機制來帶動動作。

- 進行雙拍子交替上搏時，壺鈴向上及向下的軌道會形同字母 J，而單拍子交替上搏的軌道則是直上直下。雙拍子交替上搏時需要將注意力放在上搏的那一隻手，同時要讓另一隻手臂靠著軀幹，保持與身體接觸。

- 在單拍子交替上搏中，蹲踞是一個非常重要的機制，不僅能夠驅動正在向上加速的壺鈴，也能夠驅動另一側正在落下的壺鈴。

常見錯誤	錯誤矯正方式
雙拍子交替上搏	
軀幹過度屈曲。	身體全程保持挺直，並利用蹲踞的機制，以股四頭肌的力量來驅動上搏的動作。
單拍子交替上搏	
協調性不佳。	請記得這個動作不會間斷。當一手壺鈴落下的同時，另一手壺鈴就必順著動作的節奏將壺鈴向上拉，中間不停頓。
進行動作時一心多用，把注意力同時放在兩隻手。	只須專注將壺鈴向上拉即可，壺鈴落下時便會順著重力的作用落至胸前。

雙壺抓舉（double snatch）

雙壺抓舉能夠有效訓練爆發力、臀部力量以及過頭動作的穩定性。這個動作有兩個版本，一個是雙壺半抓舉 (從過頭位置將壺鈴落下時會在架式停頓)，另一個則是雙壺全抓舉 (從過頭位置將壺鈴落下時不經過架式)。

半抓舉的意思就是將單個或兩個壺鈴舉置過頭位置，然後把壺鈴落下時會稍微在架式停留，再進入向後擺盪。全抓舉或者一般所說的抓舉，就是將壺鈴高舉過頭，然後在落下壺鈴後直接進入向後擺盪。

進行全抓舉時，因為壺鈴落下的速度更快，力道也更大，需要有更好的核心穩定性才能站穩腳步。有鑑於此，不論是練習哪一種雙壺抓舉，通常都是先從雙壺半抓舉的動作練起，等到能夠確實控制好動作後再進階為雙壺全抓舉。

雙壺半抓舉 (double half snatch)

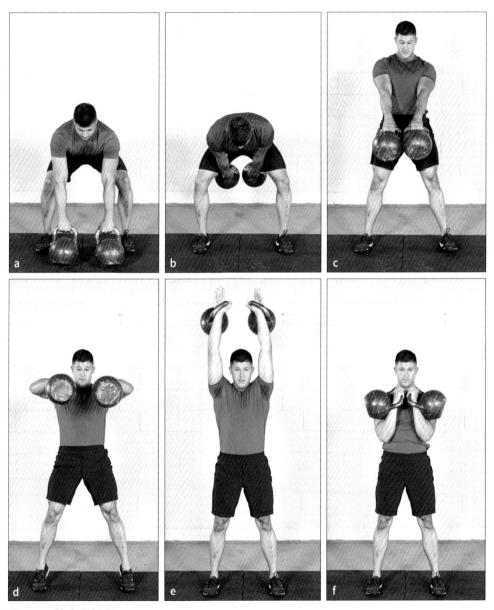

圖 9.6 雙壺半抓舉

動作開始時，將壺鈴置於正前方地面，雙腿站開，臀部向後蹲踞，並以實握的方式拿起壺鈴 (圖 9.6a)。接著，將壺鈴從雙腿之間向後擺盪 (圖 9.6b)。然後將手臂靠在軀幹上，迅速伸展膝關節與髖關節 (圖 9.6c)，壺鈴往前擺盪並向上加速時，請讓壺鈴及手臂遠離身體，同時聳起斜方肌，雙手將壺鈴向上拉，讓壺鈴垂直向上移動 (圖 9.6d)，就好像身處於虛擬的煙囪當中。

壺鈴上升到脖子與頭頂之間的高度時，將握住壺鈴的手鬆開，並讓手指穿過握把。手臂舉至過頭位置時，姿勢是否標準對於動作的效率非常重要，也會進而影響到作功能力。在標準的姿勢中，肱三頭肌應該朝向正前方，拇指朝向後方 45 度角，肱二頭肌靠近耳朵，然後肋廓展開。

雙手舉至過頭鎖定位置 (圖 9.6e) 之後，軀幹向後傾斜，並稍微踮腳尖，讓壺鈴落至胸前呈現架式 (圖 9.6f)。壺鈴到達架式的位置後，再次向後傾斜軀幹，繼續讓壺鈴落下，然後向後擺盪，動作就結束了。

進行雙壺半抓舉時可以旋轉前臂，讓大拇指的方向調整到適合的位置，就跟雙手盪壺以及雙壺上搏一樣。最理想的做法是在向後擺盪結束時，呈現大拇指向後的姿勢，而準備將壺鈴加速上拉的時候，再轉變成拇指向上並朝 45 度旋轉的姿勢。

每次雙壺半抓舉配合三個或四個順向呼吸週期。三個呼吸週期的做法是從過頭位置的姿勢開始，軀幹向後傾並讓壺鈴落下進入向後擺盪時吸氣，達到架式位置時吐氣，將壺鈴落下時吸氣，在壺鈴快結束向後擺盪時吐氣，向前擺盪時吸氣，上舉至過頭位置時吐氣。

四個呼吸週期的做法是從過頭位置的姿勢開始，軀幹向後傾並讓壺鈴落下進入向後擺盪時吸氣，達到架式位置時吐氣，將壺鈴落下時吸氣，壺鈴快結束向後擺盪時吐氣，再吸氣，然後將壺鈴加速向上拉時吐氣，再吸氣，最後於上舉至過頭位置時吐氣。

雙壺全抓舉 (double full snatch)

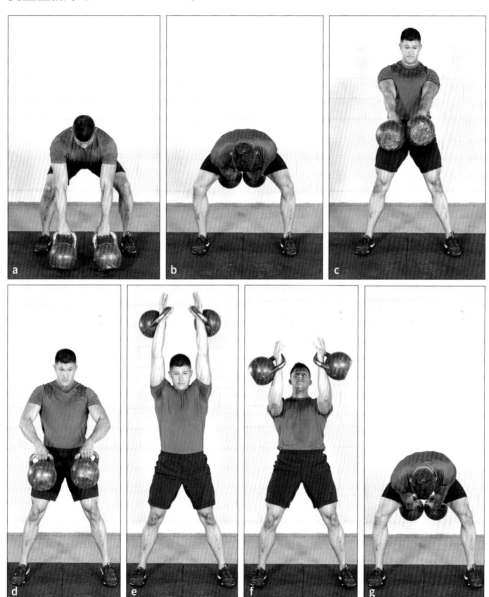

圖 9.7　雙壺全抓舉

雙壺全抓舉可以當作肌力與爆發力的訓練動作，建議以低反覆次數進行。雖然雙壺全抓舉是個非常棒的動作，但僅適合柔軟度佳、力量大、體力又好的人，而且即使是身強力壯者也必須謹慎拿捏訓練量。

單壺抓舉時還能轉動肩帶及軀幹，讓這兩個部位吸收動作帶來的衝力，但進行雙壺抓舉時，肩胛與脊椎的活動度會大幅限縮。此外，雙壺抓舉在將壺鈴上舉過頭的階段，會更依賴身體的力量來帶動雙臂向前擺盪，意思就是這個動作會相當費力。練習雙壺抓舉時，必須將動作做得既俐落又有力，並確認自己有足夠的體力維持正確姿勢。另外，不論是練習雙壺抓舉或是其他動作，只要感覺身體不適就應立即停止。

準備開始進行雙壺全抓舉時，將壺鈴置於正前方地面，臀部向後蹲踞，並以實握的方式拿起壺鈴（圖 9.7a）。接著，將壺鈴從雙腿之間向後擺盪（圖 9.7b），這時請將手臂靠在軀幹上，並迅速伸展膝關節與髖關節（圖 9.7c），壺鈴往前擺盪並向上加速時，請讓壺鈴及手臂遠離身體，同時聳起斜方肌，雙手將壺鈴向上拉，讓壺鈴垂直向上移動，就好像是在一個虛擬的煙囪當中（圖 9.7de）。

在兩個壺鈴上升到脖子與頭頂之間的高度時，將握住壺鈴的手鬆開，並讓手指穿過握把。手臂舉至過頭位置時，姿勢是否標準對於動作的效率非常重要，也會影響到作功能力。將壺鈴舉至過頭位置後，標準的姿勢是讓肱三頭肌朝向正前方，拇指朝向後方45度角，肱二頭肌靠近耳朵，然後肋廓展開。

因為在雙壺全抓舉中，慣性的作用力更大，所以將壺鈴落下直到進入向後擺盪的時候，千萬記得把軀幹向後傾斜（圖 9.7f）。軀幹後傾並讓壺鈴落下時，也請稍微踮腳尖。然後在肱三頭肌接觸到肋廓時，臀部向後蹲踞，並在壺鈴向後擺盪時持續直視壺鈴，以完成動作（圖 9.7g）。

如果壺鈴落下時沒有將軀幹後傾，或是沒有掌握好蹲踞的時間點，可能會失去平衡或導致受傷等後果。請特別留意！你必須在準備進入向後擺盪時蹲踞。雙壺全抓舉就跟雙壺半抓舉一樣，將壺鈴向前或向後擺盪時，可以旋轉前臂，讓大拇指朝向不同的方向。

每次雙壺全抓舉配合兩個或三個順向呼吸週期。兩個呼吸週期的做法是從過頭位置的姿勢開始，軀幹向後傾並且讓壺鈴落下時吸氣，快結束向後擺盪時吐氣，向前擺盪時吸氣，達到鎖定位置時吐氣。

三個呼吸週期的做法則是從過頭位置的姿勢開始，軀幹向後傾並讓壺鈴落下時吸氣，快結束向後擺盪時吐氣，再吸氣，開始讓壺鈴垂直向上加速時吐氣，再吸氣，最後，將壺鈴舉至鎖定位置時吐氣。

動作要領

- 壺鈴向上擺盪時，為了使力量轉移極大化並獲得最大槓桿，請確保手臂與軀幹接觸。

- 有些人在開始將壺鈴加速向上拉時會踮腳尖，然後在雙手舉至過頭鎖定位置的前一刻再輕輕向下點。假設你使用的壺鈴重量較大，這些動作其實非常適合用來協助縮短壺鈴需要移動的距離，並且提升力量。

常見錯誤	錯誤矯正方式
雙壺半抓舉	
僅依靠手臂的力量將壺鈴向上舉。	向前擺盪以及向後擺盪時把手臂靠在軀幹上，這樣能幫助你做出迅速且有力的上舉動作。另外，為了讓壺鈴向上加速，請於手臂靠在身體上的同時，伸展膝關節與髖關節。
將壺鈴從過頭位置落下時讓壺鈴向前掉落。	把手掌心轉向上並準備落下壺鈴時，請稍微將頭部與肩膀向後傾，讓壺鈴能夠沿著身體落下，感覺就像是讓壺鈴從煙囪直直落下一樣。
雙壺全抓舉	
上舉至過頭位置時，讓壺鈴向前滑動，並碰撞到前臂。	手指穿過壺鈴的握把後，稍微將膝蓋向下點，藉此讓手的高度稍微降低，這樣能夠幫助你在伸直鎖定膝蓋之前接住壺鈴，而這也代表將壺鈴向上拉時，不用為了讓手指穿過握把而將壺鈴舉到那麼高。
失去平衡或者向前跌。	站穩腳步，請不要讓身體不要隨著壺鈴向前傾，而是要將身體稍微向後傾，好讓壺鈴沿著身體落下。壺鈴落下後，請以雙腿的動作來緩衝壺鈴落下的力道。

雙壺交替抓舉（double alternating snatch）

雙壺交替抓舉在壺鈴運動中是屬於最高階的動作，對各種不同的運動表現（例如：速度、力量、協調）都非常有幫助。為了確保訓練時的安全，必須要有極佳的本體感覺、力量及協調性，練習時請注意自己的體線、呼吸與動作。雙壺交替抓舉可以分為兩種版本：一種是中途自然停頓的雙拍子交替抓舉，另一種是無停頓的單拍子交替抓舉。

雙拍子交替抓舉（two-count variation）

進行此版本動作時，以硬舉的動作向下蹲，並拿起地面上的壺鈴（圖9.8a）。接著，將手上的兩個壺鈴從雙腿之間向後擺盪（圖9.8b），再將一個壺鈴加速向上拉並做出抓舉的動作（圖9.8c）。舉至高點時會有個自然停頓。

把壺鈴舉至過頭位置後，軀幹向後傾斜，並讓壺鈴落下（圖9.8d），然後再次將手上的兩個壺鈴從雙腿之間向後擺盪（圖9.8e），最後將另一個壺鈴抓舉至過頭位置（圖9.8f）。

每次雙壺交替抓舉建議配合兩個或兩個以上的順向呼吸週期。其中一種做法是從過頭位置的姿勢開始，軀幹向後傾並讓壺鈴落下時吸氣，快結束向後擺盪時吐氣，然後將壺鈴向前擺盪，並讓手指穿過握把時吸氣，壺鈴達到鎖定位置時吐氣。

另一種做法則是從過頭位置的姿勢開始，背部向後傾，並讓壺鈴落下進入向後擺盪時吸氣，快結束向後擺盪時吐氣，再吸氣，手指開始穿過壺鈴握把時吐氣，再吸氣，最後，將壺鈴舉至鎖定位置時吐氣。進行這個版本的動作時，你可以將壺鈴舉至過頭位置後停頓一下，多做幾次呼吸來幫助恢復及配速。

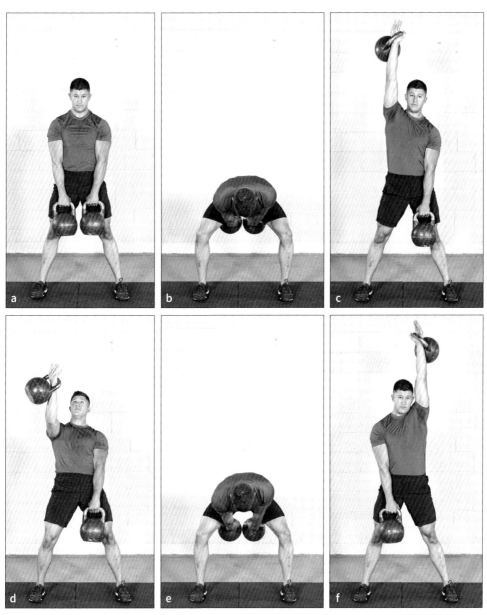

圖 9.8　雙壺交替抓舉：雙拍子

單拍子交替抓舉 (one-count variation)

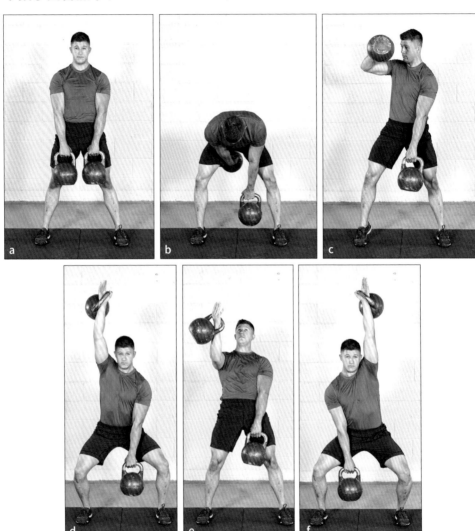

圖 9.9　雙壺交替抓舉：單拍子

這個版本的動作更激烈，也因為進行時需要更好的協調性，並精準掌握時機點，因此沒有什麼犯錯的空間。在雙拍子交替抓舉中，每次高舉過頭鎖定位置時會有一個自然的停頓，然而在單拍子交替抓舉不會有任何停頓，其中一

手將壺鈴向上拉的同時，另一隻手也同時讓壺鈴落下。為了順利完成訓練，請在每次動作中保持連續的節奏。

進行此版本動作時，以硬舉的動作向下蹲，並拿起地面上的兩個壺鈴 (圖 9.9a)。接著，將手上的一個壺鈴從雙腿之間向後擺盪 (圖 9.9b)，再將它加速向上拉並做出抓舉的動作 (圖 9.9c)。完成過頭鎖定的動作後，請將雙腿彎曲並放低重心 (圖 9.9d)。

然後，將壺鈴落下時，另一隻手臂施力，並拿著手上的壺鈴從雙腿之間向後擺盪至終點位置，而在擺盪同時雙腿彎曲 (圖 9.9e)，在這個階段請放鬆手臂好讓壺鈴落下，並將注意力放在把壺鈴向上拉的那一隻手上。一旦施力將手上的壺鈴向上拉，就會有向上的動能，將壺鈴帶到過頭鎖定位置了 (圖 9.9f)。

此動作的節奏較快，所以每次反覆配合一個反向呼吸週期。請在一手將壺鈴拉至過頭鎖定位置，另一手將壺鈴落下時吐氣，然後再迅速吸氣，並重複進行另一側的動作。由於是連續動作，並無法在中途停下來多做幾次呼吸幫助恢復。

動作要領

- 進行雙拍子交替抓舉時，就跟雙壺交替上搏一樣向後擺盪的幅度有限，必須從比較侷限的吊姿拉起壺鈴，並利用蹲踞的驅動力來輔助壺鈴向上加速。

- 雙拍子交替抓舉與雙壺交替上搏的另一個相似處，就是它們通常都被當作爆發力訓練的項目，也就是以大負荷、少次數的方式訓練。

- 與雙壺交替上搏的道理相同：雙拍子交替抓舉時，請善用鐘擺式擺盪機制；單拍子交替抓舉時，則要善用蹲踞的機制。

- 進行單拍子交替抓舉時，向下蹲踞能夠同時為向上加速的壺鈴與落下的壺鈴創造動能，進而帶動動作。

常見錯誤	錯誤矯正方式
雙拍子交替抓舉	
下方的壺鈴向後擺盪的幅度過大。	更加挺直身體,並且使用股四頭肌的力量來帶動壺鈴向上加速。
單拍子交替抓舉	
一手將壺鈴舉至過頭位置,另一手將壺鈴垂在下方時暫停動作。	將壺鈴舉至過頭鎖定位置之後,讓壺鈴落下時,請彎曲雙腿,迅速把重心放低。請把注意力放在將壺鈴向上拉的那一隻手上,另一隻手放鬆並將壺鈴落下。

雙壺挺舉(double jerk)

雙壺挺舉是一個絕佳的力量訓練動作,長期下來能夠訓練到許多體能項目,包含爆發力、柔軟度、結構完整性、動作節奏的掌握度、協調性、肺活量、兩側肌力的平衡。即使這是一個非常經典的動作,我還是將其歸類為高階動作。

因為雙壺挺舉需要非常好的控制能力,也要掌握好動作節奏,而為了提升這方面的能力,你必須要先透過初階動作(例如:推舉、借力推舉、深蹲)來打好基礎。雙壺挺舉主要的限制就是兩側肌肉在運動表現上的差異,也就是雙手在關節活動度、力量或協調性之間的差距,你必須以比較弱的那一側來決定自己訓練的強度。

請記住,在上一章學到挺舉中的五個元素,分別是:

1. 半蹲(第一次向下點)
2. 彈起(離地)
3. 下蹲
4. 到達穩固位置(站起並伸直固定膝蓋)
5. 將壺鈴落下並回到架式

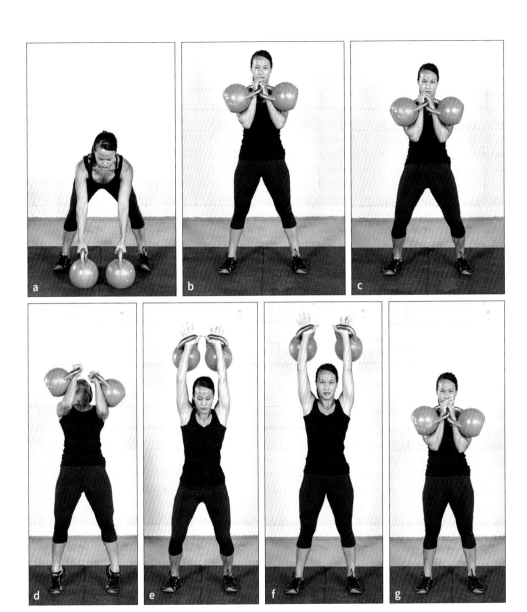

圖 9.10 雙壺挺舉

　　動作開始時，臀部向下蹲踞，並以實握的方式拿起地面上的壺鈴，來到雙壺挺舉的起始位置（圖 9.10a）。接著，將壺鈴上搏至胸前並呈現架式（圖 9.10b）。壺鈴到達架式的位置後請吐氣，同時將膝蓋迅速向下點，進入半蹲

狀態 (圖 9.10c)。準備半蹲時，為了要讓力量最有效率地從下半身傳遞至上半身，請務必讓手肘靠著軀幹，並讓腳跟接觸到地面。

半蹲後，迅速伸展腳踝、膝蓋、髖部來向上彈起 (也就是離地的動作，圖 9.10d)，在彈起過程中，也請確保自己的手肘靠在軀幹上。彈起的動作牽涉到所謂的**四聯伸展** (quadruple extension，或稱四重伸展)，也就是必須最大化踝關節、膝關節、髖關節以及軀幹的伸展。完成這個階段時，姿勢應該是髖部向前並向上頂起，而肩膀向後並向下傾。

向上彈起後，再迅速向下蹲踞，這個動作又稱為第二次向下點 (圖 9.10e)。再次提醒，不論是半蹲、彈起或是下蹲的動作，都需要以最快的速度來進行，而在下蹲的階段中，請於腳跟碰觸到地面的同時，手臂完全伸直並鎖定。

為了要讓動作的效率最大化，向下蹲踞時，請將身體放低來輔助鎖定手臂的動作，而不是刻意把雙手往上推來鎖定手臂。下蹲的深度取決於你的身體構造與體能狀況。股四頭肌與肱三頭肌較強壯的人通常會蹲得比較低，而體重較輕者的優勢在於速度，他們通常就不會蹲得那麼低。

接下來，請將膝蓋向後推以鎖定雙腿，這時膝關節跟肘關節應該完全伸展 (圖 9.10f)。到達穩固位置 (或者說鎖定雙腿) 主要的方式有兩種：第一種是直接站起來到平時上舉過頭的站姿，第二種是讓臀部維持在下蹲時的姿勢不動，並將膝蓋往後推至鎖定位置。到達穩固位置時，姿勢應該是手肘完全伸展並鎖定，手臂往身體中線靠攏，肩膀向外旋出 (讓肱三頭肌朝向前方，並讓拇指朝向斜後方)，然後肋廓打開。

你可以依照自己的活動度做出讓身體呈一直線的姿勢，或是停在胸部向前傾、骨盆向後傾斜的姿勢。最佳的姿勢是讓肱二頭肌位在耳朵的兩旁。每個人都必須在矢狀面上找到最適合自己身體構造的姿勢。

到達穩固位置後，將壺鈴落下並回到架式 (圖 9.10g)。在這個階段中，將肱三頭肌放鬆，並讓壺鈴在掌控下順暢的掉落在架式的位置。壺鈴落下時，

可以踮腳尖並朝著壺鈴的方向挺起胸，這個動作能夠吸收壺鈴落下的衝力。為了要安全的分散壺鈴落下的力道，等到手肘差不多回到胸前時，請讓腳跟著地，拱起胸椎，並且稍微彎曲膝蓋。你可以自行選擇要是否要在壺鈴開始落下時踮腳尖，或者是在壺鈴落下時腳掌全程平貼地面也行。

每次的雙壺挺舉配合四到五個順向呼吸週期。第一次向下點之前先吸氣，半蹲時吐氣，彈起時吸氣，下蹲並且將壺鈴上舉至鎖定位置時吐氣，站起來並停在動作最高點時再進行一次吸吐氣，壺鈴開始落下時吸氣，手肘接觸到身體，回到架式的位置時吐氣。如果你下蹲得較低，那就在下蹲後多進行一次吸吐氣，再接著做伸直穩固膝蓋的動作(換句話說，如果蹲得很低，就配合五個呼吸週期，如果只是迅速微蹲，就配合四個呼吸週期)。

動作要領

- 為了要從地面向上傳遞出最大的力量，就必須全速做出雙腳的動作。
- 挺舉時，請盡量在彈起的階段讓手臂與軀幹的接觸時間長一點。
- 壺鈴落下的過程中，請盡量讓壺鈴減速，藉此減少對身體帶來的衝擊。

常見錯誤	錯誤矯正方式
半蹲時手肘沒有接觸到身體，或是腳跟沒有接觸到地面。	先不要做挺舉，而是多練習純粹的半蹲來讓動作變成反射。
半蹲時速度太緩慢。	為了要產生更大的力量彈起，半蹲時必須要能啟動牽張反射。
沒有透過向下蹲踞並放低身體的動作來鎖定手臂，而是刻意把雙手往上推來做出鎖定的手臂動作。	使用空槓或者約 1.5 公尺長的 PVC 管練習鎖定手臂的動作。練習時從站姿開始，快速向下蹲踞，過程中不要將手臂彎曲，也不要將雙手往上推。
向下蹲踞後，伸直鎖定膝蓋的速度太慢。	練習深蹲並起立至膝關節鎖定的動作，獨立訓練下蹲的環節，並學著快速站起直到關節鎖定。詳見第 8 章壺鈴單手挺舉。

雙壺上搏挺舉 （double clean and jerk）

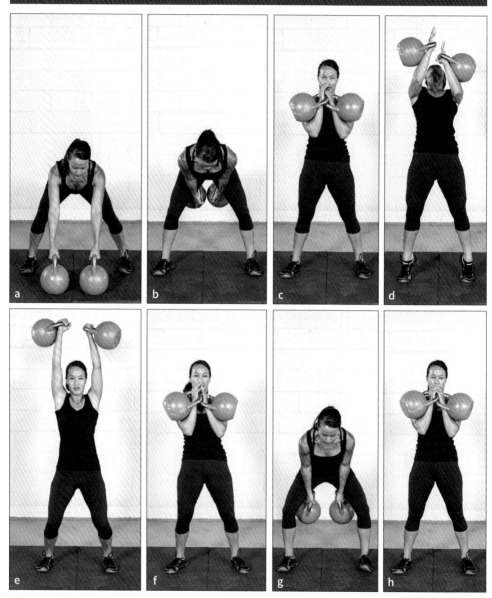

圖 9.11　雙壺上搏挺舉

雙壺上搏挺舉在壺鈴運動中是最全身性的動作，必須動用整條動力鏈 (kinetic chain)，而透過分析鄰近關節，也可以證明這個動作完美結合了活動度及穩定性的元素。此外，這個動作包含了完整的**牽張—縮短循環** (stretch-shortening cycle)，所以它可以作為增強式訓練用，也非常適合提升爆發力或迅速加速的能力。因此，雙壺上搏挺舉被廣泛應用於各種運動項目的交叉訓練來提升力量。

準備進行動作前，先將兩個壺鈴置於正前方的地面。然後臀部向後蹲踞，並以實握的方式拿起地面上的壺鈴 (圖 9.11a)。然後將兩個壺鈴從雙腿之間向後擺盪 (圖 9.11b)，再將壺鈴向前、向上擺盪，並上搏至胸前的穩定架式 (圖 9.11c)。接著，向下半蹲，然後全力踮腳尖讓壺鈴從胸前向上彈，同時迅速伸展雙腿與軀幹 (圖 9.11d)，並在手臂完全伸展且達到鎖定位置時快速向下蹲踞 (圖 9.11e)。

接著，伸直固定膝蓋，到達挺舉中的穩固位置，這時你的手臂及雙腿都完全伸展。然後軀幹向後傾，讓壺鈴落下回到架式的位置 (圖 9.11f)，你可以自行決定是否在開始落下壺鈴的時候一併踮腳尖。

回到架式後，再繼續讓壺鈴往下掉並進入向後擺盪 (圖 9.11g)。有些人偏好以大拇指朝前的姿勢進行雙壺上搏挺舉，但其實採用大拇指朝後或是大拇指朝向側面的姿勢也無妨。向後擺盪完之後，再度將壺鈴上搏回到架式 (圖 9.11h)。

每次雙壺上搏挺舉配合八個或八個以上的順向呼吸週期。從架式開始，向下半蹲前先吸氣，半蹲時吐氣，彈起時伸展雙腿與身體並吸氣，再次向下蹲踞並且將雙手伸直鎖定時吐氣，伸直固定雙腿時吸氣，雙腿到達穩固位置後吐氣，然後維持這個穩固的姿勢，多進行一次的吸吐氣。

接著，身體向後傾時吸氣，壺鈴落下回到架式時吐氣，停留在架式時多進行一次的吸吐氣，再次讓身體向後傾並繼續讓壺鈴落下時吸氣，將壺鈴向後

擺盪時吐氣，將壺鈴向前擺盪時進行一次的吸吐氣，上搏時也需要一次的吸吐氣。如果需要的話，可以在開始下一次反覆之前多進行幾次呼吸來幫助恢復。

動作要領

- 善用鐘擺式擺盪的機制。
- 盡量增加手臂與軀幹的接觸。
- 為了要從地面向上傳遞出最大的力量，必須全速做出雙腳的動作。
- 挺舉的部分，請在彈起的階段中，盡量讓手臂與軀幹的接觸時間長一點。
- 壺鈴落下的過程中，請盡量讓壺鈴減速，藉此減少對身體帶來的衝擊。
- 在動作中多進行幾次呼吸 (每次動作至少配合八個呼吸週期)，勿憋氣，這樣能幫助你控制好呼吸速率與心率。

常見錯誤	錯誤矯正方式
透過兩個動作將壺鈴上搏至胸前，沒有一氣呵成。	請確保自己在壺鈴上搏到胸前的同時，也讓手肘靠在身上。
柔軟度不足，導致無法在架式時確實伸展臀部。	進行第 7 章中的柔軟度與活動度訓練，或者是練習第 8 章學到的架式支撐。
半蹲時速度太緩慢。	為了要產生更大的力量彈起，半蹲時必須要能夠啟動牽張反射。
沒有透過向下蹲踞並放低身體的動作來鎖定手臂，而是刻意把雙手往上推來鎖定手臂。	使用空槓或者是約 1.5 公尺長的 PVC 管，練習鎖定手臂的動作。練習時從站姿開始，快速向下蹲踞，過程中不要將手臂彎曲，也不要將雙手往上推。
向下蹲踞後，伸直鎖定膝蓋的速度太慢。	練習深蹲並起立至膝關節鎖定的動作，獨立訓練下蹲的環節，並且學著快速站起直到關節鎖定。
在上搏的動作中鬆開握把。	為了增加抓握耐力，請練習農夫走路，並將動作維持一段時間。

壺鈴底朝上式伏地挺身（bottoms-up push-up）

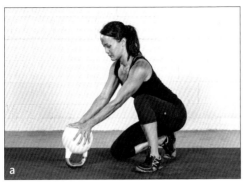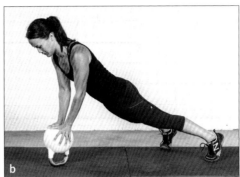
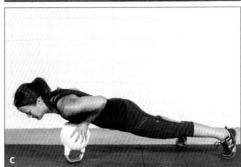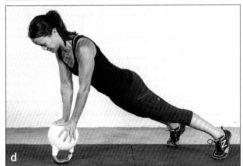

圖 9.12　壺鈴底朝上式伏地挺身

壺鈴底朝上式伏地挺身是針對上半身的動作，因為壺鈴會讓動作做起來更不穩定，所以進行時需要更費力平衡，因此除了能夠提升水平推的力量，也能訓練到身體前方的核心肌群。壺鈴底朝上式伏地挺身之所以被歸類為高階動作，是因為這個動作需要技巧才能做得正確，此外也需要足夠的核心穩定性來控制壺鈴，避免壺鈴在訓練中傾倒，對於核心穩定性不足的人比較危險。

動作開始時，先將壺鈴倒放，讓握把著地（圖 9.12a）。你可以讓握把呈垂直，也可以讓握把呈水平，若握把呈垂直會在矢狀面增加挑戰，而握把呈水平則會在冠狀面增加挑戰。請將壺鈴放置於不滑的地面上，才不會讓壺鈴在訓練時滑動。

接著，將雙手手掌牢牢放在壺鈴的底部，這時，手較大的人必須讓手指離開壺鈴的底部，並將手指包覆在壺鈴的外側，手較小的人可以直接把兩個手掌放在壺鈴底部的平面上。雙手朝壺鈴的重心緊緊向下壓，然後以雙手和前腳掌支撐身體，呈現平板的姿勢 (圖 9.12b)。

保持平衡並將身體向下帶，直到胸部輕觸雙手為止 (圖 9.12c)，再直線向上推至雙手完全伸展，並且完全鎖定手肘到達動作的最高點 (圖 9.12c)。身體向下時，標準的姿勢應該是要讓手掌與胸部的中心點對齊，手肘碰到軀幹，肩胛內收，然後從頸部到腳踝之間呈現一直線。另外，也要將手臂外旋收進肩窩，以收緊肩膀，並且讓背闊肌收縮。

請留意，這個訓練最危險的時候，就是在完成最後一次反覆並從壺鈴下來的瞬間，因為此時壺鈴正支撐著你的體重，所以必須先讓膝蓋著地，把身體的部分重量從壺鈴轉移到地面，再讓壺鈴倒在地面。

進行動作時，可以依照自己的體能狀況來決定要使用順向呼吸法或是反向呼吸法。如果體能相對沒那麼好的話，可能需要用到最大努力，並且以低反覆次數的方式進行訓練，這時就能透過反向呼吸法，讓胸腔處於高壓狀態以保護脊椎。使用反向呼吸法的方式是在身體向下時吸氣，把身體向上推時再吐氣。體能較佳者配合順向呼吸法會更好，也能夠促進耐力。使用順向呼吸法的方式是在身體向下時吐氣，把身體向上推時再吸氣。

這個動作的進階版本是雙壺鈴底朝上式伏地挺身。在這個雙壺版本進行伏地挺身時，雙手會各由一個壺鈴支撐。剛開始要撐在兩個壺鈴可能會很困難，必須反覆嘗試多次之後，才能找到最適合自己的方式。我個人的方法是在用雙手擺放一個壺鈴的時候，先將另一個壺鈴靠在我的大腿上，等到第一個壺鈴放穩了之後，再把第二個壺鈴滑動到位置上。通常壺鈴訓練都是垂直拉的動作，所以在這當中穿插一些這種水平推的動作，能幫助平衡大量的垂直拉訓練。

動作要領

● 開始進行壺鈴底朝上式伏地挺身時,將手指微彎並包覆住壺鈴,就像前面提到的,不論手指是放鬆或緊繃的狀態都能達到固定壺鈴的效果。不過進行動作時,為了加強結構完整性、增加身體的連結並發揮最大的力量,請透過手掌、核心肌群、臀大肌以及背闊肌施力,創造出高張力的狀態。

● 因為壺鈴有可能在訓練時傾倒,所以請在安全的地方訓練,必須確保訓練的位置附近沒有尖銳或易碎物品,然而若訓練時從壺鈴上滑落,也要讓自己摔在柔軟的地方(例如:橡膠墊)。

常見錯誤	錯誤矯正方式
肌肉張力不足,導致無法發揮最大力量、增強身體的連結以及維持正確的體線。	繃緊雙手、背闊肌、臀大肌與核心肌群,讓肌肉張力擴散到全身。
雙手沒有在正確的體線上,而且胸部太過向前。	這會降低肩膀的穩定性,進而影響運動表現。請讓雙手與胸部的中心點對齊。
沒有收緊肩膀。	雙手手掌牢牢壓在壺鈴上,感覺把自己的手旋進壺鈴中,藉此收緊肩膀。
沒有持續讓肩胛內收。	肩胛沒有持續內收的話就沒辦法確實啟動胸肌,也會對肩膀施加過多的壓力。讓肋廓展開將肩胛內收,請想像自己有個寬闊的胸膛。

蹲踞式土耳其起立 (squat method get-up)

第 8 章提到的土耳其起立,原本是土耳其的摔角選手用來提升體能的全身性動作,這個動作能夠訓練他們迅速且有力的從地板動作轉換成站姿,再從站姿轉變為地板動作。雖然你可能不會成為摔角選手,但是土耳其起立當中相對複雜的動作,還是能夠對敏捷度以及各種運動能力有正面的影響。

土耳其起立是用弓箭步從仰臥姿過渡到站姿,而蹲踞式土耳其起立則是運用蹲踞的方式銜接兩個姿勢,此動作在髖部、頸椎與肩膀都需要有良好的活動度,所以對許多人來說會更有挑戰性。

動作開始時，先採仰臥姿，並將右手向正上方舉起，然後右腳膝蓋彎曲，讓腳掌著地，而左手平放在地面上並向外展開約 45 度角 (圖 9.13a)。準備起身時，稍微繃起腹肌，然後把重心轉移至左手，你的重心會先移動到左側肩膀，再轉移至左側的手肘與前臂，最後落在左手手掌上 (圖 9.13b)。把重心轉移至左手時，讓左手手掌牢牢貼地，然後左手的肘關節必須完全伸展，到達鎖定狀態 (圖 9.13c)。進行到這裡時，就代表土耳其起立前半部的動作告一段落了，所以現在的姿勢應該要非常穩定。

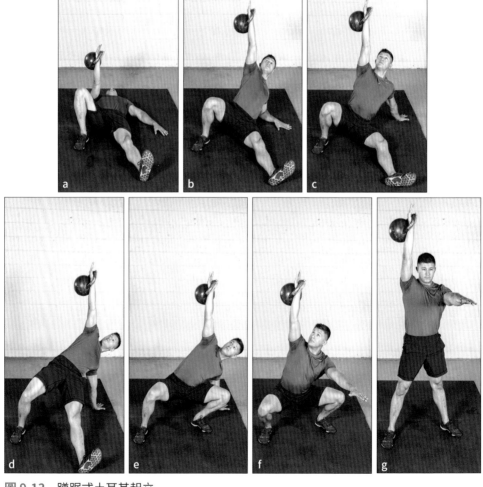

圖 9.13　蹲踞式土耳其起立

　　接著，準備從仰臥姿過渡到站姿時，先將臀部提起，並讓髖關節完全伸展（圖 9.13d）。即使右手稍微向前傾斜，都有可能會讓你無法妥善控制壺鈴，所以必須確保自己在伸展髖關節時，讓力量垂直向上傳遞。

　　接下來會進入到蹲踞的階段，也就是跟土耳其起立相異之處。這時，靠著兩個支點來撐住自己的重量，一個是左手手掌，另一個則是右腳。必須先穩定支點，再把伸直的左腳抬起來，請繼續保持臀部上提的姿勢，並直接讓左腳移動到左側臀部的下方，然後踩穩地面（圖 9.13e）。

　　蹲踞版本的動作基底比弓箭步版本更小，所以在這個階段中，身體的重量主要會集中在左手手掌。此階段結束前，請把重量從左手手掌向前推，讓重心完全轉移到雙腳上，並且取得平衡，然後讓左手離開地面，再伸直軀幹（圖 9.13f），最後從蹲踞的姿勢站起來，起身的階段就結束了。

　　起身後，再把動作倒著做回去。首先，雙腳膝蓋彎曲，並向下蹲踞，透過讓臀部向後坐來放低重心。為了把重心轉移到左手手掌，將左手平放在自己身後的地面，然後臀部向後推。接著，繼續讓臀部向下直到坐到地面為止。最後，漸漸讓左手前臂與左側肩膀著地，並將重心從左手手掌轉移到前臂，再到肩膀，然後回到起始位置，也就是仰臥姿。如果想要讓重心轉移的過程自然，可以試著在回到仰臥姿時慢慢將左手沿著地面向側邊延伸。

　　進行動作時，請保持自然呼吸，全程不憋氣，不需要套用特定的呼吸模式限制自己在哪個時間點吸氣與吐氣。

動作要領

- 練習過頭蹲舉以熟悉蹲踞階段的體線有哪些重點。
- 動作進行時，請持續注視著壺鈴。
- 第一次練習蹲踞式土耳其起立時，先不要用壺鈴，而是用其他的物品（例如：瑜伽磚、水瓶、或鞋子）來模擬壺鈴，並確保自己隨時都有將手舉直，維持良好的體線。

- 請確保壺鈴全程不傾斜。

- 手高舉過頭並完全伸展時，請把手臂旋進肩窩，持續收緊肩膀。

- 第一次做蹲踞式土耳其起立時，請找個夥伴幫你檢查動作。

- 從地面起身到蹲踞的階段時，請用沒有拿壺鈴的那隻手撐住，以防止向後跌倒。

常見錯誤	錯誤矯正方式
準備換手訓練時，另一隻手從臉部的正上方接過壺鈴。	以雙手移動壺鈴，並讓壺鈴從頭頂上方的附近繞至另一側。
在動作的第一個階段中試圖以仰臥起坐的方式起身。	起身時以手肘與腿為槓桿，並坐起至身體與地面成 45 度角。
讓單腳或雙腳的腳踝外旋。	雙腳踩穩地面。
蹲踞時讓將膝蓋內夾。	膝蓋內夾很常見，可能對膝蓋的內側韌帶造成傷害，因此訓練時要盡量避免這個動作。原因通常都不是膝蓋的問題，而是因為沒有適當啟動臀部肌群。 　為了避免膝蓋內夾，可以在蹲下時將膝蓋往兩側打開，也可以用約 50 公分的彈力繩或者拉力較小、容易延展的彈力帶環繞於膝關節周圍，因為在使用彈力帶時必須將膝蓋往兩側打開才能避免彈力帶落下，因此能夠幫助改善膝蓋內夾的問題。

坐姿推舉（chair press）

坐姿推舉與站姿推舉相比，因為少了雙腿的輔助，會需要更高的核心穩定性，也因此不論是對上肢力量或肌耐力都是一大挑戰。坐姿推舉除了可以適時為訓練課表提供變化，也可以在完整訓練計畫當中，作為垂直推的訓練項目之一。我們會以兩個壺鈴來示範這個動作，也可以只使用一個壺鈴進行單手坐姿推舉。

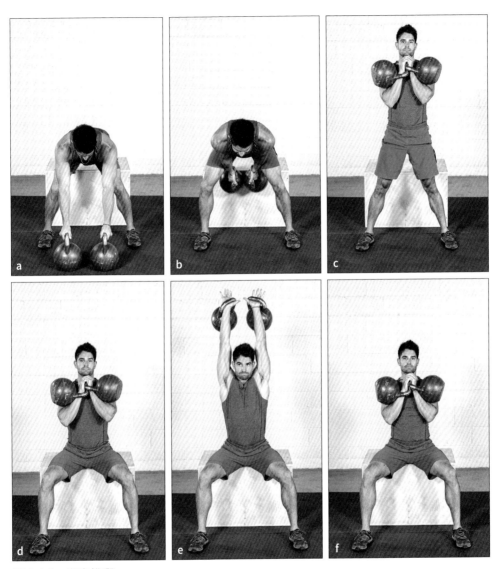

圖 9.14　坐姿推舉

　　準備開始進行坐姿推舉時，將兩個壺鈴置於正前方地面，並以實握的方式拿起壺鈴 (圖 9.14a)。接著，臀部向後蹲踞，並將壺鈴從雙腳間向後擺盪 (圖 9.14b)，再把壺鈴上搏到胸前 (圖 9.14c)，然後坐上一個穩固且沒有椅

背的椅子或箱子(圖 9.14d)。請讓雙腳腳掌完全貼地,再直接向上推舉到手肘鎖定(圖 9.14e)。最後,讓壺鈴落至胸前,就完成一次動作了(圖 9.14f)。

　　每次的坐姿推舉配合四個順向呼吸週期。從架式開始,在第一次壓縮身體前深呼吸,壓低並繃緊胸椎時吐氣。肋廓彈回並向上爆發時吸氣,推舉至鎖定位置時吐氣。停留在鎖定位置時進行一次吸氣與吐氣,如果需要也可以在這個時候多做幾次呼吸來幫助恢復。最後,開始讓壺鈴落下時吸氣,並於回到架式時吐氣,然後在進入到下一次反覆前,也可以停在架式多做幾次呼吸來幫助恢復。

動作要領

- 推舉時請讓全身的肌肉維持在高張力的狀態,繃緊雙手、腹部肌群與臀大肌。在進行像坐姿推舉這種需要舉起大重量且非常吃力的動作時,請善用肌力擴散效應,透過將主動肌周邊的肌肉繃緊,以增加主動肌的力量。
- 推舉時請將手臂旋進肩窩。

常見錯誤	錯誤矯正方式
進行坐姿推舉時,身體向後傾。	繃緊腹部肌群,像是肚子準備好要吃下一拳。
重心切換到左側臀部或右側臀部。	請讓腳掌平放在地面,臀部位於椅子或箱子的前半部,必須坐正並且繃緊腹部肌群。
因為兩側的肌肉在運動表現上的差異,所以你的力量及耐力都會被比較弱的那一邊(也就是非優勢單側)所限制。	以單手的站姿推舉或坐姿推舉,讓優勢單側與非優勢單側逐漸取得平衡。

過頭蹲舉 (overhead squat)

過頭蹲舉是一個全方位的動作，能夠同時訓練到平衡感、柔軟度、協調性、穩定性、活動度與力量。因為過頭蹲舉在下半身的動作跟前蹲舉非常相似，所以在開始練習過頭蹲舉前，請先確定你已經能適應前蹲舉的動作。過頭蹲舉多了一個挑戰，必須在蹲踞時支撐好上方的負荷來穩定上肢。

在沒有負重的版本中，可使用一根棍棒來進行過頭蹲舉，這能夠有效幫助提升關節活動度，並為手持壺鈴的過頭蹲舉做準備。另外，過頭蹲舉以及這個動作的幾個變化型也常常被用來檢測動作，或者是衡量動作品質。

因為進行過頭蹲舉時既需要做出特定動作，又要維持穩定性，因此專業人士在幫運動員、病患或客戶檢測動作時，只要讓他們以棍子來進行幾次的過頭蹲舉，就能夠檢查出各種動作上的問題。

若想佐證訓練課表的成效，也可以定期利用過頭蹲舉來衡量自己的成長。在開始使用一個壺鈴、甚至是兩個壺鈴做過頭蹲舉的時候，這個動作就會從基礎的檢測工具，轉變成高階的 (單壺) 動作，以及更高階的 (雙壺) 動作。

練習壺鈴過頭蹲舉前，請先以棍棒、繩子或 PVC 管來練習動作模式。請先確保自己完全能夠掌控好無負重的動作正確，再開始使用壺鈴訓練。只要掌握到手感之後，就會發現其實使用一個壺鈴要比使用棍棒更好上手，這是因為單手的過頭蹲舉時，你能大幅轉動臀部、肩膀與軀幹，進而讓身體比較不緊繃，所以能夠產生姿勢性代償，並把身體移動到壺鈴的正下方。

接下來會循序漸進介紹不同階段的過頭蹲舉。

第一階段

握起一根棍棒或 PVC 管,並讓雙手距離大約 1.5 個肩寬,雙腳打開略比肩膀寬。接著,將雙手高舉過頭,並向上伸展,使手肘完全伸直(圖 9.15a)。請保持挺胸,肩膀向後收緊,然後臀部向後坐,並且完全蹲踞(圖 9.15b)。動作進行的過程中,記得讓雙腳平貼地面。如果腳跟在蹲踞時抬起,就將腳跟稍微墊高再進行動作(例如在雙腳腳跟下方各墊一個 5 或 10 磅槓片)(圖 9.15c)。

此外,你必須持續改善腳踝的活動度,直到可以在進行過頭蹲舉讓雙腳平貼地面為止。這個動作就是過頭蹲踞的第一個階段,稱為「雙手、雙腳皆打開」(hands apart, feet apart)。等熟悉第一階段後,就可以再增加挑戰進入第二階段。

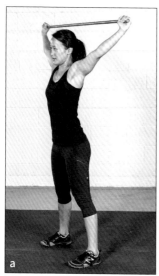 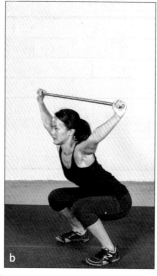 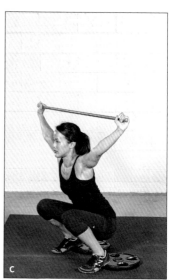

圖 9.15 過頭蹲舉的第一階段:雙手、雙腳皆打開

第二階段

雙手併攏握起棍棒,並將雙腳打開略比肩膀寬。接著,將雙手高舉過頭,並向上伸展,使手肘完全伸直 (圖 9.16a)。請保持挺胸,肩膀向後收緊,然後臀部向後坐,並且完全蹲踞 (圖 9.16b)。動作進行的過程中,記得讓雙腳平貼地面。這個動作就是過頭蹲踞的第二階段,稱為「雙手併攏、雙腳打開」(hands together, feet apart)。等到熟悉第二階段後,就可以再增加挑戰進入第三階段。

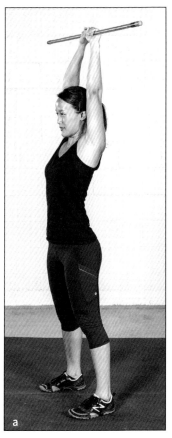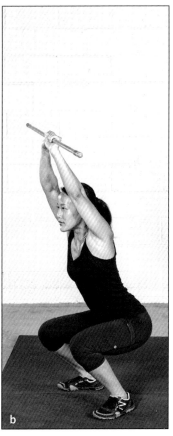

圖 9.16　過頭蹲舉的第二階段:雙手併攏、雙腳打開

第三階段

握起棍棒，讓雙手距離大約 1.5 個肩寬，並將雙腳併攏。接著，將雙手高舉過頭，並向上伸展，使手肘完全伸直(圖 9.17a)。請保持挺胸，肩膀向後收緊，然後臀部向後坐，並且完全蹲踞(圖 9.17b)。動作進行的過程中，記得讓雙腳平貼地面。這個動作就是過頭蹲踞的第三階段，稱為「雙手打開、雙腳併攏」(hands apart, feet together)。等到熟悉第三階段後，就可以再增加挑戰進入第四階段。

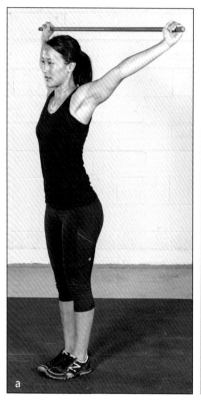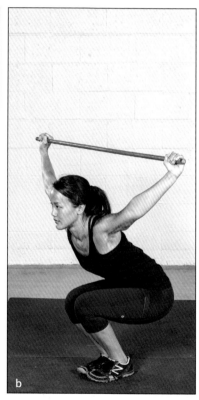

圖 9.17　過頭蹲舉的第三階段：雙手打開、雙腳併攏

第四階段

第四階段的動作非常有挑戰性，能夠熟練地做出這個動作，就代表你在過頭蹲舉時能展現出極佳的柔軟度以及核心穩定性。動作開始時，雙手併攏握起棍棒，並將雙腳併攏。接著，將雙手高舉過頭，並向上伸展，使手肘完全伸直（圖 9.18a）。請保持挺胸，肩膀向後收緊，然後臀部向後坐，並且完全蹲踞（圖 9.18b）。動作進行的過程中，記得讓雙腳平貼地面。這個動作就是過頭蹲踞的第四階段，稱為「雙手、雙腳皆併攏」(hands together, feet together)。

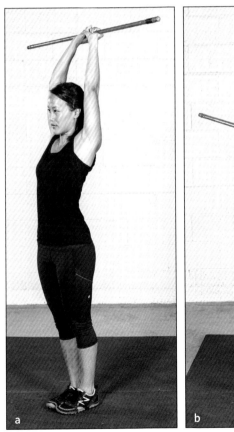
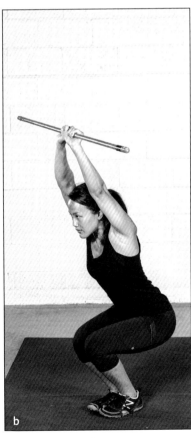

圖 9.18 　過頭蹲舉的第四階段：雙手、雙腳皆併攏

第五到第八階段

為了讓過頭蹲舉動作更加完善，可以把面對牆壁的蹲舉練習與前四個階段的動作結合。所以從第五到第八階段，請面對牆壁，並利用一根棍棒或 PVC 管進行過頭蹲舉的各個步驟。因為前方的牆壁會擋住棍棒，不讓它繼續向前移動，因此能夠避免動作從矢狀面偏離，而這也促使向下蹲踞時讓軀幹保持完全伸展。能夠順利完成第八階段(面對牆壁且雙手、雙腳皆併攏)的人，就代表你在過頭蹲舉的動作模式已具備非常好的柔軟度及動作控制能力，這也代表有能力安全地做出蹲舉的各種變化型了。

常見錯誤	錯誤矯正方式
第一階段：雙手、雙腳接打開	
膝蓋內夾，讓膝關節內側承受過多壓力。	向下蹲踞時請將膝蓋向兩側推出，讓膝蓋與腳尖對齊。
手拿棍棒向上伸展後，手肘呈現彎曲狀態。	雙手向上推至手肘完全伸展，請運用到完整的關節活動度，並鎖定手肘。
第二階段：雙手併攏；雙腳打開	
雙手或手中的棍棒向前傾。	挺胸並將肩胛向內收緊，讓向下蹲踞時把身體拉長，並挺直脊椎。
第三階段：雙手打開；雙腳併攏	
失去平衡。	用力把膝蓋靠攏，彷彿讓雙腳合而為一。
第四階段：雙手、雙腳皆併攏	
沒有繃緊軀幹，讓軀幹拱起。	盡可能把身體拉長，並將雙手向後推至最遠，以幫助你在動作進行時讓軀幹挺直。
向下蹲踞時手肘彎曲。	雙手向上舉至手肘完全伸展，並且在向下蹲踞時繼續努力把雙手往上推。
第五階段：面對牆壁且雙手、雙腳皆打開	
蹲踞時向後跌倒。	向後移動約 5 公分，然後重複動作直到可以保持平衡。

→ 續下頁

常見錯誤	錯誤矯正方式
第六階段：面對牆壁且雙手併攏，雙腳打開	
手中的棍棒向前傾，然後被牆壁擋住。	挺胸並將棍棒往身後推，以幫助挺直軀幹。
第七階段：面對牆壁且雙手打開，雙腳併攏	
向下蹲踞時手肘彎曲。	把棍棒向上推至手肘完全伸展並鎖定，然後在向下蹲踞時讓手肘維持在鎖定位置。
第八階段：面對牆壁且雙手、雙腳皆併攏	
比較弱的部分會原形畢露。	這個動作是訓練活動度的高階動作，所以你可能需要持續練習幾個月，甚至是幾年才有辦法完美做出來。可以用這個動作檢測自己哪一個部位太過緊繃，然後再退回第一到第七階段的動作，並把每個階段的動作練到精熟。

　　練習完前面不同階段的過頭蹲舉動作，此時就已做足準備能夠進入到壺鈴過頭蹲舉了。前面所提到的八個階段動作，能夠幫助你訓練出過頭蹲舉需要的柔軟度以及動作控制能力，所以應該要經常練習那些動作。等到完全熟練八個階段的動作，就可以進階到接下來的單壺過頭蹲舉了。

單壺過頭蹲舉 (single overhead squat)

動作開始時，採取跟前蹲舉相同的站姿，也就是將雙腳打開約與肩同寬，然後請把腳掌向外打開到能夠完全向下蹲踞的程度。站穩了之後，將一個壺鈴舉至過頭鎖定位置，然後雙眼直視壺鈴 (圖 9.19a)。你可以選擇任何一種方式來把壺鈴移動到鎖定位置，不論是運用到上搏、挺舉、借力推舉或抓舉都行，但必須讓手肘鎖定，並看向手中的壺鈴。

　　接著，向下蹲踞直到大腿與地面平行為止 (圖 9.19b)，並將空著的手向外側延伸以平衡負荷。最後，雙腳用力推地，從底部位置起身回到站姿 (圖 9.19c)。動作結束後，再以同樣的方式訓練另一側。

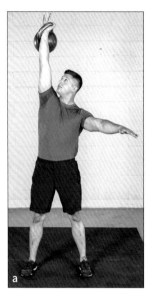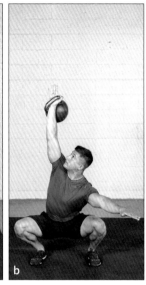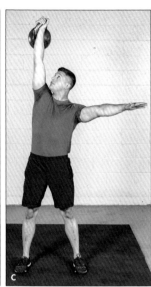

圖 9.19　單壺過頭蹲舉

　　進行單壺過頭蹲舉時，可以將軀幹轉向舉起的那一隻手 (圖 9.20a)，這樣能夠以軀幹的轉動來彌補肩帶以及上背在動作幅度上的不足。此外，也可以讓沒有舉起的那隻手側屈 (圖 9.20b)，這個動作的目的同樣是為了動作幅度創造出更多的空間，這樣就能將壺鈴維持在身體的正上方了。

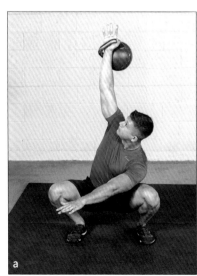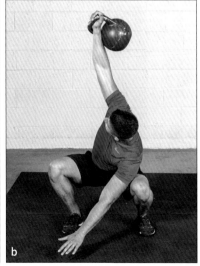

圖 9.20　單壺過頭蹲舉的不同姿勢：(a) 軀幹轉向舉起的手, (b) 將沒有舉起的手側屈

雙壺過頭蹲舉 (double overhead squat)

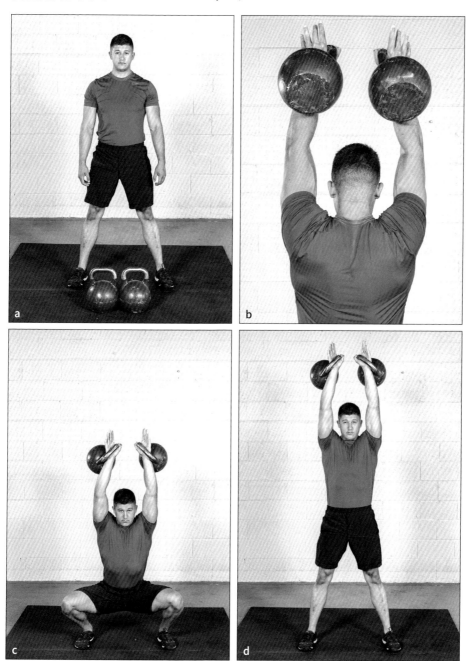

圖 9.21　雙壺過頭蹲舉

雙壺過頭蹲舉是比單壺過頭蹲舉更高階的動作，需要非常好的柔軟度才能做出正確的姿勢。動作開始時，採取跟單壺過頭蹲舉相同的站姿 (圖 9.21a)。你可以結合上搏與挺舉、上搏與推舉、上搏與借力推舉，或者是直接以雙壺抓舉的動作來將壺鈴帶到鎖定位置，在過程中請挺胸並將肩胛向後收緊 (圖 9.21b)。

接著，臀部向後坐並向下蹲踞 (圖 9.21c)。最後，雙腳用力推地，然後起身回到站姿 (圖 9.21d)。許多人因為沒有足夠的關節活動度，導致無法維持良好的姿勢，也就不能安全、有效地進行雙壺過頭蹲舉。如果你也是如此，請回頭多花一些時間練習使用棍棒的過頭蹲舉。

不論是進行單壺過頭蹲舉或雙壺過頭蹲舉，都是使用反向呼吸法。從起始位置開始，向下蹲踞時將空氣吸入腹部，然後站起來時吐氣。另一種方式是讓每次動作配合兩個呼吸週期，也就是一開始在站姿時吸氣，向下蹲踞時吐氣，再於蹲踞到底時吸氣，站起來時吐氣。

動作要領

- 蹲踞到底部的過程中，請將意識集中在主動肌，並且透過髖屈肌的力量把自己向下拉。
- 隨時注意自己的體線及姿勢。
- 將手肘完全鎖定，並讓壺鈴穩固地待在過頭位置。
- 挺胸並將肩帶內收下壓。
- 全程讓膝蓋與腳尖呈一直線。
- 展開髖部，蹲到最低。
- 站起來時讓力量從腳跟向上傳遞。
- 起身時請讓膝蓋與髖部完全伸展。

常見錯誤	錯誤矯正方式
單壺過頭蹲舉	
向下蹲踞時提起腳跟。	分別在雙腳腳跟下放槓片來讓腳跟稍微墊高。
向下蹲踞時失去平衡。	眼睛看著上方的壺鈴，並讓視線全程鎖定在壺鈴上。
雙壺過頭蹲舉	
向下蹲踞時讓壺鈴向前傾。	為了加強過頭動作的穩定性，請練習靜態的過頭支撐，直到可以讓壺鈴牢牢待在固定位置上（也就是讓壺鈴維持不動）。

　　透過高階動作可以進一步增強肌力、爆發力、肌耐力以及協調性。從第 7 章的初階動作、第 8 章的中階動作一直到第 9 章的高階動作，已包括壺鈴運動所有必須的動作，在以安全為前提下勤加練習必能獲得益處。

　　在下一章會學到如何把壺鈴與功能性訓練結合，讓你的訓練課表更豐富。此外，也能了解如何安排壺鈴搭配其他動作，設計出有效的肌力與體能訓練計畫。

MEMO

建立個人化健身計畫

正確的訓練技巧和練習品質很重要，如何在健身計畫中組合各種運動不容忽視，但這幾件事不能混為一談。計畫本身需要課表或規劃，但健身是否需要規劃，完全取決於你的目標為何。

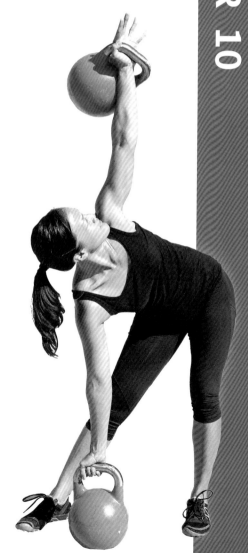

有一種健身概念稱為**直覺式訓練**(instinctive training)，也就是依賴自己的身體感覺和直覺來決定當天的訓練方式。我們平常當然會研讀一些健身資源和訓練技巧，但進入健身房之後，是跟隨直覺做當下想做的訓練，還是按表操課確保不偏離軌道呢？

　　這個問題很有趣，因為確實很多人每天隨興練也練出不錯的成果。與這種直覺式訓練類似的概念是「重要的運動得每天做」。深蹲很重要就天天蹲，推舉很重要就天天推！這個概念理論上來說是不錯，但實作起來卻負擔很重。你想想，有氧很重要、肌力很重要、平衡感很重要，柔軟度也很重要，深蹲、推舉、上拉和蹲跳都很重要，但顯然不可能每天全部都來一遍。

> 編註：直覺式訓練需要具備足夠的知識和經驗，以及感知自己身體的狀況，適合健身老手，初學者還是建議按表操課。

　　與直覺式訓練相反的是由肌力與體能專家為運動員打造的制式訓練計畫，組數、反覆次數、休息時長、頻率、訓練量和強度都精準地訂在週期化訓練計畫裡。

　　究竟是直覺法還是規劃法最適合你？我認為達成健身目標的關鍵並不是僵化的訓練計畫。一個運動隊伍需要明確的訓練行程，因為這關乎整個團隊。就個人而言，每個人都有自己的需求、強項和弱點，但教練受到團體環境限制，只能很有限度地提供一對一指導，因此訓練計畫就必須針對大原則，讓整個隊伍全賽季都按表操課。

　　想要如何運動與想要什麼樣的身體感覺，就是幫助你維持長久的體能和避免運動傷害的心法。我身為多年的教練與講師，給讀者最寶貴的建議就是先重質、再重量，還要學習分析和改變各種因素，才能調整訓練成效，不斷進步達成目標。

　　完美的訓練計畫並不存在，必須知道什麼運動能夠達成哪些目標，讓計畫正確地進行。本章大部分的訓練計畫範本，至少在一段期間之內對大部分的訓練者都適用。之後，就可以視訓練者的需求進行調整。

　　實作、實驗、記錄 (撰寫訓練日誌非常重要) 和持續修正訓練方針，是通往終身肌力訓練與健康的必經之路，請謹記這個目標。本章提供的訓練計畫範本不僅是準則，也能帶給你一些靈感，只有在理解並活用的前提下才會管用。

10.1　訓練計畫的種類

就一般健康健身來說，訓練計畫最常聚焦在活動度、減脂、肌耐力、肌力和爆發力上。能夠有效達成這些目標的訓練計畫很多，其中有一些共通的準則。

　　活動度訓練基本上是逐漸增加關節轉動和動態活動的反覆次數，讓各關節順暢地動作，以抒緩僵硬與疼痛。最有效的減脂計畫則由高強度和循環式訓練組成。肌耐力訓練計畫仰賴中等重量、長時間和高訓練量。爆發力訓練計畫則以大重量、低次數為準。以下是一些針對活動度、減脂、肌力和肌耐力、爆發力，分別研擬訓練計畫的準則。

活動度訓練計畫

活動度是靈活自在活動的能力。將活動度列入整體訓練計畫的考量時，注意力要放在動作的品質與控制力，也就是在活動範圍邊緣維持穩定的能力。那麼柔軟度與活動度有什麼區別呢？我們可以用活動範圍來比喻這兩者。

　　柔軟度和活動度的目標都是讓人們有辦法在完整的關節活動範圍內活動，不過兩者的不同之處在於活動範圍內能運用的肌力。我們以劈腿為例來比較兩者，劈腿的動作需要將雙腿向外開展呈 180 度，也有極少數人能夠超過此

活動範圍。具備柔軟度的人能夠做到很漂亮的劈腿，而活動度良好的運動員則不僅具有能劈腿的柔軟度，還具備能不靠雙手從劈腿姿勢站起來的肌力，兩者都需要花時間訓練，才能全面提升運動表現。

現代生活型態造成民眾肢體活動度下降，非常需要列為常態訓練。活動度訓練可以單獨為之，就是將整個訓練的重點放在增加活動度，而非肌力、減脂或耐力。也可以把活動度訓練當成整個訓練的其中一部份進行，另外也包括增加耐力、肌力和爆發力的動作，更可以利用暖身及緩和或是其他動作的組間休息做為主動恢復進行。

減脂訓練計畫

傳統的減脂訓練計畫包含長時間的心肺訓練，例如慢跑、騎單車和其他形式的有氧運動。肯尼斯・庫柏博士 (Dr. Kenneth Cooper) 是推廣有氧體能的關鍵人物，其創建的庫柏研究機構 (Cooper Institute) 更提出有氧體能有益心肺健康、循環功能以及體重控制的概念。庫柏博士創造了有氧運動 (aerobics) 一詞以及有氧訓練法。時至今日，慢跑仍是注重健康和減重民眾中最常見的運動之一。

雖然慢跑和其他有氧運動對於減重有助益，但當運動的程度超過一定限度後，所減少的體重中可能部分來自肌肉。這是因為長時間的有氧運動可能導致皮質醇水平上升，而皮質醇是一種與壓力相關的荷爾蒙。訓練時間越長，體內釋放的皮質醇也就越多，過高的皮質醇水平可能對肌肉產生異化效果，意即它可能促使肌肉的分解或減少。

此外，長時間的有氧訓練可能增加身體的發炎反應，且對於增加脂肪燃燒的效果並不顯著。與此相反，引入高強度、短時間的間歇訓練已被證明在減脂計畫中非常有效。這些短時間、高強度的爆發力運動，中間休息極少或不休息，更偏向於肌肉增長的效果，而不會帶來長時間有氧訓練的某些不良影響。

編註：可參考《HIIT 高強度間歇訓練科學解析 - 從解剖學與生理學的機轉改變體態》一書，由旗標科技公司出版。

一般來說，運動時荷爾蒙的反應會隨著運動的持續時間 (例如 45 分鐘，因人而異) 而變化。對於增加肌力、肌肉量以及減脂效果來說，生長激素和睪固酮是非常重要的荷爾蒙。然而，當運動持續時間過長，可能會影響這些荷爾蒙的濃度，同時導致皮質醇濃度上升。皮質醇在某些情境下可能會對肌肉產生分解作用。

長時間的耐力訓練也許不是最佳的減脂策略，因為可能會影響肌肉量。但這不代表長時間的運動一定會導致體脂增加，因為它同時也燃燒了大量的熱量。要達到最佳的效果，適當地結合重量訓練和有氧運動，並根據個人的體質和目標來調整訓練計畫很重要。

田畑泉博士 (Dr. Tabata Izumi) 於 1996 年進行了一個影響深遠的有趣研究。田畑博士選擇 7 位受試者，並請他們進行每週 5 天，共 6 週的訓練。每個訓練環節包含 8 組高強度特定動作。每組訓練時長 20 秒，組間休息 10 秒。另一組受試者則每週 5 天，共 6 週進行 60 分鐘心肺 (有氧) 運動。為期 6 週的研究結束前，田畑博士發現以中等強度長時間訓練的心肺組，有氧能力有所提升，但無氧能力沒有提升。另一方面，高強度間歇訓練組的有氧能力和無氧能力都有所提升。

這些 Tabata 運動成為最受歡迎的高強度訓練形式，在運動員和認真健身者中皆然。原版的 Tabata 運動包含 5 分鐘暖身，每組最多 20 秒的最大強度運動，搭配組間休息 10 秒，共 8 分鐘，以及 2 分鐘的緩和運動。然而要注意的是，田畑博士的研究受試者為訓練精良的耐力型運動員，對一般大眾來說，可能運動強度太高而難以完成。

因此，多數 Tabata 運動的微調版本使用 8 個間歇運動，暖身後每組進行 4 分鐘。時長更短、強度更高的間歇訓練，如 Tabata 運動或循環訓練能燃燒大量熱量，但也能避免因過度的皮質醇釋放而導致的肌肉流失。這允許你在訓練後更快地恢復，因為恢復期間是肌肉生長和修復的最佳時機。

有氧和無氧運動為主的減脂訓練計畫都各有優缺點，因此結合兩種運動是最有效的減脂計畫。

肌力和肌耐力訓練計畫

肌力和肌耐力是本書中重複強調的重點之一，依照本人經驗，壺鈴訓練是達成目標肌力和肌耐力最有效的途徑。重量、速度和持續時間的組合讓壺鈴訓練具備全方位功能。如果你的健身目標是兼具肌力和肌耐力，可能從頭到尾只需要一個漸進式的壺鈴訓練計畫就足夠了。當然，利用啞鈴、槓鈴和徒手訓練也能達成目標。

力量和爆發力訓練計畫

在追求最大力量方面，槓鈴是首選，因為在所有基本的舉重動作，如深蹲、硬舉、臥推、抓舉、上挺和推舉中，它都能達到更重的負荷。壺鈴、沙袋和大力士訓練方法當然都各有其優點，但如果目標是透過訓練計畫達到最大力量與爆發力，那麼槓鈴絕對不可或缺。

要提高爆發力，就必須在完整的動作範圍內以最快的速度移動負荷。藥球是這方面的絕佳工具，因為它可以在最大速度下加速，然後在完全伸展的點釋放，從而在動作中充分展現爆發力。

記住！爆發力的定義是每單位時間內作的功，因此力量和爆發力是有區別的。力量(或產生的力)是爆發力的一個組成部分，動作的速度是兩者差異的關鍵，因此在爆發力的訓練計畫中必須包含最快速的動作。

10.2　設計健身計畫

開始實行健身計畫是邁向健康人生的關鍵一步。開始使用壺鈴之前,最好先制訂一個得以遵循的計畫,這需要考量你的目標和目前的能力。以下是一些設計壺鈴訓練計畫時需要謹記在心的原則:

- 了解自己目前的健身與體能程度,做為衡量進步的起點。正如第 5 章所寫,做一下體能測試來確定起點。

- 設計自己的訓練計畫或是依照範本訓練之前,需要確認訓練焦點或該期間最重要的目標。是想要減重或想要達成某些運動表現目標,例如 6 小時完成半程鐵人三項。有明確的目標才能專注在進展上。例如想瘦下 9 公斤,在接下來的三個月就應優先採用強調減脂的計畫。如果達成了減脂目標,下一個目標就可以專注在加強肌力或耐力上。有整體的訓練方法,能讓你彈性組合訓練工具與方法以滿足健身目標。

- 剛開始時切勿求快,循序漸進很重要。如果有任何運動傷害或醫療狀況,一定要先諮詢醫生取得適當的訓練計畫指引。選擇適合目前程度的壺鈴,接下來的 3～6 個月都能持續進步。感知身體發出的訊息,如果感到疼痛、喘不過氣、暈眩或噁心,有可能是訓練太頻繁或太激烈,那就應該休息到狀況解除。

- 為了全面的健身,設計一套涵蓋力量、耐力和關節活動度的訓練方案是必要的。撰寫日誌追踪目標和進展,如果發現進度停滯,可考慮調整訓練的頻率或強度。持續設定新目標,能夠保持長期的動力。

- 訓練環節之間保留足夠休息時間,以充分休息與恢復。訓練前後也一定要有足夠的暖身和緩和時間。如果身體不適,最好休息一兩天再進行下一次訓練。

撰寫訓練日誌

記錄訓練進度的方法有很多種，重點是有系統的記錄以便追蹤。等到你的進展停滯，就能回顧幾週或幾個月前的訓練內容，並找出可能需要更動的項目，才能繼續推動進展。我建議撰寫日誌時記錄下列資訊：

- 日期
- 動作名稱
- 重量選擇
- 反覆次數
- 組數
- 每組時長
- 組間休息時長
- 訓練總時長
- 總訓練量

從訓練日誌裡的記錄資訊，能夠看到確切的訓練量、使用重量、總訓練量和總時長。部分或全部的數字應該會隨著時間推進而上升，像是重量增加、重量不變但反覆次數或組數增加、休息時長縮短等等。如此一來就能藉由日誌檢視進展。你也可以記錄每次、每週或每個月的總訓練量。就整體趨勢來看應該逐月上升。如果停滯不前，就該停止訓練 1～2 週讓身體復原。接著就能神清氣爽、煥然一新的回歸訓練。

當我設計健身計劃時，遵循的指導原則是涵蓋所有主要的動作模式。觀察人體所有可能的運動模式後，我們可以制定一套分類系統，有助於整合各種訓練動作，確保透過互補的動作訓練身體各部位的活動範圍，例如：垂直推拉、水平推拉、髖關節彎曲與伸展、膝關節彎曲與伸展、核心穩定性和動態活動度，以及移動能力。

身體的動作有八大類型，每一類動作都有數種高效、功能性的訓練方法，如表 10.1 所示。這些例子提供給讀者參考，遵循表中的動作分類，不僅能涵蓋所有的肌力與體能訓練需求，同時也兼顧到訓練的多樣性。了解八大動作類型的概念以後，就能用壺鈴取代其他負重阻力訓練，例如槓鈴或啞鈴。

以我個人經驗以及專業看法，健康的首要目標應該是追求強化身體與運動技能的平衡。由於壺鈴動作大多強調垂直方向的拉和推，而不是水平方向的拉和推，因此需要加上一些水平動作以顧及其他運動角度。此外，矢狀面（將人體分為左右兩半的平面）和冠狀面（將人體分為前後兩半的平面）動作也是壺鈴訓練的主要動作，因此也需要加入橫切面（將人體分為上下兩半的平面）動作，有助於整體的平衡。

只要熟悉這個指導原則，以及可供選擇的各種功能性運動，我們就能建構出有效、全面且符合各種目標的健身計畫。

表 10.1 動作分類

垂直推舉	單臂推舉、雙臂推舉、單臂上拉推舉、雙臂上拉推舉、單臂挺舉、雙臂挺舉、坐姿單臂推舉、坐姿雙臂推舉、站姿或坐姿交互推舉、雙槓臂屈伸、地板或雙槓倒立伏地挺身
垂直上拉	單臂抓舉、單臂挺舉、雙臂挺舉、上拉、硬舉
水平推出	地板或凳上臥推、任何伏地挺身變化型
水平拉入	單臂俯身划船、俯身划船、啞鈴單邊划船、水平划船、單臂水平划船、仰臥引體向上
下半身：膝關節	前深蹲、前蹲起身時以腳尖支撐、深蹲擺盪、壺鈴深蹲跳
下半身：髖關節	雙臂擺盪、單臂擺盪、單腳硬舉、早安運動、手槍蹲（單腳深蹲）、換手擺盪
核心穩定度與動態活動度	過頭深蹲、單臂過頭深蹲、風車式、起立、仰臥拉舉、壺鈴底朝上棒式、側棒式
移動能力	前跳、後跳、側併步、側邊交叉步（Carioca）、行進弓步蹲、跳躍、攀爬、爬行、螃蟹走路、熊式走路、鴨子走路、鴨子跳、繩梯、迷你訓練欄架、翻滾、柔術或其他武術、舞蹈

10.3 訓練計畫範本

以下是涵蓋常見需求的訓練計畫範本，包含活動度、減脂、肌耐力，以及培養肌力與爆發力。可以直接依照範本安排的動作與順序進行，只需微調重量、反覆次數、組數或時長即可。這些範本只是起個頭，讓你知道訓練中該做什麼。隨著經驗增長，自然而然就會擁有自訂計畫的知識和自信。

活動度訓練計畫範本

這裡提供六個以活動度為主的訓練計畫，供初階、中階、高階訓練者各兩個。每個活動度訓練計畫結合有氧活動、關節活動度動作、動態活動度動作以及靜態伸展，請參考範本 10.1～10.6，在本書有介紹過或提到的動作會標示頁碼。

範本 10.1　初階活動度訓練計畫 1
暖身
1.　前後跳：20 次 2.　側向橫移：左右向各 10 次 3.　徒手深蹲 p.60：10 次
主要運動
1.　扣手轉腕 p.73：每個方向各 30 次 2.　肘關節繞環 p.74：每個方向各 20 次 3.　肩膀繞環 p.75：每個方向各 20 次 4.　前後點頭 p.76：30 次 5.　頸部轉動 p.77：40 次 6.　膝蓋畫圈 p.86：每個方向各 10 次 7.　用棍棒的雙手過頭蹲舉第一階段 p.242：10 次
緩和
1.　臀部畫圈 p.79：每個方向各 30 次 2.　初階橋式拉伸 p.136：動作最高點停留 5 秒，5 次

範本 10.2　初階活動度訓練計畫 2

暖身

1. 開合跳：20 次
2. 胸腔壓縮與外擴 p.89：20 次
3. 肩膀伸展 p.96：一手各 30 秒

主要運動

1. 手指彎曲和伸展 p.73：一手各 10 次，每次 1 秒
2. 扣手轉腕 p.73：每個方向各 30 次
3. 頸部畫圈 p.78：順逆時針各緩慢做 10 次
4. 交替肩膀繞環 p.75：每個方向各 30 次
5. 膝蓋畫圈 p.86：每個方向各 20 次
6. 腳踝屈伸 p.87：15 次
7. 徒手深蹲 p.71：15 次

緩和

1. 脊柱前向伸展 p.104：持續 1 分鐘
2. 初階橋式拉伸 p.136：動作最高點停留 5 秒，5 次

範本 10.3　中階活動度訓練計畫 1

暖身

1. 側邊交叉步：左右向各 20 次
2. 行進弓步蹲：往前往後各 12 步
3. 手臂旋轉 p.88：單手每個方向各 10 次

主要運動

1. 頸部畫圈 p.78：順逆時針各緩慢做 10 次
2. 腳踝屈伸 p.87：20 次
3. 面壁深蹲 p.148：5 次
4. 腿部擺盪 p.93：一邊各 20 次
5. 軀幹旋轉 p.80：30 次
6. 風車式暖身，使用彈力帶或棍棒 p.189：慢慢做，一側 5 次
7. 使用棍棒過頭深蹲第二階段 p.243：10 次

緩和

1. 中階橋式拉伸 p.137：動作最高點停留 5 秒，5 次
2. 嬰兒式 p.107：停留 1 分鐘
3. 吊單槓 p.138：2 組，每組各 20 秒

範本 10.4　中階活動度訓練計畫 2

暖身

1. 前後跳：向前後各 20 次
2. 頸部屈伸 p.98：持續 30 秒
3. 頸部側伸展 p.99：左右側各持續 20 秒

主要運動

1. 交替肩胛繞環 p.75：每個方向 40 次
2. 腿部擺盪 p.93：單腿各 30 次
3. 肱三頭肌後拉 p.97：單手各 30 秒
4. 膝蓋彎曲與伸展 p.92：20 次
5. 軀幹旋轉 p.80：40 次
6. 使用棍棒過頭深蹲 p.242：15 次
7. 吊單槓 p.138：持續 30 秒

緩和

1. 脊柱後向伸展 p.105：持續 30 秒
2. 嬰兒式 p.107：持續 1 分鐘
3. 中階橋式拉伸 p.137：動作最高點停留 5 秒，5 次

範本 10.5　高階活動度訓練計畫 1

暖身

1. 向後跳躍：30 次
2. 直立抬膝伸展 p.100：單邊動作最高點各停留 2 秒，5 次
3. 直立股四頭肌伸展 p.101：單邊動作最高點各停留 2 秒，5 次
4. 直立腿後肌伸展 p.102：持續 1 分鐘

主要運動

1. 腰部 8 字繞環 p.83：每個方向各 12 次
2. 大動作拍手 p.91：40 次
3. 垂直擴胸 p.90：20 次
4. 上臂鷹式 p.138：每側各 30 秒
5. 面壁過頭蹲舉第 6 階段：雙手併攏、雙腳打開 p.246：5 次
6. 面壁過頭蹲舉第 7 階段：雙手打開、雙腳併攏 p.246：5 次
7. 徒手單腳硬舉 p.155：徒手做，單腿各 5 次，站在箱子上增加活動範圍
8. 土耳其起立 p.198：徒手做，一側各 5 次

緩和

1. 脊柱逐節直立 p.84：慢慢做 5 次
2. 仰臥抬膝伸展 p.106：每側各停留 30 秒
3. 高階橋式拉伸 p.137：動作最高點停留 5 秒，5 次

範本 10.6　高階活動度訓練計畫 2

暖身

1. 徒手深蹲 p.60：30 次
2. 側胸伸展 p.85：一側各 15 次
3. 腰部彎曲 p.82：10 次，每個動作各停留 2 秒

主要運動

1. 側邊交叉步：30 次，每次變換行進方向
2. 行走弓步蹲：往前往後各 20 次
3. 徒手風車式，使用彈力帶或棍棒 p.189：一側 10 次
4. 背後肩膀伸展 p.95：持續 30 秒
5. 面壁過頭深蹲第 6 階段：雙手打開、雙腳打開 p.246：10 次
6. 脊柱逐節直立 p.84：慢慢做 8 次

緩和

1. 脊柱前後向伸展交替進行 pp.104-105：10 次
2. 高階橋式拉伸 p.137：動作最高點停留 2 秒，8 次
3. 吊單槓 p.138：持續 1 分鐘

減脂訓練計畫範本

總共包含初階、中階、高階訓練者參考的六個減脂訓練計畫範本，每個階級各兩個，請參考範本 10.7～10.12。

範本 10.7　初階減脂訓練計畫 1

暖身

1. 壺鈴繞身 p.121：每個方向各 30 秒，使用較輕壺鈴
2. 壺鈴繞頸 p.122：每個方向各 30 秒，使用較輕壺鈴
3. 壺鈴硬舉 p.125：10 次
4. 高腳杯蹲舉 p.150：10 次
5. 關節活動：大關節旋轉 (肩、髖、頸部) 各 10~20 次

主要運動

1. 單手盪壺 p.128：參照 p.257 的 Tabata 運動，每次 20 秒，換手前休息 10 秒；組間休息 1 分鐘，共做 4 組
2. 單壺推舉 p.139：參照 p.257 的 Tabata 運動，每次 20 秒，換手前休息 10 秒；組間休息 1 分鐘，共做 4 組

緩和

1. 輕鬆慢跑 10 分鐘
2. 伸展 5 分鐘：每個動作 30 秒 (背後肩膀伸展 p.95；肩膀伸展 p.96；肱三頭肌後拉 p.97；直立抬膝伸展 p.100；直立股四頭肌伸展 p.101)

範本 10.8　初階減脂訓練計畫 2

暖身

1. 跳繩：1 分鐘
2. 徒手深蹲 p.60：15 次
3. 壺鈴繞身 p.121：每個方向各 30 秒

主要運動

以下運動進行 3 組，組間休息 1 分鐘：
1. 單手盪壺，兩手各 15 次 p.128
2. 高腳杯蹲舉 p.150：10 次
3. 用高腳杯姿勢做雙手推舉 p.139：10 次

緩和

1. 輕鬆慢跑或跳 3 分鐘
2. 伸展：每個 30 秒 (直立四頭肌伸展 p.101；直立腿後肌伸展 p.102；嬰兒式 p.107；
   脊柱前向伸展 p.104)

範本 10.9　中階減脂訓練計畫 1

暖身

1. 壺鈴雙手單腳硬舉 p.155：一邊 8 次
2. 風車式 p.188：一側 10 次
3. 關節活動：大關節旋轉 (肩、髖、頸部) 各 10～20 次

主要運動

每組 4 個動作，10 分鐘內做越多組越好：
1. 雙手盪壺 p.160：15 次，使用中等重量壺鈴
2. 雙壺上搏 p.165：15 次，使用中等重量壺鈴
3. 雙壺前蹲舉 p.169：15 次，使用中等重量壺鈴
4. 俄羅斯轉體 p.202：40 次，使用中等重量壺鈴

緩和

1. 輕鬆慢跑 10 分鐘
2. 伸展 7 分鐘：每個伸展 1 分鐘 (直立腿後肌伸展 p.102；直立抬膝伸展 p.100；直立股
   四頭肌伸展 p.101；脊柱後向伸展 p.105；嬰兒式 p.107；仰臥抬膝伸展 p.106；脊柱
   前向伸展 p.104)

範本 10.10　中階減脂訓練計畫 2

暖身

1. 慢跑 5 分鐘
2. 關節活動 5 分鐘：緊繃處加強

主要運動

1. 單手盪壺 p.128：參照 p.257 的 Tabata 運動，組內運動 20 秒後，休息 10 秒，共做 10 組
2. 休息 3 分鐘
3. 高腳杯蹲舉 p.150：參照 p.257 的 Tabata 運動，組內運動 20 秒後，休息 10 秒，共做 8 組

緩和

1. 輕鬆緩慢向前或向後跳躍 2 分鐘
2. 脊柱前後向伸展 pp.104-105，交替進行 2 分鐘：每個姿勢持續 10 秒，兩分鐘內持續 交替（每個姿勢做 6 次）

範本 10.11　高階減脂訓練計畫 1

暖身

1. 輕鬆慢跑 5 分鐘
2. 動態活動度運動：手臂旋轉 30 秒 p.88，大動作拍手 30 秒 p.91，腿部擺盪朝各方向 30 秒 p.93
3. 單壺過頭蹲舉 p.248：一側 30 秒
4. 脊柱前向伸展 p.104：持續 1 分鐘
5. 小腿伸展 p.103：一腳各 1 分鐘

主要運動

1. 雙壺半抓舉 p.217：參照 p.257 的 Tabata 運動，組內運動 20 秒後，休息 10 秒，共做 4 組
2. 壺鈴底朝上式伏地挺身 p.233：參照 p.257 的 Tabata 運動，組內運動 20 秒後，休息 10 秒，共做 4 組

緩和

靜態伸展：一側 30 秒或每個動作 10 次（直立股四頭肌伸展 p.101；
直立腿後肌伸展 p.102；直立抬膝伸展 p.100；小腿伸展 p.103；脊柱前向伸展 p.104)

範本 10.12　高階減脂訓練計畫 2

暖身

1. 敏捷訓練：向前向後跳各 30 秒、左右側併步，左右側邊交叉步
2. 向前與向後行進弓步蹲：各 30 秒

主要運動

1. 雙手盪壺 p.160：一組 10 次，組間休息 20 秒，共做 10 組
2. 任何一種交替推舉：一組 10 次，組間休息 30 秒，共 5 組

緩和

1. 慢跑 5 分鐘
2. 伸展：每個姿勢持續 90 秒 (脊柱前向伸展 p.104；脊柱後向伸展 p.105；嬰兒式 p.107)

肌力和肌耐力訓練計畫範本

總共包含初階、中階、高階訓練者參考的六個肌耐力訓練計畫範本，每個階級各兩個，請參考範本 10.13～10.18。

範本 10.13　初階肌耐力訓練計畫 1

暖身

1. 輕鬆慢跑 5 分鐘
2. 關節活動：大關節旋轉 (肩、髖、頸部) 各 10～20 次或持續 5 分鐘

主要運動

進行 10 次以下動作，整組完成前不休息；. 組間休息 1 分鐘，共三組：
單手盪壺 p.128，單壺上搏 p.131，單壺推舉 p.139，抓舉 p.143，高腳杯蹲舉 p.150

緩和

伸展 7 分鐘：每個姿勢 1 分鐘 (背後肩膀伸展 p.95；直立抬膝伸展 p.100；直立腿後肌伸展 p.102；直立股四頭肌伸展 p.101；脊柱後向伸展 p.105；嬰兒式 p.107；脊柱前向伸展 p.104)

範本 10.14　初階肌耐力訓練計畫 2

暖身

1. 徒手敏捷訓練：向前跳、左側併步、右側併步 各 30 秒
2. 關節活動 5 分鐘；緊繃處加強

主要運動

1. 單壺上搏 p.131 和借力推舉 p.141：連續 10 分鐘；做 10 次後交替動作
2. 高腳杯蹲舉 p.150：2 分鐘

緩和

1. 慢跑 5 分鐘
2. 臀部畫圈 p.79：每個方向 30 次
3. 吊單槓 p.138：30 秒

範本 10.15　中階肌耐力訓練計畫 1

暖身

1. 輕鬆慢跑 5 分鐘
2. 高腳杯蹲舉 p.150：每組 10 次，使用重量較輕或中等重量的壺鈴，共 1 組

主要運動

1. 雙壺上搏 p.165：每組 10 次，使用兩個中等重量的壺鈴，組間休息 1 分鐘，共 10 組
2. 壺鈴單手挺舉 p.172：每組雙手各 10 次，使用中等重量的壺鈴，組間休息 1 分鐘，共 5 組
3. 雙壺前蹲舉 p.169：每組 10 次，使用兩個中等重量的壺鈴，組間休息 1 分鐘，共 10 組

緩和

伸展 9 分鐘：每個姿勢 1 分鐘（背後肩膀伸展 p.95；頸部屈伸 p.98；頸部側伸展 p.99；直立抬膝伸展 p.100；直立腿後肌伸展 p.102；直立股四頭肌伸展 p.101；脊柱後向伸展 p.105；嬰兒式 p.107；脊柱前向伸展 p.104）

範本 10.16　中階肌耐力訓練計畫 2

暖身

1. 跳繩：輕鬆做 2 分鐘
2. 關節活動 5 分鐘，緊繃處加強

主要運動

1. 半抓舉 p.145：連續 10 分鐘；每 10 次換手
2. 徒手深蹲：2 分鐘
3. 農夫走路 p.181：每組持續時間越長越好，使用兩個中等重量的壺鈴，共 1 組

緩和

輕鬆慢跑 5 分鐘

範例 10.17　高階肌耐力訓練計畫 1

暖身

1. 徒手深蹲：1 分鐘
2. 徒手伏地挺身：30 秒

主要運動

1. 單壺過頭蹲舉 p.248：每組雙手各 5 次，組間休息 1 分鐘，共 5 組
2. 雙壺上搏挺舉 p.230：每組各 10 次，組間休息 1 分鐘，共 5 組
3. 農夫走路 p.181：每組持續時間越長越好，使用兩個大重量壺鈴，共 1 組

緩和

1. 輕鬆慢跑 20 分鐘
2. 伸展 9 分鐘：每個姿勢 1 分鐘 (背後肩膀伸展 p.95；頸部屈伸 p.98；頸部側伸展 p.99；直立抬膝伸展 p.100；直立腿後肌伸展 p.102；直立四頭肌伸展 p.101；脊柱後向伸展 p.105；嬰兒式 p.107；脊柱前向伸展 p.104)

圖 10.18　高階肌耐力訓練計畫 2
暖身

1. 跳繩：3 分鐘
2. 關節活動 5 分鐘；緊繃處加強

主要運動

肌耐力運動，連續進行 12 分鐘：每個動作 30 秒，不放下壺鈴：
右側壺鈴繞頸 p.122；左側壺鈴繞頸 p.122；右手溫壺 p.128；左手溫壺 p.128；壺鈴繞身 p.121；右手單壺上搏 p.131；左手單壺上搏 p.131；壺鈴 8 字環繞 p.123；左手單壺推舉 p.139；右手單壺推舉 p.139；壺鈴繞身 p.121；高腳杯蹲舉 p.150；壺鈴 8 字環繞 p.123；右手上搏與推舉 p.131、139；左手上搏與推舉 p.131、139；壺鈴繞身 p.121；右手半抓舉 p.145；左手半抓舉 p.145；壺鈴 8 字環繞 p.123；右手抓舉 p.143；左手抓舉 p.143；壺鈴繞身 p.121；右手前蹲舉 p.151；左手前蹲舉 p.151

緩和

1. 慢跑 5 分鐘
2. 伸展 5 分鐘：每個姿勢 1 分鐘 (直立腿後肌伸展 p.102；嬰兒式 p.107；脊柱前向伸展 p.104；脊柱後向伸展 p.105；仰臥抬膝伸展 p.106)

力量和爆發力訓練計畫範本

總共包含初階、中階、高階訓練者參考的六個力量和爆發力訓練計畫範本，每個階級各兩個，請參考範本 10.19～10.24。

範本 10.19　初階爆發力訓練計畫 1
暖身

1. 輕鬆慢跑 5 分鐘
2. 壺鈴 8 字環繞 p.123：兩個方向各 1 分鐘，用較輕重量的壺鈴
3. 關節活動：每個動作 20 次 (臀部畫圈 p.79，軀幹旋轉 p.80，側彎 p81，腰部彎曲 p.82，肩膀繞環 p.75，前後點頭 p.76，頸部轉動 p.77，腳踝屈伸 p.78)

主要運動

每組雙手各 5 次，使用中等重量的壺鈴，組間休息不超過 1 分鐘，共做 5 組。包含單手溫壺 p.128，單壺上搏 p.131，單手推舉 p.139，借力推舉 p.141，半抓舉 p.145，前蹲舉 p.151

緩和

伸展 9 分鐘：每個姿勢 1 分鐘 (背後肩膀伸展 p.95；頸部屈伸 p.97；頸部側伸展 p.99；直立抬膝伸展 p.100；直立腿後肌伸展 p.102；直立四頭肌伸展 p.101；脊柱後向伸展 p.105；嬰兒式 p.107；脊柱前向伸展 p.104)

範本 10.20　初階爆發力訓練計畫 2

暖身

1. 側向橫移：向左向右各 30 秒
2. 關節活動 5 分鐘；緊繃處加強

主要運動

1. 雙手盪壺 p.160：每組 10 次，共 3 組
2. 雙壺上搏 p.165：每組 10 次，共 3 組
3. 雙壺前蹲舉 p.169：每組 10 次，共 3 組

緩和運動

1. 輕鬆慢跑 5 分鐘
2. 伸展 10 分鐘：每個姿勢 30 秒 (頸部畫圈 p.78；臀部畫圈 p.79；軀幹旋轉 p.80；腰部彎曲 p.82；脊柱逐節直立 p.84；側胸伸展 p.85；手臂旋轉 p.88；胸腔壓縮與外擴 p.89；垂直擴胸 p.90；大動作拍手 p.91)；每個動作 1 分鐘 (直立抬膝伸展，兩腿各 30 秒 p.100；直立股四頭肌伸展，兩腿各 30 秒 p.101；直立腿後肌伸展 p.102；脊柱前向伸展 p.104；脊柱後向伸展 p.105)

範本 10.21　中階爆發力訓練計畫 1

暖身

1. 輕鬆慢跑 5 分鐘
2. 徒手深蹲：每組 30 秒，共 1 組
3. 關節活動：每個動作 20 次 (臀部畫圈 p.79，軀幹旋轉 p.80，側彎 p.81，腰部彎曲 p.82，肩膀繞環 p.75，前後點頭 p.76，頸部轉動 p.77，腳踝屈伸 p.78)

主要運動

1. 架式支撐 p.184：使用較輕的壺鈴，持續支撐 2 分鐘，之後休息 1 分鐘，再使用兩個中等重量的壺鈴，持續支撐 2 分鐘，之後休息 2 分鐘，再使用大重量壺鈴，持續支撐 1 分鐘
2. 過頭支撐 p.184：使用兩個較輕重量的壺鈴，持續支撐 1 分鐘，之後休息 1 分鐘，再使用兩個中等重量的壺鈴，持續支撐 1 分鐘
3. 壺鈴底朝上式推舉 p.209：每組一手 5 次，組間休息 1 分鐘，共 2 組
4. 平版式划船 p.186：每組 10 次，組間休息 1 分鐘，共 3 組
5. 壺鈴蹲踞跳 p.179：每組 15 次，組間休息 1 分鐘，共 3 組
6. 農夫走路 p.181：盡可能持續，共 1 組，使用 2 個大重量壺鈴

緩和

1. 輕鬆慢跑 5 分鐘
2. 伸展 9 分鐘：每個姿勢 1 分鐘 (背後肩膀伸展 p.95；頸部屈伸 p.98；頸部側伸展 p.99；直立抬膝伸展 p.100；直立腿後肌伸展 p.102；直立股四頭肌伸展 p.101；脊柱後向伸展 p.105；嬰兒式 p.107；脊柱前向伸展 p.104)

範本 10.22 　中階爆發力訓練計畫 2

暖身

1. 輕鬆慢跑 5 分鐘
2. 關節活動 5 分鐘；緊繃處加強

主要運動

1. 雙壺半抓舉 p.217：每組 1 分鐘，組間休息 1 分鐘，共 5 組
2. 平板式划船 p.186：每組 10 次，共 3 組
3. 雙壺風車式 p.194：一側 5 次，做 5 組

緩和

伸展 10 分鐘：每個姿勢 1 分鐘 (嬰兒式 p107；仰臥抬膝伸展，一腳 30 秒 p.106；脊柱前向伸展 p.104；脊柱後向伸展 p.105；直立腿後肌伸展 p.102；直立股四頭肌伸展，一腳 30 秒 p.101；頸部側伸展，一側 30 秒 p.99；
以下每個姿勢 30 秒 (頸部屈伸 p.98；背後肩膀伸展 p.95；肩膀伸展，一側 30 秒 p.96；腿部擺盪，各 30 秒 p.93)

範本 10.23 　高階爆發力訓練計畫 1

暖身

1. 徒手深蹲：每組 30 次，共 1 組
2. 跳繩：1 分鐘
3. 動態活動度運動：一個動作 15 次 (兩個方向的手臂旋轉 p.88；胸腔壓縮與外擴 p.89；垂直擴胸 p.90；大動作拍手 p.91；腿部擺盪 p.93)

主要運動

1. 蹲踞式土耳其起立 p.236：5 次
2. 雙壺過頭蹲舉 p.248：每組 5 次，組間休息 1 分鐘，共 5 組
3. 雙壺交替上搏 p.213：做 1 分鐘，休息 1 分鐘
4. 雙壺交替抓舉 p.223：做 1 分鐘，休息 1 分鐘
5. 雙壺上搏挺舉 p.230：每組 10 次，組間休息 1 分鐘，共 5 組

緩和

1. 輕鬆慢跑 10 分鐘
2. 伸展 9 分鐘：每個姿勢 1 分鐘 (背後肩膀伸展 p.95；頸部屈伸 p.98；頸部側伸展 p.99；直立抬膝伸展 p.100；直立腿後肌伸展 p.102；直立股四頭肌伸展 p.101；脊柱後向伸展 p.105；嬰兒式 p.107；脊柱前向伸展 p.104)

範本 10.24　高階爆發力訓練計畫 2
暖身
1. 輕鬆慢跑 5 分鐘 2. 關節活動：5 分鐘；緊繃處加強
主要運動
1. 單壺上搏加推舉 p.131、p.139：每組一手 10 次，共 4 組 2. 抓舉 p.143：每組一手 10 次，共 4 組 3. 壺鈴雙手單腳硬舉 p.155：每組一腳 6 次，共 4 組 4. 壺鈴蹲踞跳 p.179：每組 10 次，共 4 組
緩和
伸展 10 分鐘：腿部擺盪，一腳 30 秒 p.93；大動作拍手 30 秒 p.91；垂直擴胸 30 秒 p.90；胸腔壓縮與外擴 30 秒 p.89；手臂旋轉，一手 30 秒 p.88；脊柱逐節直立 1 分鐘 p.84；側胸伸展，一側 30 秒 p.85；腰部 8 字繞環 1 分鐘 p.83；軀幹旋轉 1 分鐘 p.80；肱三頭肌後拉，一手 30 秒 p.97；脊柱前向伸展 30 秒 p.104；脊柱後向伸展 30 秒 p.105；嬰兒式 30 秒 p.107

　　依照全身整體運動的指導原則，注意八大常見動作模式，並使用本書內各種體能程度的壺鈴訓練動作，就能輕鬆擬定自己的健身計畫，並時時做些變化調整以常保動力與新鮮感。結合壺鈴運動與其他訓練工具，能夠選擇的範圍與器材可說是千變萬化。本書的指引包含各種實用資訊，幫助你往活動度、減脂、肌耐力或爆發力的訓練目標邁進。

專項運動訓練計畫

壺鈴訓練不只對增進綜合體能有幫助，也對許多專項運動員的肌力與體能培養非常重要。儘管某些運動專精於特定體能，例如健力運動的最大肌力或馬拉松的心肺能力與耐力，但絕大部分的運動需要整合多種身體能力。

壺鈴訓練提供的多功能性，如肌力、爆發力、肌耐力和活動度，使其成為許多運動員加強體能的絕佳器材。為了充分利用壺鈴進行交叉訓練（cross-training），就需要將各該專項運動的能量系統和動作模式納入考量，並遵循生理學的原則。

多數訓練計畫的核心理念是：「在達到訓練極限之前，所有訓練皆有其效果」。這意味著，當訓練模式發生變化時，身體會開始適應並進步，直到完全適應該訓練。如果還未適應某種訓練方式，肌力、體能和協調能力都會逐步提高。這些初期的適應大多是與神經系統的活躍反應有關；其主要的效果來自於神經細胞和肌肉纖維間同步性的增加，而不是肌肉體積增加。

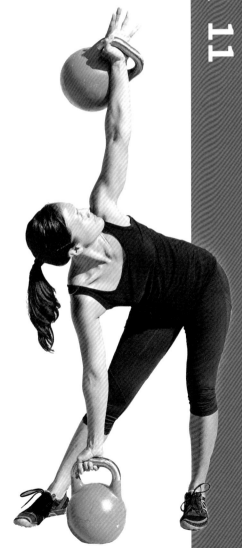

275

但隨著時間推進，可能只是數週或幾個月就會進入高原期，此時的進步速度會明顯放緩，甚至可能停滯，訓練的重量和次數也難以提升。當身體已完全適應現有的訓練程度，肌力和耐力可能會有些許下降，因此若要持續提升，就需要微調訓練計畫。

本章的專項運動訓練計畫，透過精選的壺鈴動作、組數和反覆次數，針對特定運動項目的動作模式和能量系統進行訓練，達到整體運動效果。在深入專項訓練之前，先來瞭解一些基本的運動原則。

11.1　基本運動原則

在繼續介紹各專項運動的推薦訓練計畫前，先來快速複習一下重要的運動原則，才能藉由了解身體如何適應運動訓練，知道怎麼設定實際可行的目標。知識就是力量，越了解運動計畫的預期結果和阻礙進步的原因，就越能持續增強體能。這些運動原則如下：

- **個人差異原則**：每個人都是獨特的，身體對同樣刺激的反應也可能有所不同。

- **過度補償原則**：肌肉會藉由變強壯、增加體積和運動技巧以回應沉重的阻力(壓力)。

- **漸進式阻力原則**：由超負荷和漸進兩個原則組成：

  * **超負荷原則**：為了讓身體有適應的空間，需要比常態更大的壓力。為了增加肌力與體能，訓練需求(如負重、時長、總訓練量)必須逐漸增加。

  * **漸進原則**：特定程度的超負荷才能有效提升體能。如果負荷太輕，就無法進步，太重則可能導致受傷。

- **適應原則**：身體會調整狀態，以適應逐漸增加的身體活動需求(例如變強壯、提升體能、增加柔軟度等)。

- **可逆性原則**：身體隨著訓練或活動變強壯，若不訓練，身體能力就會下降(用進廢退)。這個原則和適應原則相反，稱為逆訓練原則。

- **特定性原則**：練習特定技巧會有所進步，選擇的訓練動作應該和健身目標相關。

除了以上的運動原則以外，妥善設計的運動體能計畫也要考量到第 3 章介紹的 FITT 原則：

- **頻率**：有多常訓練？

- **強度**：使用的負荷重量，以及一次訓練內要使用多少百分比的最大肌力。

- **時長**：一個訓練環節持續多久？

- **類型**：為了幫助專項運動進行，需要進行什麼類型的訓練：肌力或耐力訓練、有氧訓練、爆發力訓練、活動度訓練，或者以上全部？還有訓練的形式應該是無氧、有氧，或是以能量系統的組合進行？

對於其他運動的一般體能準備(GPP)訓練或交叉訓練，要牢記的關鍵點是：提高運動本身的表現是唯一有意義的目標。一般體能準備為人們提供了全面的、非特定的體能基礎，使其能夠應對特定任務的需求，包括肌力、活動度、肌肉耐力、心肺適能、速度等。

運動員進行訓練是為了增強他們的力量和體能，從而在自己的運動項目中有更好的表現。僅為了運動而運動對競技運動員是有害的，因為這樣會消耗那些應該用於練習專項技能的寶貴能量。

此外，交叉訓練的首要原則是不要造成傷害，讓運動員繼續活躍於賽場上。最不應該發生的是運動員在健身房受傷！基於此，大多數使用壺鈴的交叉訓練時長應該相對較短，以便運動員在訓練之間有充足的恢復時間，並為訓練和比賽儲存足夠的能量。

壺鈴訓練計畫包括的動作和訓練量，應該要和專項運動的能量系統以及動作模式互補。以下是身體主要用來產生能量的三個能量系統：

- 有氧系統（aerobic system），也稱作氧化系統（oxidative system），為持續 2 分鐘以上的活動供應能量。
- 醣解系統（glycolytic system）為持續 30 秒到 2 分鐘的活動提供能量，也稱為乳酸系統，屬於無氧系統。
- ATP-CP 系統（腺苷三磷酸 - 磷酸肌酸系統）提供立即的能量來源，供給持續不超過 30 秒的活動，屬於無氧系統。

大多數的專項運動，特別是團體運動，主要都使用無氧能量系統。而長跑、越野滑雪、公路自行車、長泳和鐵人三項則主要依賴有氧能量系統。因此，當選擇交叉訓練計畫時，應該更多地採用間歇訓練為主的方法，而不是過去一些體能訓練計畫中常見的長距離訓練（LSD）。

同時，許多主要使用無氧能量的運動也需要有氧體能作為其基礎。像網球、曲棍球、角力等運動，比賽或得分常常來自於短暫、快速、爆發性的無氧能量輸出。但要在整個比賽中維持這種表現，則需要有氧能量的支持。因此，大多數的壺鈴運動體能訓練應該結合有氧和無氧訓練。

11.2 壺鈴運動體能訓練計畫範本

現在你已經了解基本的運動原則和相關的能量系統，以下會分別提供初階、中階、高階的壺鈴訓練計畫給棒球、籃球、拳擊、高爾夫、高強度間歇訓練相關運動、踢拳道(kickboxing)、足球、網球、田徑、排球、角力、曲棍球、美式足球選手(參考範本 11.1～11.15)。除了訓練計畫本身外，也會簡單討論該項運動的主要動作模式與特性。

範本 11.1　棒球壺鈴訓練計畫

棒球是體能要求很高的運動項目，因為棒球員需要精通各種一般常見的運動能力，例如跑步、跳躍、深蹲和接球。棒球員也需要優良的專項技巧，例如擊球和投球；這兩者都要求極佳的手眼協調能力。就個別技巧來說，棒球幾乎完全是無氧運動，但是棒球員也需要良好的肌耐力以在漫長的比賽和賽季中維持體能。因此，建議肌力和耐力平衡訓練。

暖身

1. 徒手敏捷訓練：每個動作 30 秒（向前跳，向後跳，右側併步，左側併步，右交叉步，左交叉步）
2. 動態活動度運動：每個動作 30 秒（手臂旋轉 p.88，胸腔壓縮與外擴 p.89，垂直擴胸 p.90，大動作拍手 p.91，腿部擺盪 p.93）

主要運動

初階訓練計畫

1. 壺鈴繞身 p.121：順 / 逆時針方向各 30 秒，使用較輕的壺鈴
2. 壺鈴繞頸 p.122：順 / 逆時針方向各 10 下，使用較輕的壺鈴
3. 壺鈴雙手單腳硬舉 p.155：使用較輕的壺鈴做 5 下 3 組；組間休息 30 秒
4. 高腳杯蹲舉 p.150：使用較輕的壺鈴做 10 下 3 組；組間休息 1 分鐘
5. 單壺推舉 p.139：使用較輕的壺鈴做 5 下 3 組；組間休息 30 秒
6. 單手盪壺 p.128：一組一手各 30 秒，共做 3 組，使用較輕的壺鈴；組間休息 30 秒

中階訓練計畫

進行下列的訓練循環，組間與動作間休息 30 秒，除非另有指示：
1. 壺鈴繞身 p.121：順 / 逆時針方向各 1 分鐘，使用較輕的壺鈴
2. 壺鈴繞頸 p.122：使用較輕的壺鈴做 40 下，每 10 次換方向
3. 壺鈴 8 字環繞 p.123：順 / 逆時針方向各 1 分鐘，使用較輕的壺鈴
4. 壺鈴單手單腳對側硬舉 p.156：使用中等重量的壺鈴做 6 下 3 組
5. 單壺上搏與推舉 pp.131、139：一組一手各 10 下，共做 3 組，使用中等重量的壺鈴
6. 高腳杯蹲舉 p.150：使用中等量的壺鈴做 10 下 4 組；組間休息 1 分鐘

→ 續下頁

高階訓練計畫

1. 壺鈴繞身 p.121：順 / 逆時針方向各 1 分鐘，使用較輕的壺鈴；順 / 逆時針方向各 1 分鐘，使用中等重量的壺鈴
2. 壺鈴繞頸 p.122：順 / 逆時針方向各 10 下，使用較輕的壺鈴；順 / 逆時針方向各 10 下，使用中等重量的壺鈴
3. 壺鈴 8 字環繞 p.123：順 / 逆時針方向各 1 分鐘，使用較輕的壺鈴；順 / 逆時針方向各 1 分鐘，使用中等重量的壺鈴
4. 雙壺單腳硬舉 p.157：一組一腳各 5 下，共做 3 組，使用中等重量的壺鈴
5. 高腳杯蹲舉 p.150：使用較輕的壺鈴做 10 下 1 組，使用中等重量的壺鈴做 10 下 1 組，使用大重量的壺鈴做 10 下 2 組
6. 單手盪壺 p.128：使用中等重量的壺鈴做 60 下 1 組，每 10 下換手

緩和

伸展：每個 1 分鐘 (背後肩膀伸展 p.95；肩膀伸展 p.96；肱三頭肌後拉 p.97；直立抬膝伸展 p.100；直立股四頭肌伸展 p.101；直立腿後肌伸展 p.102)

範本 11.2　籃球壺鈴訓練計畫

籃球需要穩固的有氧體能基礎以應付長時間奔跑，但是跳躍屬於無氧動作，也要求腿部爆發力。因此，腿部爆發力與肌耐力、側向敏捷度、肩膀肌耐力、核心穩定度以及動態活動度都是籃球員的必備條件。

暖身

1. 壺鈴繞身 p.121：順 / 逆時針方向各 1 分鐘，使用較輕的壺鈴
2. 單手盪壺 p.128：一手各 1 分鐘，使用較輕的壺鈴
3. 壺鈴 8 字環繞 p.123：順 / 逆時針方向各 1 分鐘，使用較輕的壺鈴

主要運動

初階訓練計畫

1. 壺鈴繞頸 p.122：順 / 逆時針方向各 10 下，使用較輕的壺鈴
2. 壺鈴 8 字環繞 p.123：順 / 逆時針方向各 30 秒，使用較輕的壺鈴
3. 壺鈴硬舉 p.125：使用較輕的壺鈴做 8 下 3 組；組間休息 30 秒
4. 單手盪壺 p.128：一手一組做 30 秒，共 3 組，使用較輕的壺鈴；組間休息 30 秒
5. 借力推舉 p.141：一手一組做 10 下，共 3 組，使用較輕的壺鈴；組間休息 1 分鐘
6. 高腳杯蹲舉 p.150：使用較輕的壺鈴做 10 下 3 組；組間休息 30 秒

→ 續下頁

中階訓練計畫

進行 3 回合以下的訓練循環，回合間休息 1 分鐘：

1. 土耳其起立 p.198：使用較輕的壺鈴，一邊做 5 下
2. 單壺推舉 p.139：使用較輕的壺鈴，每組一手做 5 下
3. 雙壺風車式 p.194：使用兩個較輕的壺鈴一邊各做 5 下
4. 借力推舉 p.141：使用中等重量的壺鈴，每組一手做 10 下
5. 單壺上搏 p.131：使用中等重量的壺鈴，每組一手做 10 下
6. 高腳杯蹲舉 p.150：使用中等重量的壺鈴做 30 秒
7. 壺鈴硬舉 p.125：使用兩個中等重量的壺鈴做 15 下
8. 壺鈴蹲踞跳 p.179：使用較輕的壺鈴做 15 下

高階訓練計畫

1. 高風車式 p.192：使用較輕的壺鈴，一邊做 5 下，休息 30 秒，使用中等重量的壺鈴一邊做 15 下
2. 壺鈴單手上搏挺舉 p.176：使用中等重量的壺鈴做 10 下 2 組；組間休息 30 秒
3. 平板式划船 p.186：使用兩個中等重量的壺鈴做 10 下 2 組；組間休息 1 分鐘
4. 土耳其起立 p.198：使用中等重量的壺鈴做 2 分鐘；每一下都換邊
5. 壺鈴底朝上式伏地挺身 p.233：10 下 3 組；組間休息 30 秒

緩和

伸展：每個 1 分鐘（背後肩膀伸展 p.95；肩膀伸展 p.96；肱三頭肌後拉 p.97；頸部屈伸 p.98；頸部側伸展 p.99；直立抬膝伸展 p.100；直立股四頭肌伸展 p.101；直立腿後肌伸展 p.102；小腿伸展 p.103；脊柱後向伸展 p.105；脊柱前向伸展 p.104；嬰兒式 p107）

範本 11.3 拳擊壺鈴訓練計畫

拳擊需大力出擊，主要為無氧運動，但也需要穩固的有氧體能，才能挺住整整 12 回合的專業拳擊賽。拳擊手的體能要求非常嚴格：下肢肌耐力與敏捷度、肩膀與肱三頭肌耐力、強壯的核心與頸部，以及手腕與前臂的穩定度。動作模式包含軀幹扭轉、弓箭步、轉動和延伸。

暖身

1. 徒手深蹲 p.60：1 分鐘
2. 空拳練習：1 分鐘
3. 原地跳：1 分鐘
4. 關節活動：每個動作 20 秒（手指彎曲和伸展 p.73；扣手轉腕 p.77；前臂伸展和彎曲 p.74；肘關節繞環 p.74；肩膀繞環 p.75；頸部側伸展 p.99；頸部轉動 p.77；頸部畫圈 p.78；臀部畫圈 p.79；軀幹轉動 p.80；側彎 p.81；腰部彎曲 p.82；腰部 8 字繞環 p.83；脊柱逐節直立 p.84；側胸伸展 p.85；膝蓋畫圈 p.86；腳踝屈伸 p.87)
5. 動態活動度運動：每個動作 30 秒（手臂旋轉 p.88；胸腔壓縮與外擴 p.89；垂直擴胸 p.90；大動作拍手 p.91)

主要運動

初階訓練計畫

1. 壺鈴繞身 p.121：順 / 逆時針方向各 1 分鐘，使用較輕的壺鈴
2. 壺鈴繞頸 p.122：順 / 逆時針方向各 10 下，使用較輕的壺鈴
3. 壺鈴 8 字繞環 p.123：順 / 逆時針方向各 1 分鐘，使用較輕的壺鈴
4. 單手盪壺 p.128：一組一手各 30 秒，共做 3 組，使用較輕的壺鈴；組間休息 30 秒
5. 單壺上搏與推舉 pp.131、139：使用較輕的壺鈴，每組一邊做 10 下 3 組；組間休息 1 分鐘
6. 高腳杯蹲舉 p.150：使用較輕的壺鈴，做 10 下 3 組；組間休息 1 分鐘
7. 架式支撐 p.184：使用較輕的壺鈴，一邊做 1 分鐘

→ 續下頁

中階訓練計畫

進行 3 回合以下的訓練循環，回合間休息 1 分鐘：

1. 壺鈴底朝上式上搏 p.206：使用較輕的壺鈴一手做 5 下，休息 30 秒，使用中等重量的壺鈴一手做 5 下
2. 雙壺挺舉 p.227：用兩個較輕的壺鈴做 1 分鐘
3. 高腳杯蹲舉 p.150：用較輕的壺鈴做 1 分鐘
4. 平板式划船 p.186：用中等重量的壺鈴做 10 下
5. 壺鈴底朝上式推舉 p.209：使用中等重量的壺鈴一手做 5 下，休息 1 分鐘，重複進行
6. 壺鈴底朝上式伏地挺身 p.233：15 下
7. 高腳杯蹲舉 p.150：使用中等重量的壺鈴做 1 分鐘
8. 壺鈴單手挺舉 p.172：使用中等重量的壺鈴做 90 秒
9. 單手盪壺 p.128：使用中等重量的壺鈴做 90 秒

高階訓練計畫

1. 壺鈴單手單腳對側硬舉 p.156：使用較輕的壺鈴 1 組一腳各做 5 下，使用中等重量的壺鈴 1 組 1 腳各做 5 下，使用大重量壺鈴 1 組 1 腳各做 5 下；組間休息 30 秒
2. 壺鈴單手上搏挺舉 p.176：使用中等重量的壺鈴一邊各做 1 分鐘
3. 高風車式 p.192：1 組使用較輕的壺鈴，一邊做 5 下，休息 1 分鐘，再使用中等重量的壺鈴一邊做 15 下
4. 平板式划船 p.186：使用較輕的壺鈴做 10 下 1 組，休息 1 分鐘，再使用中等重量的壺鈴做 10 下 1 組
5. 壺鈴底朝上式伏地挺身 p.233：1 分鐘內做越多下越好
6. 土耳其起立 p.198：使用中等重量的壺鈴做 2 分鐘，每下都要換邊
7. 俄羅斯轉體 p.202：用較輕的壺鈴做 1 分鐘，做越多下越好
8. 壺鈴蹲踞跳 p.179：使用較輕的壺鈴做 15 下，使用中等重量的壺鈴做 15 下，使用大重量壺鈴做 15 下；組間休息 1 分鐘

緩和

伸展：每個 1 分鐘 (背後肩膀伸展 p.95；肩膀伸展 p.96；肱三頭肌後拉 p.97；頸部屈伸 p.98；頸部側伸展 p.99；直立抬膝伸展 p.100；直立股四頭肌伸展 p.101；直立腿後肌伸展 p.102；脊柱後向伸展 p.105；脊柱前向伸展 p.104；嬰兒式 p.107)

範本 11.4　高爾夫壺鈴訓練計畫

高爾夫主要為無氧運動。一次揮桿的時間不超過兩秒，因此依賴 ATP-CP 系統供應能量。中長距離的揮桿，以及短距離的切桿、推桿，絕大多數都由軀幹旋轉的動作組成。球洞到球洞之間的步行移動，構成高爾夫的有氧部分，除非球員藉由高爾夫球車移動。此外，高爾夫球員應具備肩胛活動度、能承受旋轉力矩的軀幹柔軟度、維持身體中線穩定度的結實核心，還有確保擊球準度的手腕穩定度；這些相關訓練也應該包含在訓練計畫內。

暖身

1. 關節活動：每個動作 20 秒，總共 4 分鐘（肘關節繞環 p.74；肩膀繞環 p.75；頸部側伸展 p.99；頸部轉動 p.77；臀部畫圈 p.79；軀幹旋轉 p.80；側彎 p.81；腰部彎曲 p.82；腰部 8 字繞環 p.83；側胸伸展 p.85；膝蓋畫圈 p.86；腳踝屈伸 p.87）
2. 動態活動度運動：每個動作 20 秒，總共 2 分鐘（手臂旋轉 p.88；胸腔壓縮與外擴 p.89；垂直擴胸 p.90；大動作拍手 p.91；腿部擺盪 p.93）

主要運動

初階訓練計畫

1. 壺鈴硬舉 p.125：使用較輕的壺鈴做 10 下，休息 30 秒，使用中等重量的壺鈴做 10 下
2. 壺鈴繞頸 p.122：順 / 逆時針方向各 10 下，使用較輕的壺鈴
3. 單手盪壺 p.128：使用較輕的壺鈴做 10 下 3 組；組間休息 30 秒
4. 單壺上搏 p.131：使用較輕的壺鈴做 10 下 2 組；組間休息 1 分鐘
5. 單壺推舉 p.139：使用較輕的壺鈴一手 1 組各做 5 下，共 2 組；組間休息 1 分鐘
6. 高腳杯蹲舉 p.150：使用較輕的壺鈴，做 10 下 3 組；組間休息 1 分鐘

中階訓練計畫

進行下列的訓練循環，動作間不休息或盡可能減少休息時間，完成每回合後休息 1 分鐘，最多做 3 回合：
1. 壺鈴繞頸 p.122：順 / 逆時針方向各 10 下，使用較輕的壺鈴
2. 雙手盪壺 p.160：使用中等重量的壺鈴做 15 下
3. 高風車式 p.192：使用較輕的壺鈴，一邊做 5 下
4. 壺鈴底朝上式上搏 p.206：使用中等重量的壺鈴一手做 5 下
5. 單壺推舉 p.139：使用中等重量的壺鈴一手各做 5 下
6. 高腳杯蹲舉 p.150：使用中等重量的壺鈴做 10 下
7. 俄羅斯轉體 p.202：使用較輕的壺鈴做 20 下
8. 單手盪壺 p.128：使用中等重量的壺鈴一手各做 10 下

→ 續下頁

1. 高風車式 p.192：使用較輕的壺鈴，一邊做 5 下，休息 1 分鐘，使用中等重量的壺鈴一邊做 15 下
2. 雙壺單腳硬舉 p.157：使用兩個較輕的壺鈴一腳各做 6 下，休息 1 分鐘，使用兩個中等重量的壺鈴一腳各做 6 下
3. 平板式划船 p.186：使用兩個較輕的壺鈴做 10 下，休息 1 分鐘，用中等重量的壺鈴做 10 下
4. 土耳其起立 p.198：使用較輕的壺鈴一邊各做 3 下，使用中等重量的壺鈴一邊各做 3 下；組間休息 1 分鐘
5. 單壺過頭蹲舉 p.248：使用較輕的壺鈴，一邊做 5 下，休息 1 分鐘，使用中等重量的壺鈴一邊做 15 下
6. 壺鈴單手上搏挺舉 p.176：使用較輕的壺鈴一邊各做 1 分鐘，休息 1 分鐘，使用中等重量的壺鈴一邊各做 1 分鐘，休息 1 分鐘，使用大重量壺鈴一邊各做 1 分鐘

緩和

伸展：每個動作一邊各做 30 秒 (背後肩膀伸展 p.95；肩膀伸展 p.96；肱三頭肌後拉 p.97；直立抬膝伸展 p.100；直立股四頭肌伸展 p.101；直立腿後肌伸展 p.102；小腿伸展 p.103)

範本 11.5　高強度間歇訓練相關運動壺鈴訓練計畫

高強度間歇訓練 (HIIT) 以及類似模式的運動，近十年來引起眾人的興趣。最值得注意的是 CrossFit 比賽創造出健身導向的運動競賽，當中使用多種活動測試各種類型的動作技巧，包含舉重、壺鈴運動、體操、健美體操、跑步、攀爬、跳躍、搬運、拖運、大力士舉重、划船、游泳和障礙賽。除了 CrossFit 以外，賽道障礙賽跑，例如斯巴達障礙跑 (Spartan Race) 或是極限障礙賽跑 (Tough Mudder)，同樣需要 HIIT 訓練計畫幫助運動員應付賽中的任何狀況。

暖身

1. 關節活動：每個動作做 10 次
2. 動態活動度運動：每個動作做 10 次

→ 續下頁

主要運動

初階訓練計畫

1. 進行下列的訓練循環：單手盪壺 p.128；高腳杯蹲舉 p.150；單手上搏與借力推舉 pp.131、141。使用較輕的壺鈴，每個動作做 10 下，共做 5 回合，速度越快越好。
2. 吊單槓 p.138：撐 1 組最長時間

中階訓練計畫

進行 3 回合下列運動，第一回合每個動作各 21 下，第二回合各 15 下，第三回合各 9 下，做越快越好。男性使用兩個 24 公斤壺鈴；女性使用兩個 16 公斤壺鈴：

1. 雙手盪壺 p.160
2. 雙壺上搏 p.165
3. 雙壺前蹲舉 p.169

接著動作 4～6 做 100 公尺：

4. 農夫走路 p.181
5. 架式支撐 p.184
6. 過頭支撐 p.184

高階訓練計畫

1. 進行 3 回合以下運動：第一回合各 21 下，第二回合各 15 下，第三回合各 9 下，使用大重量壺鈴：雙壺上搏挺舉 p.230；雙壺全抓舉 p.219；雙壺過頭蹲舉 p.248
2. 農夫走路 p.181：使用兩個大重量壺鈴，做 1 組最長時間

緩和

靜態伸展：每個動作 1 分鐘（背後肩膀伸展 p.95；直立股四頭肌伸展 p.101；直立腿後肌伸展 p.102；脊柱前向伸展 p.104；脊柱後向伸展 p.105；仰臥抬膝伸展 p.106；嬰兒式 p.107）

踢拳道 (kickboxing) 的動作模式和能量需求和拳擊類似。除此之外，踢腿也需要強壯的髖屈肌群和股四頭肌。

暖身

1. 輕鬆慢跑 5 分鐘
2. 關節活動：每個動作 20 秒 (肩膀繞環 p.75；頸部側伸展 p.99；頸部轉動 p.77；頸部畫圈 p.78；臀部畫圈 p.79；軀幹旋轉 p.80；側彎 p.81；腰部彎曲 p.82；腰部 8 字繞環 p.83；膝蓋畫圈 p.86；腳踝屈伸 p.87)
3. 動態活動度運動：每個動作 30 秒 (手臂旋轉 p.88；胸腔壓縮與外擴 p.89；垂直擴胸 p.90；大動作拍手 p.91；膝蓋彎曲與伸展 p.92；腿部擺盪 p.93)

主要運動

初階訓練計畫

進行下列的訓練循環，使用較輕的壺鈴，一手各做 30 秒。動作 1～5 之間不休息，也不放下壺鈴。第一個回合後休息 2 分鐘，接著再重複一回合：

1. 單手盪壺 p.107
2. 單壺上搏 p.131
3. 單壺推舉 p.139
4. 抓舉 p.143
5. 高腳杯蹲舉 p.150

中階訓練計畫

1. 雙壺雙手單腳硬舉 p.155：每組使用較輕的壺鈴一腳各做 6 下；每組再使用中等重量的壺鈴一腳各做 6 下；組間休息 30 秒
2. 高風車式 p.192：使用較輕的壺鈴，一邊做 5 下，休息 1 分鐘，使用中等重量的壺鈴一邊做 15 下
3. 壺鈴單手上搏挺舉 p.176：使用中等重量的壺鈴，一邊各做 90 秒
4. 雙壺前蹲舉 p.169：使用兩個較輕的壺鈴做 10 下，休息 1 分鐘，用中等重量的壺鈴做 10 下
5. 雙手盪壺 p.160：使用兩個中等重量的壺鈴做 15 下 3 組；組間休息 30 秒
6. 俄羅斯轉體 p.202：用較輕的壺鈴做 1 分鐘，做越快越好

→ 續下頁

高階訓練計畫

轉換動作時休息的時間不超過 1 分鐘：

1. 單手盪壺 p.128：一手各 1 分鐘，使用較輕的壺鈴
2. 雙壺風車式 p.194：使用較輕的壺鈴一邊各做 10 下
3. 高腳杯蹲舉 p.150：用較輕的壺鈴做 1 分鐘
4. 雙壺上搏挺舉 p.230：用兩個較輕的壺鈴做 1 分鐘
5. 高腳杯蹲舉 p.150：使用中等重量的壺鈴做 1 分鐘
6. 雙壺單腳硬舉 p.157：使用兩個中等重量的壺鈴，一腳各做 10 下
7. 雙壺上搏挺舉 p.230：使用兩個中等重量的壺鈴做 1 分鐘
8. 高腳杯蹲舉 p.150：使用大重量壺鈴做 1 分鐘
9. 俄羅斯轉體 p.202：使用較輕的壺鈴做 30 下
10. 壺鈴蹲踞跳 p.179：使用較輕的壺鈴做 20 下
11. 雙壺風車式 p.194：使用兩個中等重量的壺鈴做 10 下
12. 壺鈴蹲踞跳 p.170：使用中等重量的壺鈴做 15 下
13. 雙手盪壺 p.160：使用中等重量的壺鈴做 1 分鐘，休息 1 分鐘，使用大重量壺鈴做 1 分鐘

緩和

伸展：每個動作 1 分鐘 (背後肩膀伸展 p.95；肩膀伸展 p.96；肱三頭肌後拉 p.97；頸部屈伸 p.98；頸部側伸展 p.99；直立抬膝伸展 p.100；直立股四頭肌伸展 p.101；直立腿後肌伸展 p.102；脊柱後向伸展 p.105；脊柱前向伸展 p.104；嬰兒式 p.107)

範本 11.7 足球壺鈴訓練計畫

足球因為需要長時間奔跑，具備很強的有氧特性，但同時也需要快速、爆發性的無氧能量。對足球員來說，下肢敏捷度和關節強健度、上肢敏捷度與肌力、以及頸部與核心穩定度是重要的訓練動作特性。

暖身

1. 輕鬆慢跑 5 分鐘
2. 關節活動：每個動作 20 秒 (肩膀繞環 p.75；頸部側伸展 p.99；頸部轉動 p.77；頸部畫圈 p.78；臀部畫圈 p.79；軀幹旋轉 p.80；側彎 p.81；腰部彎曲 p.82；腰部 8 字繞環 p.83；膝蓋畫圈 p.86；腳踝屈伸 p.87)
3. 動態活動度運動：每個動作 30 秒 (手臂旋轉 p.88；胸腔壓縮與外擴 p.89；垂直擴胸 p.90；大動作拍手 p.91；膝蓋彎曲與伸展 p.92；腿部擺盪 p.93)

→ 續下頁

主要運動

初階訓練計畫

使用較輕的壺鈴，執行動作 1 到 6，每個動作 30 秒，途中不休息，也不放下壺鈴。執行 3 回合，組間休息 2 分鐘：
1. 壺鈴繞頸 p.122
2. 壺鈴 8 字繞環 p.123
3. 單手盪壺 p.128
4. 單壺上搏 p.131
5. 借力推舉 p.141
6. 高腳杯蹲舉 p.150

中階訓練計畫

執行以下運動，動作間盡可能不休息：
1. 單手盪壺 p.128：使用較輕的壺鈴，一手各做 1 分鐘
2. 土耳其起立 p.198：使用較輕的壺鈴，一邊各做 5 下，接著使用中等重量的壺鈴，一邊各做 3 下
3. 高腳杯蹲舉 p.150：用較輕的壺鈴做 1 分鐘，休息 30 秒，再用中等重量的壺鈴做 30 秒
4. 單壺推舉 p.139：一手各做 1 分鐘內的最大次數，使用較輕的壺鈴
5. 壺鈴單手單腳對側硬舉 p.156：用中等重量的壺鈴做 2 組 5 下
6. 雙壺上搏 p.165：用兩個較輕的壺鈴做 30 秒，休息 1 分鐘，再用兩個中等重量的壺鈴做 30 秒
7. 壺鈴蹲踞跳 p.170：使用較輕的壺鈴做 3 組 15 下；組間休息 30 秒
8. 單手盪壺 p.128：使用較輕的壺鈴一手各做 1 分鐘，休息 1 分鐘再使用中等重量的壺鈴，一手各做 1 分鐘

高階訓練計畫

1. 壺鈴單手單腳同側硬舉 p.157：使用中等重量的壺鈴一腳各做 6 下，休息 30 秒，接著使用大重量壺鈴一腳各做 6 下
2. 平板式划船 p.186：用中等重量的壺鈴做 10 下 3 組；組間休息 30 秒
3. 土耳其起立 p.198：使用大重量的壺鈴一邊各做 1 分鐘
4. 單手上搏挺舉 p.176：用中等重量的壺鈴連續做 4 分鐘；每 10 下換手
5. 單壺過頭蹲舉 p.248：使用中等重量的壺鈴，一邊各做 10 下，共 2 組；組間休息 1 分鐘
6. 農夫走路 p.181：使用兩個大重量壺鈴，做 1 組不限時間

→ 續下頁

緩和

伸展：每個做 1 分鐘 (直立抬膝伸展 p.100；直立股四頭肌伸展 p.101；直立腿後肌伸展 p.102；小腿伸展 p.103；脊柱後向伸展 p.105；脊柱前向伸展 p.104；嬰兒式 p.107)

範本 11.8　網球壺鈴訓練計畫

網球混合使用無氧和有氧能量系統，因此訓練計畫必須兼顧全方位體能。賽局持續時間越長，有氧能量系統參與得越多。但網球主要還是使用無氧能量系統，負責供應側向移動以及不同擊球方式的能量需求。主要的動作模式和特質包含往前、往後以及側向弓箭步，核心穩定度、腿部肌耐力，還有手臂與肩膀的肌力與穩定度。

暖身

1. 輕鬆慢跑 3 分鐘
2. 關節活動：每個動作 20 秒，總共 5 分鐘 (手指彎曲和伸展 p.73；扣手轉腕 p.73；前臂屈曲與拉伸 p.74；肘關節繞環 p.74；肩膀繞環 p.75；頸部側伸展 p.99；頸部轉動 p.77；臀部畫圈 p.79；軀幹旋轉 p.80；側彎 p.81；腰部彎曲 p.82；腰部 8 字繞環 p.83；側胸伸展 p.85；膝蓋畫圈 p.86；腳踝屈伸 p.87)
3. 動態活動度運動：每個動作 20 秒，總共 100 秒 (手臂旋轉 p.88；胸腔壓縮與外擴 p.89；垂直擴胸 p.90；大動作拍手 p.91；腿部擺盪 p.93)

主要運動

初階訓練計畫

1. 壺鈴繞頸 p.122：2 組，順 / 逆時針方向各 30 秒，使用較輕的壺鈴；組間休息 30 秒
2. 壺鈴硬舉 p.125：使用較輕的壺鈴做 10 下，休息 30 秒，再使用中等重量的壺鈴做 10 下
3. 抓舉 p.143：使用較輕的壺鈴做 3 組，每組一手各做 30 秒；組間休息 30 秒
4. 高腳杯蹲舉 p.150：使用較輕的壺鈴做 10 下 3 組；組間休息 30 秒

→ 續下頁

中階訓練計畫

進行下列的訓練循環，動作間不休息，或盡可能減少休息時間，完成每回合後休息 1 分鐘，最多做 2 回合：

1. 壺鈴繞身 p.121：順 / 逆時針方向各 30 秒，使用較輕的壺鈴
2. 過頭支撐 p.184：使用較輕的壺鈴，一手各做 30 秒
3. 壺鈴底朝上式上搏 p.206：使用較輕的壺鈴一手做 5 下，使用中等重量的壺鈴，一手各做 5 下
4. 壺鈴 8 字繞環 p.123：順 / 逆時針方向各 30 秒，使用較輕的壺鈴
5. 單壺上搏 p.131：使用較輕的壺鈴，一手各做 30 秒，休息 30 秒，使用中等重量的壺鈴，一手各做 30 秒
6. 借力推舉 p.141：使用較輕的壺鈴，一手各做 30 秒，休息 30 秒，使用中等重量的壺鈴，一手各做 30 秒
7. 雙壺單腳硬舉 p.157：使用兩個較輕的的壺鈴，一腳各做 5 下
8. 抓舉 p.143：一手各 1 分鐘，使用較輕的壺鈴
9. 雙壺單腳硬舉 p.157：使用兩個中等重量的壺鈴，一腳各做 5 下
10. 壺鈴蹲踞跳 p.179：使用較輕的壺鈴做 10 下 3 組；組間休息 30 秒
11. 俄羅斯轉體 p.202：使用較輕的壺鈴做 30 下
12. 單手盪壺 p.128：使用中等重量的壺鈴，一手各做 30 秒，使用大重量的壺鈴做 30 秒

高階訓練計畫

1. 高風車式 p.192：使用較輕的的壺鈴做 3 組，一邊各做 5 下；再使用中等重量的的壺鈴做 3 組，一邊各做 5 下；接著使用大重量的壺鈴做 3 組，一邊各做 5 下；組間休息 30 秒
2. 壺鈴單手挺舉 p.172：接著使用中等重量的的壺鈴做 3 組，一邊各做 30 秒；組間休息 1 分鐘
3. 土耳其起立 p.198：使用中等重量的壺鈴一邊各做 1 分鐘；
4. 單壺過頭蹲舉 p.248：使用中等重量的壺鈴一邊做 5 下，休息 1 分鐘，接著使用大重量的壺鈴做 5 下
5. 壺鈴蹲踞跳 p.179：使用較輕的壺鈴做 4 組，一組 15 下；組間休息 1 分鐘

緩和

伸展：每個動作 30 秒 (背後肩膀伸展 p.95；肩膀伸展 p.96；肱三頭肌後拉 p.97；直立抬膝伸展 p.100；直立股四頭肌伸展 p.101；直立腿後肌伸展 p.102；小腿伸展 p.103；嬰兒式 p.107)

範本 11.9　田徑：中距離跑項目壺鈴訓練計畫

田徑的涵蓋範圍非常廣泛。有些項目是無氧運動，例如短跑、跳躍以及投擲項目；有些是有氧運動，例如中距離跑。在所有田徑項目中，十項全能由於需要在短跑、跳躍、中距離跑和投擲等項目拿出高水準表現，因此運動員擁有最廣泛的運動技巧以及能量系統參與。中距離跑的範圍從 800～3000 公尺，主要使用有氧系統供給能量，代表攝氧量非常高。中距離跑者接近終點時也需要良好的衝刺技巧，衝刺則是用盡全力的無氧運動。因此，中距離跑者的體能訓練主要為提升有氧系統表現，額外搭配一些無氧肌力訓練。

暖身

1. 輕鬆慢跑 8 分鐘
2. 關節活動：每個動作 30 秒（肩膀繞環 p.75；頸部側伸展 p.99；頸部轉動 p.77；頸部畫圈 p.78；臀部畫圈 p.79；軀幹旋轉 p.80；側彎 p.81；腰部彎曲 p.82；腰部 8 字繞環 p.83；脊柱逐節直立 p.84；側胸伸展 p.85；膝蓋畫圈 p.86；腳踝屈伸 p.87)
3. 動態活動度運動：每個動作 30 秒（手臂旋轉 p.88；胸腔壓縮與外擴 p.89；垂直擴胸 p.90；大動作拍手 p.91；膝蓋彎曲與伸展 p.92；腿部擺盪 p.93)

主要運動

初階訓練計畫

1. 雙壺單手單腳硬舉 p.155：使用較輕的壺鈴，一腳各做 5 下；接著，使用中等重量的壺鈴，一腳各做 5 下
2. 高腳杯蹲舉 p.150：使用較輕的壺鈴做 10 下 3 組；組間休息 30 秒
3. 壺鈴 8 字繞環 p.123：順 / 逆時針方向各 1 分鐘，使用較輕的壺鈴
4. 單壺上搏與推舉 pp.131、139：使用較輕的壺鈴一邊各做 10 下，2 組；組間休息 1 分鐘
5. 單手盪壺 p.128：一組一手各 10 下，共做 5 組，使用較輕的壺鈴；組間休息 30 秒

中階訓練計畫

進行 2 回合下列的訓練循環，回合間休息 1 分鐘，最多做 4 回合：
1. 架式支撐 p.184：用兩個較輕的壺鈴做 1 分鐘
2. 單手盪壺 p.128：使用較輕的壺鈴，一手各做 1 分鐘。
3. 低風車式 p.190：使用較輕的壺鈴一邊各做 10 下
4. 雙壺挺舉 p.227：用兩個較輕的壺鈴做 1 分鐘
5. 壺鈴雙手單腳硬舉 p.155：使用兩個較輕的壺鈴一腳各做 10 下
6. 高腳杯蹲舉 p.150：用較輕的壺鈴做 1 分鐘
7. 俄羅斯轉體 p.202：用較輕的壺鈴做 30 下

→ 續下頁

1. 抓舉 p.143：使用中等重量的壺鈴，一手各做 1 分鐘，休息 2 分鐘，再使用大重量壺鈴，一手各做 1 分鐘
2. 壺鈴單手上搏挺舉 p.176：使用大重量壺鈴一邊各做 90 秒
3. 壺鈴底朝上式伏地挺身 p.233：完成 1 分鐘內的最大次數
4. 壺鈴蹲踞跳 p.179：使用中等重量的壺鈴做 15 下 4 組；組間休息 1 分鐘

緩和

伸展：每個 1 分鐘（背後肩膀伸展 p.95；肩膀伸展 p.96；肱三頭肌後拉 p.97；頸部屈伸 p.98；頸部側伸展 p.99；直立抬膝伸展 p.100；直立股四頭肌伸展 p.101；直立腿後肌伸展 p.102；小腿伸展 p.103；脊柱後向伸展 p.105；脊柱前向伸展 p.104；嬰兒式 p.107）

範本 11.10　田徑：短跑和跳躍壺鈴訓練計畫

短跑和跳躍屬於高強度、短時長的運動項目，所以需要肌肉纖維快速收縮，以及無氧能量供給。

暖身

1. 輕鬆慢跑 5 分鐘
2. 關節活動：每個動作 30 秒（肩膀繞環 p.75；頸部側伸展 p.99；頸部轉動 p.77；頸部畫圈 p.78；臀部畫圈 p.79；軀幹旋轉 p.80；側彎 p.81；腰部彎曲 p.82；腰部 8 字繞環 p.83；脊柱逐節直立 p.84；側胸伸展 p.85；膝蓋畫圈 p.86；腳踝屈伸 p.87）
3. 動態活動度運動：每個動作 30 秒（手臂旋轉 p.88；胸腔壓縮與外擴 p.89；垂直擴胸 p.90；大動作拍手 p.91；膝蓋彎曲與伸展 p.92；腿部擺盪 p.93）

主要運動

初階訓練計畫

執行 2 回合下列的運動，回合間休息 1 分鐘：
1. 架式支撐 p.184：使用較輕的壺鈴一邊各做 1 分鐘
2. 過頭支撐 p.184：每個動作一邊各做 30 秒，使用較輕的壺鈴
3. 前蹲舉 p.151：每個動作一邊各做 30 秒，使用較輕的壺鈴
4. 單手盪壺 p.128：一手各 1 分鐘，使用較輕的壺鈴；休息 1 分鐘

→ 續下頁

中階訓練計畫

進行下列的訓練循環 2 回合，組間休息 30 秒，最多做 5 回合：
1. 架式支撐 p.184：用兩個較輕的壺鈴做 1 分鐘
2. 雙手盪壺 p.160：使用較輕的壺鈴做 30 秒
3. 高腳杯蹲舉 p.150：使用較輕的壺鈴做 30 秒
4. 雙手盪壺 p.160：使用中等重量的壺鈴做 30 秒
5. 雙壺挺舉 p.227：用兩個中等重量的壺鈴做 30 秒
6. 高腳杯蹲舉 p.150：使用中等重量的壺鈴做 30 秒
7. 壺鈴單手單腳對側硬舉 p.156：一腳各做 8 下，做 1 組，使用中等重量的壺鈴
8. 單壺上搏 p.131：使用中等重量的壺鈴，一手各做 30 秒
9. 壺鈴蹲踞跳 p.179：使用中等重量的壺鈴做 20 下
10. 壺鈴單手上搏挺舉 p.176：使用大重量的壺鈴，一手各做 30 秒
11. 雙手盪壺 p.160：使用大重量的壺鈴做 30 秒

高階訓練計畫

1. 高風車式 p.192：使用較輕的壺鈴，一邊做 5 下，休息 30 秒，使用中等重量的壺鈴一邊做 15 下
2. 雙壺單腳硬舉 p.157：使用較輕的壺鈴，一腳各做 6 下，再使用中等重量的壺鈴一腳各做 6 下，接著使用大重量壺鈴，一腳各做 6 下；組間休息 30 秒
3. 雙壺上搏挺舉 p.230：使用兩個中等重量的壺鈴做 3 組 1 分鐘
4. 壺鈴蹲踞跳 p.179：使用中等重量的壺鈴做 4 組 20 下；組間休息 1 分鐘

緩和

伸展：每個 1 分鐘（背後肩膀伸展 p.95；肩膀伸展 p.96；肱三頭肌後拉 p.97；頸部屈伸 p.98；頸部側伸展 p.99；直立抬膝伸展 p.100；直立股四頭肌伸展 p.101；直立腿後肌伸展 p.102；小腿伸展 p.103；脊柱後向伸展 p.105；脊柱前向伸展 p.104；嬰兒式 p.107）

範本 11.11　田徑：投擲項目壺鈴訓練計畫

投擲需要結合上肢與下肢的爆發力和肌力，快速進行。此類極具爆發力的運動仰賴無氧能量系統，訓練也要模擬快速且高強度的能量輸出。

暖身

1. 壺鈴繞身 p.121：順 / 逆時針方向各 30 秒，使用較輕的壺鈴
2. 壺鈴 8 字環繞 p.123：順 / 逆時針方向各 30 秒，使用較輕的壺鈴
3. 單手盪壺 p.128：一手各 1 分鐘，使用較輕的壺鈴

→ 續下頁

主要運動

初階訓練計畫

使用較輕的壺鈴，進行 3 回下列運動，動作間不休息；回合間休息 1 分鐘：
1. 壺鈴繞頸 p.122：順逆時針各 10 下
2. 高腳杯蹲舉 p.150：10 下
3. 單壺上搏與推舉 pp.131、139：一隻手各做 10 下
4. 壺鈴雙手單腳硬舉 p.155：一腳各做 5 下

中階訓練計畫

進行 3 組下列運動，自行調配休息時間：
1. 壺鈴繞頸 p.122：順 / 逆時針方向各 10 下，使用較輕的壺鈴
2. 雙壺半抓舉 p.217：用中等重量的壺鈴做 10 下
3. 雙壺上搏挺舉 p.230：用中等重量的壺鈴做 10 下
4. 單壺過頭蹲舉 p.248：第一組較輕的壺鈴；第二組中等重量的壺鈴；第三組大重量壺鈴

高階訓練計畫

動作轉換間休息不超過 30 秒，維持高心率：
1. 土耳其起立 p.198：使用較輕的壺鈴，一邊做 5 下，再使用中等重量的壺鈴一邊各做 3 下，接著使用大重量壺鈴一邊各做 3 下
2. 雙壺風車式 p.194：使用大重量壺鈴做 2 組 5 下
3. 壺鈴底朝上式上搏 p.206：使用大重量壺鈴一手各做 5 下
4. 抓舉 p.143：使用大重量壺鈴一手各做 5 下，共做 5 組；組間休息 30 秒
5. 壺鈴單手挺舉 p.172：使用大重量壺鈴一手各做 10 下，做 3 組；組間休息 30 秒
6. 雙手盪壺 p.160：用大重量壺鈴做 30 秒，休息 30 秒，再做 30 秒
7. 農夫走路 p.181：使用兩個大重量壺鈴做一組最長時間的訓練

緩和

伸展：每個 1 分鐘 (背後肩膀伸展 p.95；肩膀伸展 p.95；肱三頭肌後拉 p.97；頸部屈伸 p.98；頸部側伸展 p.99；直立抬膝伸展 p.100；直立股四頭肌伸展 p.101；直立腿後肌伸展 p.102；小腿伸展 p.103；脊柱後向伸展 p.105；脊柱前向伸展 p.104；嬰兒式 p.107)

範本 11.12 排球壺鈴訓練計畫

排球因為包含弓箭步、深蹲、跳躍和側向移動等動作,主要為無氧運動。排球也需要肩帶穩定度以應付過頭延伸的動作。良好的有氧基礎能夠在比賽期間維持運動表現。

暖身

1. 徒手敏捷訓練:每個 1 分鐘 (側向橫移,前跳與後跳)
2. 關節活動:每個動作 20 秒 (肘關節繞環 p.74;肩膀繞環 p.75;頸部側伸展 p.99;頸部轉動 p.77;頸部畫圈 p.78;臀部畫圈 p.79;軀幹旋轉 p.80;側彎 p.81;腰部彎曲 p.82;腰部 8 字繞環 p.83;脊柱逐節直立 p.84;側胸伸展 p.85;膝蓋畫圈 p.86;腳踝屈伸 p.87)
3. 動態活動度運動:每個動作 30 秒 (手臂旋轉 p.88;胸腔壓縮與外擴 p.89;垂直擴胸 p.90;大動作拍手 p.91;腿部擺盪 p.93)

主要運動

初階訓練計畫

1. 壺鈴繞身 p.121:順 / 逆時針方向各 30 秒,使用較輕的壺鈴
2. 壺鈴繞頸 p.122:順 / 逆時針方向各 10 下,使用較輕的壺鈴
3. 壺鈴硬舉 p.125:使用中等重量的壺鈴做 10 下 3 組
4. 單手盪壺 p.128:使用較輕的壺鈴做 10 下 3 組
5. 單壺上搏與推舉 pp.131、139:使用較輕的壺鈴一手做 5 下 3 組
6. 高腳杯蹲舉 p.150:使用較輕的壺鈴做 10 下 3 組

中階訓練計畫

進行 2 回合下列的訓練循環,回合間休息 1 分鐘,最多做 4 回合:
1. 壺鈴繞頸 p.122:順 / 逆時針方向各 10 下,使用較輕的壺鈴
2. 高風車式 p.192:使用較輕的壺鈴,一邊做 5 下
3. 雙壺上搏挺舉 p.230:使用兩個中等重量的壺鈴做 15 下
4. 抓舉 p.143:一手做 20 下,使用較輕的壺鈴。
5. 壺鈴蹲踞跳 p.179:使用較輕的壺鈴做 15 下
6. 雙手盪壺 p.160:使用兩個中等重量的壺鈴做 15 下

→ 續下頁

高階訓練計畫

進行下列的訓練循環 3 回合，回合間休息 30 秒：

1. 壺鈴底朝上式上搏 p.206：使用中等重量的壺鈴一手做 5 下
2. 高風車式 p.192：使用中等重量的壺鈴一邊做 15 下
3. 雙壺單腳硬舉 p.157：使用兩個中等重量的壺鈴，一腳各做 5 下
4. 壺鈴單手上搏挺舉 p.176：使用中等重量的壺鈴，每組一手做 10 下
5. 壺鈴蹲踞跳 p.179：使用中等重量的壺鈴做 15 下

緩和

伸展：每個 1 分鐘（背後肩膀伸展 p.95；肩膀伸展 p.96；肱三頭肌後拉 p.97；頸部屈伸 p.98；頸部側伸展 p.99；直立抬膝伸展 p.100；直立股四頭肌伸展 p.101；直立腿後肌伸展 p.102；小腿伸展 p.103；脊柱後向伸展 p.105；脊柱前向伸展 p.104；嬰兒式 p107）

範本 11.13　角力壺鈴訓練計畫

角力將全部三種能量系統都用到極致，所以需要全方位體能。拋投、擒摔和反向進攻都仰賴 ATP 系統；原地壓制、扭抱則用到醣解系統；撐過漫長的比賽則需要有氧系統。角力選手需要強大的握力和強壯的肩膀肌力，以及背肌與腿部爆發力和耐力。

暖身

1. 輕鬆慢跑 5 分鐘
2. 關節活動：每個動作 20 秒（手指彎曲和伸展 p.73；扣手轉腕 p.73；前臂伸展和彎曲 p.74；肘關節繞環 p.74；肩膀繞環 p.75；頸部側伸展 p.99；頸部轉動 p.77；頸部畫圈 p.78；臀部畫圈 p.79；軀幹旋轉 p.80；側彎 p.81；腰部彎曲 p.82；腰部 8 字繞環 p.83；脊柱逐節直立 p.84；側胸伸展 p.85；膝蓋畫圈 p.86；腳踝屈伸 p.87）
3. 動態活動度運動：每個動作 30 秒（手臂旋轉 p.88；胸腔壓縮與外擴 p.89；垂直擴胸 p.90；大動作拍手 p.91；膝蓋彎曲與伸展 p.92；腿部擺盪 p.93）

→ 續下頁

主要運動

初階訓練計畫

1. 壺鈴繞頸 p.122：順逆時針各 20 下，使用較輕的壺鈴。
2. 壺鈴 8 字繞環 p.123：順 / 逆時針方向各 1 分鐘，使用較輕的壺鈴
3. 單壺上搏 p.131：使用中等重量的壺鈴，1 分鐘內做越快越好
4. 借力推舉 p.141：使用中等重量的壺鈴，1 分鐘內做越快越好
5. 架式支撐 p.184：使用中等重量的壺鈴，一手各做 1 分鐘
6. 高腳杯蹲舉 p.150：使用中等重量的壺鈴，1 分鐘內做越快越好
7. 單手盪壺 p.128：使用中等重量的壺鈴，一手各做 1 分鐘
8. 吊單槓 p.138：做 1 組，無時間限制

中階訓練計畫

進行 3 回合下列的訓練循環，回合間休息 1 分鐘：
1. 高風車式 p.192：使用較輕的壺鈴一邊各做 10 下
2. 平板式划船 p.186：使用兩個中等重量的壺鈴做 20 下
3. 土耳其起立 p.198：使用中等重量的壺鈴一邊做 15 下
4. 壺鈴單手上搏挺舉 p.176：使用中等重量的壺鈴一邊做 1 分鐘
5. 壺鈴蹲踞跳 p.179：使用中等重量的壺鈴做 15 下
6. 俄羅斯轉體 p.202：使用中等重量的壺鈴 2 分種內做越快越好

高階訓練計畫

遵循指示執行以下的運動，動作間休息 1 分鐘：
1. 土耳其起立 p.198：使用中等重量的壺鈴一邊各做 3 下 2 組
2. 壺鈴底朝上式上搏 p.206：使用中等重量的壺鈴一手做 5 下，休息 30 秒，再使用大重量的壺鈴一手做 5 下
3. 雙壺上搏 p.165：用中等重量的壺鈴做 10 下 3 組；組間休息 30 秒
4. 雙壺挺舉 p.227：用中等重量的壺鈴做 10 下 3 組；組間休息 30 秒
5. 壺鈴硬舉 p.125：用兩個大重量的壺鈴做 20 下 3 組
6. 壺鈴蹲踞跳 p.179：使用中等重量的壺鈴做 15 下，休息 1 分鐘，接著使用大重量的壺鈴做 15 下，休息 1 分鐘，再使用中等重量的壺鈴做 15 下
7. 雙手盪壺 p.160：使用大重量的壺鈴做 1 分鐘
8. 農夫走路 p.181：使用兩個大重量的壺鈴做 1 組，不限時間

緩和

伸展：每個 1 分鐘 (背後肩膀伸展 p.95；肩膀伸展 p.96；肱三頭肌後拉 p.97；頸部屈伸 p.98；頸部側伸展 p.99；直立抬膝伸展 p.100；直立股四頭肌伸展 p.101；直立腿後肌伸展 p.102；脊柱後向伸展 p.105；脊柱前向伸展 p.104；嬰兒式 p.107)

範本 11.14　曲棍球壺鈴訓練計畫

曲棍球使用無氧與有氧能量的比例為一半一半,隨著賽事進行,會因為持續在冰上滑行而成為有氧運動。射門和守門員的防守則為無氧運動,使用短時間、爆發性的無氧能量。曲棍球員重要的能力包含側向動作、臀部為主的爆發力、核心穩定度、單腳肌耐力和平衡感。

暖身

1. 徒手深蹲 p.60:25 秒
2. 跳繩:1 分鐘
3. 關節活動:每個動作 20 秒 (手指彎曲和伸展 p.73;扣手轉腕 p.73;前臂伸展和彎曲 p.74;肘關節繞環 p.74;肩膀繞環 p.75;頸部側伸展 p.99;頸部轉動 p.77;頸部畫圈 p.78;臀部畫圈 p.79;軀幹旋轉 p.80;側彎 p.81;腰部彎曲 p.82;腰部 8 字繞環 p.83;脊柱逐節直立 p.84;側胸伸展 p.85;膝蓋畫圈 p.86;腳踝屈伸 p.87)
4. 動態活動度運動:每個動作 30 秒 (手臂旋轉 p.88;胸腔壓縮與外擴 p.89;垂直擴胸 p.90;大動作拍手 p.91;膝蓋彎曲與伸展 p.92;腿部擺盪 p.93)

主要運動

初階訓練計畫

1. 架式支撐 p.184:使用較輕的壺鈴一邊各做 1 分鐘
2. 壺鈴 8 字繞環 p.123:順 / 逆時針方向各 1 分鐘,使用較輕的壺鈴
3. 壺鈴繞身 p.121:順 / 逆時針方向各 1 分鐘,使用較輕的壺鈴
4. 單手盪壺 p.128:一手各 1 分鐘,使用較輕的壺鈴
5. 壺鈴繞頸 p.122:順 / 逆時針方向各 10 下,使用較輕的壺鈴
6. 單壺推舉 p.139:使用較輕的壺鈴一邊各做 10 下
7. 高腳杯蹲舉 p.150:用較輕的壺鈴做 1 分鐘,做越多下越好

中階訓練計畫

進行 3 回合下列的訓練循環,回合間休息 1 分鐘,最多做 5 回合:
1. 單手盪壺 p.128:使用較輕的壺鈴一手各做 10 下,休息 30 秒,再使用中等重量的壺鈴一手各做 10 下,休息 45 秒,接著使用大重量壺鈴一手各做 10 下
2. 壺鈴底朝上式上搏 p.206:使用大重量壺鈴一手各做 5 下
3. 壺鈴單手挺舉 p.172:使用中等重量的壺鈴,每組一手做 10 下,休息 1 分鐘,使用大重量壺鈴一手各做 10 下
4. 雙壺交替上搏 p.213:使用兩個中等重量的壺鈴做 20 下
5. 壺鈴單手單腳對側硬舉 p.156:使用中等重量的壺鈴一腳各做 8 下
6. 雙手盪壺 p.160:使用大重量壺鈴做 30 秒

→ 續下頁

高階訓練計畫

1. 壺鈴單手單腳對側硬舉 p.156：使用較輕的壺鈴一腳各做 6 下，再使用中等重量的壺鈴一腳各做 6 下，接著使用大重量壺鈴一腳各做 6 下；組間休息 30 秒
2. 平板式划船 p.186：使用兩個大重量壺鈴做 10 下 3 組
3. 雙壺風車式 p.194：使用兩個較輕的壺鈴一邊各做 5 下，接著使用兩個中等重量的壺鈴一邊各做 5 下，接著使用兩個大重量壺鈴一邊各做 5 下；組間休息 1 分鐘
4. 單拍子雙壺交替抓舉 p.224：做 3 組，每組 30 秒，使用中等重量的壺鈴；組間休息 1 分鐘
5. 壺鈴底朝上式伏地挺身 p.233：1 分鐘，做越多下越好
6. 雙壺過頭蹲舉 p.249：使用兩個較輕的壺鈴做 5 下，再使用兩個中等重量的壺鈴做 5 下，接著使用兩個大重量壺鈴做 5 下；組間休息 30 秒
7. 農夫走路 p.181：使用兩個大重量壺鈴做 1 組，不限時間

緩和

伸展：每個 1 分鐘（背後肩膀伸展 p.95；肩膀伸展 p.96；肱三頭肌後拉 p.97；頸部屈伸 p.98；頸部側伸展 p.99；直立抬膝伸展 p.100；直立股四頭肌伸展 p.101；直立腿後肌伸展 p.102；小腿伸展 p.103；脊柱後向伸展 p.105；脊柱前向伸展 p.104；嬰兒式 p.107）

範本 11.15 美式足球壺鈴訓練計畫

美式足球幾乎完全由無氧運動組成，主要包含需要爆發力的直線衝刺與轉向，持續時間平均在 10 秒以內。下肢的直線和側面行進爆發力，以及上肢往外推的肌力對美式足球員非常重要。動作技巧包含跳躍、擲球、接球、阻擋、撞擊和踢球。

暖身

1. 徒手敏捷訓練：每個動作 30 秒（前跳與後跳、側向橫移、雙腳跳躍）
2. 徒手深蹲 p.60：30 秒
3. 伏地挺身：30 秒
4. 關節活動：每個動作 30 秒（肩膀繞環 p.75；頸部側伸展 p.99；頸部轉動 p.77；頸部畫圈 p.78；臀部畫圈 p.79；軀幹旋轉 p.80；側彎 p.81；腰部彎曲 p.82；腰部 8 字繞環 p.83；脊柱逐節直立 p.84；側胸伸展 p.85；膝蓋畫圈 p.86；腳踝屈伸 p.87）
5. 動態活動度運動：每個動作 30 秒（手臂旋轉 p.88；胸腔壓縮與外擴 p.89；垂直擴胸 p.90；大動作拍手 p.91；膝蓋彎曲與伸展 p.92；腿部擺盪 p.93）

主要運動

初階訓練計畫

1. 單手盪壺 p.128：一組一手各 10 下，共做 5 組，使用較輕的壺鈴
2. 單壺上搏與推舉 pp.131、139：一組一手各 10 下，共做 3 組，使用中等重量的壺鈴
3. 高腳杯蹲舉 p.150：一組一手各 10 下，共做 4 組，使用大重量壺鈴
4. 壺鈴硬舉 p.125：一組一手各 10 下，共做 4 組，使用大重量壺鈴

中階訓練計畫

完成一個動作的所有組數，再進行下一個動作。每個動作的指示如下：
1. 雙手盪壺 p.160：使用較輕的壺鈴做 10 下，中等重量的壺鈴做 10 下、大重量壺鈴做 10 下；組間休息 15 秒
2. 雙壺上搏挺舉 p.230：使用中等重量的壺鈴做 10 下 3 組，使用大重量壺鈴做 5 下 3 組；組間休息 1 分鐘
3. 雙壺全抓舉 p.219：使用大重量壺鈴做 5 下 3 組；組間休息 1 分鐘
4. 雙壺前蹲舉 p.169：使用大重量壺鈴做 10 下 3 組；組間休息 1 分鐘
5. 雙壺雙手單腳硬舉 p.155：使用大重量壺鈴做 5 下 3 組；組間休息 1 分鐘
6. 雙手盪壺 p.160：使用大重量壺鈴做 10 下 3 組；組間休息 1 分鐘

高階訓練計畫

1. 進行以下訓練循環：使用大重量壺鈴做 5 下 5 組，組間休息 1 分鐘（雙壺全抓舉 p.219，雙壺上搏挺舉 p.230，雙壺前蹲舉 p.169）
2. 雙手盪壺 p.160：最大反覆次數，做一組

緩和

伸展：每個 1 分鐘（背後肩膀伸展 p.95；肩膀伸展 p.96；頸部屈伸 p.97；頸部側伸展 p.99；直立抬膝伸展 p.100；直立股四頭肌伸展 p.101；直立腿後肌伸展 p.102；仰臥抬膝伸展 p.106；嬰兒式 p.107)

以本章的訓練範本作為起點，設計適合自己的壺鈴體能訓練計畫，並用運動原則、能量系統，和動作模式的知識引導，組合出量身打造的交叉訓練計畫吧。

競技壺鈴訓練

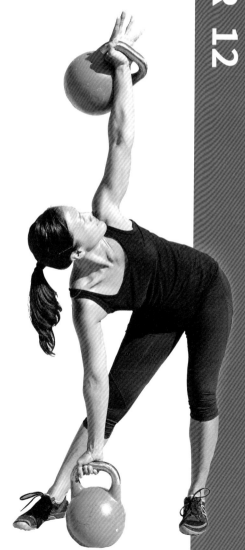

壺鈴除了做為一般健身用的運動器材以外，也是一項運動競技。就像許多運動一樣，競技壺鈴的目的就是超越其他競爭對手，壺鈴選手不僅要有出色的技巧，更需要有承受高度痛苦的能力。雖然壺鈴健身在全球已被廣泛認知，但作為一項競技仍相對冷門，多數玩壺鈴的人甚至不知道有競技項目，實際參與過比賽的則更少。

12.1 訪談國際壺鈴組織會長 Denis Vasilev

　　為了介紹競技壺鈴至今的成長與發展，並瞭解高水準比賽所需的身體素質，我採訪了丹尼斯・瓦希利弗 (Denis Vasilev)，他是競技壺鈴史上戰績最輝煌的一位運動員。丹尼斯創下多項世界紀錄，12 年來屢次稱霸各個競技壺鈴大賽，已經是一位傳奇運動員。他是土生土長的俄羅斯人，現居美國加州並在灣區教授壺鈴課程，線上指導的學生遍佈全世界。

　　丹尼斯的經歷已經可以另外寫成一章，但礙於篇幅有限，以下列出他幾個運動競技生涯的主要成就：

- 9 次長循環 10 分鐘賽 2 × 32 公斤級世界冠軍

- 10 分鐘賽長循環 2 × 32 公斤級成功執行 101 下，歷史上僅有三人成功在長循環賽中執行超過 100 下，丹尼斯是三人中體重最輕的，僅 85 公斤，其他兩位運動員體重則超過 100 公斤。

- 85 公斤 (185 磅) 級世界紀錄保持人，競技壺鈴運動史上最佳成績第三名

- 國際壺鈴組織 (International Kettlebell Organization, IKO) 會長

- 加州奧克蘭橘人壺鈴健身房 (Orange Kettlebell Club) 大師級教練

- 國際壺鈴聯盟 (International Union of Kettlebell Lifting, IUKL) 認證的國際壺鈴大師 (Master of Sport International Class, MSIC)

- 著有《競技壺鈴訓練方法》(Kettlebell Sport Training Methodology)。

- 俄羅斯聖彼得堡聯邦高等職業教育學院，與國立萊斯加夫特體育運動與健康大學的體育運動與健康、競技壺鈴專項碩士

　　丹尼斯偶爾也會出於興趣比賽，但是他目前的重心放在推廣與發展他所愛的運動。丹尼斯和我 (以下稱史帝夫) 經由此次訪談，分享他對競技壺鈴的洞見。

史帝夫：丹尼斯，謝謝你撥出時間受訪。你是幫助讀者們了解競技壺鈴的不二人選，如你所見，美國和大多數地區都不太熟悉競技壺鈴。你來自俄羅斯，也就是壺鈴的起源地，移民到美國後就一直在這裡生活和當教練。現在你也很熟悉美國文化了，你覺得美國和俄羅斯推廣競技壺鈴的方式有何不同？

丹尼斯：俄羅斯的競技壺鈴文化和美國不同。競技壺鈴在俄羅斯是政府推廣的運動，大多數高中的課綱和大專院校、教育機構、軍隊、警方和消防隊都有壺鈴訓練；這些機構都有系統化的競技壺鈴訓練計畫，也固定舉辦比賽讓學生和職員參加。如此一來，競技壺鈴教練的學生來源就不會中斷，雖然不能發大財，但能獲得穩定的收入，他們就可以擔任全職教練。所以競技壺鈴教練都非常專業。

據我所知，競技壺鈴在美國並不是政府推廣的運動課程。民眾獲得知識、實作經驗、訓練方法和技術指導的管道是壺鈴健身房。我現在工作、擔任競技壺鈴教練的地方就是這種健身房。好消息是我們的會員數逐年上升。言歸正傳，這些健身房並沒有接受給運動員的補助，所以提供優質服務和教練人員需要付出更多努力。運作起來沒什麼問題，而且健身房的氣氛和人際關係通常也都不錯。教練和運動員的專業水準也越來越高了。

史帝夫：美國把競技壺鈴當成一種興趣。

丹尼斯：沒錯，對大多數人來說是這樣。但未來的冠軍選手都還是年輕人，他們很難負擔得起運動健身中心的會費，特別是有一整期課程的那種。如果我看到有天份又願意努力的人，我會盡可能理解他們的處境，通常會給他們優惠價或是免費入場。身為教練，有機會和前途光明的選手合作很棒，對健身房也有好處。有天份又實力堅強的學生能夠為健身房帶來口碑。

史帝夫：你覺得未來 3 到 5 年的競技壺鈴發展趨勢會如何？你想看到或是預期有什麼樣的發展？

丹尼斯：競技壺鈴是真正的競技運動，具備所有競技運動的條件，例如特殊技巧、特別訓練方法以及競賽。但不同之處在於，和其他運動項目比起來，壺鈴是非常安全的體育活動。既能競技，又對健康有益，這也是為什麼就算競技壺鈴還沒在全世界建立完善的制度，大家還是愛不釋手。大家喜歡訓練過程，也讓他們變健康，這就是體育活動的目的。

　　競技壺鈴社群每年都在壯大，世界每一個洲都有人參加。競技壺鈴發源地在東歐，1990 年代傳到西歐，也在差不多的時候抵達美國。這部分的歷史你一定懂得比我多，因為你就是在美國把競技壺鈴發揚光大的關鍵人物。拉丁美洲在 2000 年代中期開始舉辦競技壺鈴賽事，亞洲則是從十年前開始小規模舉辦，現在非洲也有幾場賽事。看到這樣的進步我很開心。當然，隨著與各種競技壺鈴組織增加合作，這個運動也會成長得越來越快。這是我樂見且希望達到的目標。

　　我不認為所有的競技壺鈴組織會全部合併成一個大型總會。我覺得，以後的組織數量不會有太多變動，但所有組織會自行找到建立友善關係和合作的方法。現在競技壺鈴已經不僅限於經典的 10 分鐘長循環賽和壺鈴兩項（挺舉和抓舉），也出現了壺鈴馬拉松。

　　壺鈴馬拉松組織有不同的賽程規劃，運動員可以做 30 分鐘（半馬）或 60 分鐘（全馬）的比賽指定項目。長循環和挺舉賽也有單手項目了。現在還有花式健力壺鈴聯盟。非營利競技壺鈴組織也致力於爭取把壺鈴列為奧運項目。也有組織在研發採用壺鈴的健身法，讓傳統健身房和運動工作室都更方便採用。現在開始的五年後，我預測競技壺鈴的社群將擴展為兩倍大，不同競技壺鈴組織間的關係也會更健全穩定。這些進展會使運動員更加專業，連帶造福競技壺鈴文化和教育。

史帝夫：你有為競技壺鈴的發展設下什麼終極目標嗎？你的夢想是什麼？

丹尼斯：對我來說，競技壺鈴要列為奧運項目有點難，至少現階段還不可能。我很喜歡競技壺鈴，但我了解競技壺鈴的觀眾數量不如其他許多競技賽事。觀賞性比不上足球和籃球，也不像武術有很多華麗招式。你得先認識這個運動，才知道競技場上的選手在做什麼。當作塑身方法很有效率和安全性很高，才是競技壺鈴受到健身界歡迎的原因吧。

然而，好看的比賽之所以受歡迎並不是因為對身體健康有益，觀眾觀賽是為了樂趣、挑戰、戲劇性發展和興奮刺激。我覺得，得想辦法讓競技壺鈴比賽辦得更有娛樂價值才行。20 年前，競技壺鈴只在東歐普及，現在足跡已經遍及了全世界，越多族群和國家嚐到成功的滋味，競技壺鈴就越讓人興奮，投注在發展此運動的心力也會越多。競技壺鈴的壯大之道就是如此。

每個國家一定要有充分的壺鈴本土教練和菁英運動員，才能確保競技壺鈴持續獨立發展，不能只靠邀請國際推廣大使到訪。我目前的工作不僅限於指導運動員，也會培訓當地的領袖和教練。其中有些人已經夠格成為教練，組建自己的團隊，也從中獲得成就。教練能夠依照國情幫助競技壺鈴在國內發展，可能我住在美國會比較了解美國民眾的想法，但是對亞洲或拉丁美洲來說，還是土生土長、又了解當地文化的教練最好。這就是為什麼我覺得教練最好是當地人。

知名的運動項目在各國會有各自的傳統和訓練方法，例如拳擊就有墨西哥派、波多黎各派，也有俄羅斯派。雖然各派訓練和解釋理論的方法截然不同，但都能培育出世界級運動員，證明這些方法都一樣有效。

如果能在競技壺鈴看到相同的現象一定很酷。目前已經有俄羅斯派，但如果能看到其他國家也能發展出自己的訓練方法和理論，並獲得不錯的成效，也是美事一椿。大家也許會想出不同的技術或是週期化訓練。我很確定成功的方法絕對不只一種。

史帝夫：可以發表一下對於競技壺鈴訓練精神面的看法嗎？競技壺鈴對人的一生中能帶來什麼幫助？

丹尼斯：競技壺鈴這項運動需要非常強大的精神力。事實上，你走得越遠，技巧越好，身體越強壯，就越了解心態在競技壺鈴中很重要。競技壺鈴是運用和訓練抗壓性、注意力和專注力的好方法。不管你是運動員、藝術家、科學家或律師都一樣，我們都想要功成名就，而且都需要紀律、毅力和自信的力量，才能在各自的領域裡出類拔萃。

　　競技壺鈴就是完美的精神力訓練模擬戰。首先必須學習獲取知識和技巧（技術）；然後，隨著程度越來越好，就會更有紀律和毅力，達成最終目標的速度就越快，例如完成 10 分鐘賽。

　　多數的對抗是發生在我們的腦袋裡，要賴床一整天，還是起床去訓練；要去派對玩樂，還是去健身房，這些並不取決於超強的身體能力，而是精神的韌性。持之以恆的訓練，才能從中獲得更多，而且在運動、工作和人生中就越成功。競賽就是人生中面對重要抉擇的縮影，也就是你該負起責任，並承擔勝負的那一刻。

　　就我自己來說，在訓練週期內竭盡所能準備比賽非常重要，這是說服自己能夠做到的方法。如果我每次都確實完成每個訓練和每個組數，那我怕什麼？為甚麼要擔心？我準備好了，而且通過了所有訓練測驗，證明我能做到。

　　但是，如果你三天打魚兩天曬網，重要的訓練測試也沒通過，就得接受這場比賽並不會有多好的成果，而且應該時時提醒自己保持謹慎和實際。做到以上這些，至少才能避免運動傷害，我喜歡和壺鈴初學者或任何程度的運動員合作，因為能看到他們更相信自己，也建立起良好的運動品德，他們學到自己掌握人生的感覺，就像手握兩顆壺鈴，永遠都有辦法好好解決任何問題。

史帝夫：一切都是苦功啊！

丹尼斯：沒錯，就像生命中所有有價值的事一樣。有趣的是，驀然回首才會發現自己已經走了多遠。你雖然跟之前努力的程度差不多，但現在已經可以無痛做到兩倍、三倍、四倍的訓練量。你了解是什麼成就了今天的自己，覺得一切盡在掌握中，這種感覺美妙至極，讓額頭上的每滴汗水都值得了。

史帝夫：如果有人想開始練競技壺鈴，或是以參加比賽為目標，但沒有教練協助，你會給什麼樣的基本建議，像是開始訓練和參賽的方法、怎麼逐步增加訓練量，還有準備期的訓練頻率和時間長度？

丹尼斯：首先，把優先順序排對很重要：

- 第一，技巧。這是最初的一步。至少要看教學影片，更好的是聯絡競技壺鈴教練，請他們講解技巧。就算只有一個小時的課程內容，也足夠你開始訓練。
- 第二，訓練方法，本書讀者應該都已經對相關知識瞭若指掌。
- 第三，持之以恆和練習。從較輕的重量開始很重要。我認為長循環是最好的初學者練習動作，因為長循環包含全部三個競技壺鈴的動作：長循環 / 挺舉 / 抓舉。

我推薦女性從 8 公斤的壺鈴開始，體重低於 72.5 公斤的男性從 12 公斤的壺鈴開始，高於 72.5 公斤的男性則從 16 公斤的壺鈴開始為佳。一週訓練 3 次是完美的規劃，我過去 20 年來也都採用這樣的安排。剛開始每次訓練一小時就夠了，之後進階訓練每次可能需要兩個小時，因為也需要做槓鈴或徒手的一般體能準備訓練。

史帝夫：競技壺鈴是否可以只靠自己練，或者一定要請教練？

丹尼斯：一般體能訓練可以自己進行，偶爾補充線上教學資源和參加教學工作室就夠了。競技壺鈴訓練則推薦請教練教學，因為競技訓練會非常逼近自己身心的極限，專家的指導有助於保護你的安全。線上教練課在喜愛競技壺鈴的人士間廣受歡迎，也是一個不錯的方案，是請個人教練和自學之間的折衷辦法。

　　我也有從事這方面的工作。我會設計學員的訓練計畫，透過與學員交談，偶爾會請學員錄下健身動作以便分析他們的技巧。現在有越來越多大眾競技壺鈴健身房，大家可以加入會員參加競技壺鈴課程，接受專業人士指導。

> 編註：台灣目前有「TKSA 臺灣壺鈴運動協會」推廣壺鈴運動並舉辦競賽。此外，壺鈴也有數種證照引進台灣，包括 RKC、Strong First、HKC，對這些國際認證課程有興趣者，可從網路搜尋或 Facebook 找到。有些連鎖健身中心或健身工作室也有開設壺鈴課程。

史帝夫：競技壺鈴相比五年前的普及程度，你的看法如何？

丹尼斯：我很驚訝競技壺鈴成長得這麼快。大家很喜歡，嘗試過的人也會持續練下去。現在網路上有更多資訊，自己規劃訓練活動比以前簡單很多，更多製造商也投入生產壺鈴、腰帶、護腕、計時器等等。舉辦競技壺鈴活動、比賽的地方也越來越多。我樂見其成。我真心相信競技壺鈴是一項美好的運動，對身體和生活都有幫助。

史帝夫：可以再多談談 IKO 國際壺鈴組織嗎？這個組織的目的是什麼，支持競技壺鈴和運動員的做法又是什麼？

丹尼斯：競技壺鈴就是我的生命。過去十年來，我一直活躍於國際，造訪過三十幾個國家，每個都去過不只一次。我在全球推廣競技壺鈴的倡議人士和

國際大使之中，交到很好的朋友。IKO 不只是這個組織的正式名稱，更代表競技壺鈴熱愛者的堅定情誼，它讓我們齊聚一堂。雖然我認識裡面的每一個人，但他們不見得彼此認識，所以我就幫助他們彼此認識、瞭解，並進而互相合作、建立友誼、分享經驗、一起成長。

IKO 分為兩個部門。競賽部 (competition department) 稱為世界競技壺鈴聯盟，負責主辦 IKO 的競賽活動。這個部門的目的是傳播資訊，宣傳自己的存在，告訴大家有各種厲害的壺鈴健身房。競技壺鈴比賽就是對考慮參賽的民眾最好的宣傳，提供參賽者展現成果的舞台。

比賽也能促進合作，各地的主辦方只要在我們的行事曆上登記，就能避免撞時段和搶場地的問題。因為比賽會越辦越多場，尊重夥伴以及和他們合作很重要，才能促進成長，也不會傷害彼此的努力。

我們歡迎任何想要舉辦競技壺鈴比賽的人；舉辦比賽是新興健身房行銷自己的好方法，參加比賽則是檢視自己進步程度的最佳作法。有的比賽剛開始只有 20 人參加，幾年後參賽人數成長到一百多人，甚至變成國際級競賽。

IKO 的另一個部門是科學教育部 (Science and Education Department, SED)，負責競技壺鈴指導員與競賽裁判認證，也負責制定競賽規則與條款、製作排名表、訓練方法和技巧指導。基本上，科學教育部處理的是知識範疇，提供成為優秀運動員或是建立優良壺鈴健身房的所有必要資訊。

史帝夫：謝謝你抽出時間提供寶貴意見。能從像你這樣傑出運動員的視角看競技壺鈴真的很棒。

想更了解丹尼斯・瓦希利弗和他的成就，歡迎連到網址：

http://orangekettlebellclub.com/denis-vasilev。

12.2 壺鈴與競技壺鈴的歷史

壺鈴源於古俄羅斯，當時十分重視身體力量。在那個時代，壺鈴在農村市場用做測量貨物重量的配重塊。農民們發現可以利用擺盪和推舉壺鈴展示力量，因此在城鎮慶典、市集和馬戲團舉辦競賽作為消遣。

1913 年，廣受歡迎的《Hercules》俄羅斯健身雜誌中的一篇文章，提高了壺鈴是對減重有效工具的認知。1948 年，壺鈴成為蘇聯 (USSR) 的全國運動。全部十五個加盟共和國的冠軍齊聚在莫斯科，角逐全蘇聯大力士冠軍的頭銜，當年他們比賽的動作是雙壺挺舉和單手抓舉。1950 年代期間，蘇聯奧運舉重選手使用壺鈴進行非慣用側的肌力平衡訓練。聯邦內亦舉辦壺鈴比賽，只是當時規則、標準或時間限制都沒有明文規定，做最多下者勝出，無關時間或技巧。健力選手、奧運選手和軍人都從壺鈴運動獲益良多。

到了 1960 年代，壺鈴進入中小學以及大學校園內。1970 年代，壺鈴列入蘇聯國家運動協會管理，設立委員會擬定統一規章、組別分類以及全年賽事規劃。此時蘇聯的 20 個地區有壺鈴項目的運動員代表。1981 年，蘇聯政府建立壺鈴官方委員會，並把壺鈴列為所有勞工的必備訓練，作為改善工人體能與生產力的政策。

1985 年，壺鈴運動委員會成立，壺鈴運動(俄羅斯稱為 girevoy sport) 正式成為一種運動項目，具備制式的競賽規則以及管理辦法。當年在俄羅斯的利佩茨克首次舉辦蘇聯全國壺鈴錦標賽。1988 年，第一屆壺鈴運動盃賽新增了一個新的項目，即長週期比賽。1989 年，主要規則進行最後一次更動，加入十分鐘的完賽時間限制。1993 年舉辦第一屆世界錦標賽，1999 年首次設立女子組。2001 年在俄羅斯全國錦標賽中，第一次進行女子抓舉賽。現今，世界上所有領域的運動員、軍事訓練和一般體能訓練都將壺鈴納入訓練的一環。

12.3　競技壺鈴的主要組織

以下列出我知道在美國國內以及國際上負責推廣、安排以及主辦競技壺鈴賽事的組織。因為競技壺鈴是發展中的新興運動，相信還會出現更多的競技壺鈴組織。

北美洲

- IKFF：國際壺鈴與健身聯盟 (International Kettlebell and Fitness Federation)
- OKC：橘人壺鈴健身中心 (Orange Kettlebell Club)
- WKO：世界壺鈴組織 (World Kettlebell Organization)
- AKA：美國壺鈴聯盟 (American Kettlebell Alliance)

國際

- KSWL：競技壺鈴世界聯盟 (Kettlebell Sport World League)
- WKSF：世界競技壺鈴聯盟 (World Kettlebell Sport Federation)
- IGSF：國際競技俄式壺鈴聯盟 (International Giri Sport Federation)
- IUKL：國際壺鈴聯盟 (International Union of Kettlebell Lifting)
- WAKSC：世界競技壺鈴健身房協會 (World Association of Kettlebell Sport Clubs)
- 編註: TKSA：臺灣壺鈴運動協會 (Taiwan Kettlebell Sport Association)

12.4 競技壺鈴重量分級

競技壺鈴使用體重分級，用以分級的體重與壺鈴重量皆採用國際公制單位系統(公斤)。選手和自己量級內使用同樣重量壺鈴比賽的選手競爭，例如使用 24 公斤壺鈴的選手，會跟同樣量級也使用 24 公斤的壺鈴選手競爭。成人組和青少年組(22 歲以下)的量級如下：

- **男子組**：58 公斤、63 公斤、68 公斤、73 公斤、78 公斤、85 公斤、95 公斤、105 公斤、105 公斤以上
- **女子組**：58 公斤、63 公斤、68 公斤、68 公斤以上

12.5 競技壺鈴的訓練風格

競技壺鈴的訓練可分成下列三種主要風格：競賽訓練、反覆次數訓練、間歇訓練。

競賽訓練 (訓練 1)

競賽訓練使用時長(持續時間)作為訓練的主要目標，本質上主要屬於有氧運動。競技壺鈴競賽通常一組時長為 10 分鐘，在 10 分鐘內完成越多反覆次數越好。因此，一組訓練設定多為 10 分鐘，也可能落在 7〜12 分鐘不等。競賽風格訓練的基準點是使用的壺鈴重量和各組的時長；各組的速度以每分鐘反覆次數(RPM, repetitions per minute)計，能夠彈性調整，讓選手能夠在指定時間內完成最多的次數。

反覆次數訓練 (訓練 2)

反覆次數訓練通常包含 3～5 組，每組 3～5 分鐘，混合有氧和無氧訓練。訓練中的 RPM 會比競賽的目標次數快一些。重複組間的休息時間等於組間時間加 1～2 分鐘，例如一組 3 分鐘的訓練會安排 4～5 分鐘的組間休息。

間歇訓練 (訓練 3)

間歇訓練為無氧運動，包含多組短持續時間的訓練，進行的速度也會比競賽中快上許多。舉例來說，訓練可能會有 5～20 組，每組 30～60 秒，訓練和休息的比例接近 1 比 1。各組訓練的時長總和會趨近比賽的 10 分鐘，例如每組 30 秒，共做 20 組，或是每組 1 分鐘，共做 10 組。

12.6 長循環賽、挺舉、抓舉的備賽訓練計畫

此處的訓練計畫由丹尼斯・瓦希利弗提供。

備賽訓練計畫的基礎原則如下：

- 一週至少進行壺鈴訓練三次，每次間隔至少一天
- 每次訓練使用壺鈴的總時長平均為 10 分鐘
- 長循環訓練最好和挺舉、抓舉的訓練分開
- 挺舉和抓舉最好依序一起訓練，先做挺舉，再做抓舉，兩項中間休息 10～20 分鐘

本部分的訓練範本包含三個階段 (Level 1、2、3) 的漸進式訓練，完成一個階段後再往下一個前進。

Level 1 長循環及挺舉訓練循環

長循環和挺舉適用同樣的 Level 1 訓練計畫。男性建議使用兩個 12 公斤的壺鈴，女性建議使用兩個 6 公斤壺鈴。

　重點是建立初始技巧和對動作技術的了解。記錄速度 RPM（每分鐘次數），並在每組訓練中維持速度。速度應該在可以掌控且整個訓練中都能跟上的範圍，不要搶快！如果一開始還不確定能用多快的速度進行，不妨做慢一點。目標是以均速和穩定的技巧連續做 10 分鐘，中間不停下來。

第 1 週

訓練 1：1 分鐘 × 5 組（休息 1-2 分鐘）
訓練 2：2 分鐘 × 3 組（休息 2 分鐘）
訓練 3：4 分鐘

第 2 週

訓練 1：1 分鐘 × 7 組（休息 1 分鐘）
訓練 2：1 分鐘、2 分鐘、3 分鐘、2 分鐘、1 分鐘（休息 3 分鐘）
訓練 3：5 分鐘

第 3 週

訓練 1：2 分鐘 × 4 組（休息 2 分鐘）
訓練 2：4 分鐘、3 分鐘、2 分鐘、1 分鐘（休息 5 分鐘、4 分鐘、3 分鐘）
訓練 3：7 分鐘

第 4 週

訓練 1：3 分鐘 × 3 組（休息 5 分鐘）
訓練 2：2 分鐘、4 分鐘、2 分鐘（休息 4 分鐘）
訓練 3：10 分鐘

Level 1 抓舉訓練循環

男性建議使用兩個 12 公斤的壺鈴，女性建議使用兩個 6 公斤的壺鈴。

　和長循環及挺舉的 Level 1 訓練類似，Level 1 抓舉訓練的重點是建立初始技巧和對動作技術的了解。記錄 RPM（速度），並在每組訓練中維持。速度應該保持在可以掌控且整個訓練中都能夠跟上的範圍，不要搶快！如果不確定速度如何，最好做慢一點。

　每組允許一次換手，通常在一組的正中間換。例如，如果一個訓練為 2 分鐘，你應該一隻手做一分鐘，下一分鐘換另一隻手。目標是以均速和穩定的技巧連續做 10 分鐘，中間只換一次手。

第 1 週
訓練 1：2 分鐘 × 3 組 (休息 2-3 分鐘)
訓練 2：4 分鐘 × 2 組 (休息 4 分鐘)
訓練 3：6 分鐘

第 2 週
訓練 1：4 分鐘 × 3 組 (休息 4-6 分鐘)
訓練 2：2 分鐘 × 5 組 (休息 2 分鐘)
訓練 3：8 分鐘

第 3 週
訓練 1：6 分鐘 × 2 組 (休息 8-10 分鐘)
訓練 2：4 分鐘 × 2 組 (休息 4 分鐘)
訓練 3：10 分鐘

Level 2 長循環及挺舉訓練循環

男性建議使用兩個 16 公斤的壺鈴，女性建議使用兩個 8 公斤的壺鈴。

第 1 週

訓練 1：1 分鐘 × 5 組 (休息 1-2 分鐘)
訓練 2：2 分鐘 × 3 組 (休息 2 分鐘)
訓練 3：4 分鐘

第 2 週

訓練 1：1 分鐘 × 7 組 (休息 1 分鐘)
訓練 2：1 分鐘、2 分鐘、3 分鐘、2 分鐘、1 分鐘 (休息 3 分鐘)
訓練 3：5 分鐘

第 3 週

訓練 1：2 分鐘 × 4 組 (休息 2 分鐘)
訓練 2：4 分鐘、3 分鐘、2 分鐘、1 分鐘 (休息 5 分鐘、4 分鐘、3 分鐘)
訓練 3：7 分鐘

第 4 週

訓練 1：3 分鐘 × 3 組 (休息 5 分鐘)
訓練 2：2 分鐘、4 分鐘、2 分鐘 (休息 4 分鐘)
訓練 3：10 分鐘

Level 2 抓舉訓練循環

男性建議使用 16 公斤的壺鈴，女性建議使用 8 公斤的壺鈴。

第 1 週

訓練 1：2 分鐘 × 3 組 (休息 2-3 分鐘)
訓練 2：4 分鐘 × 2 組 (休息 4 分鐘)
訓練 3：6 分鐘

第 2 週

訓練 1：4 分鐘 × 3 組 (休息 4-6 分鐘)
訓練 2：2 分鐘 × 5 組 (休息 2 分鐘)
訓練 3：8 分鐘

第 3 週

訓練 1：6 分鐘 × 2 組 (休息 8-10 分鐘)
訓練 2：4 分鐘 × 2 組 (休息 4 分鐘)
訓練 3：10 分鐘

Level 3 長循環及挺舉訓練循環

男性建議使用兩個 20 公斤的壺鈴，女性建議使用兩個 12 公斤的壺鈴。

第 1 週

訓練 1：1 分鐘 × 5 組 (休息 1-2 分鐘)
訓練 2：2 分鐘 × 3 組 (休息 2 分鐘)
訓練 3：4 分鐘

第 2 週

訓練 1：1 分鐘 × 7 組 (休息 1 分鐘)
訓練 2：1 分鐘、2 分鐘、3 分鐘、2 分鐘、1 分鐘 (休息 3 分鐘)
訓練 3：5 分鐘

→ 續下頁

第 3 週
訓練 1：2 分鐘 × 4 組 (休息 2 分鐘) 訓練 2：4 分鐘、3 分鐘、2 分鐘、1 分鐘 (休息 5 分鐘、4 分鐘、3 分鐘) 訓練 3：7 分鐘

第 4 週
訓練 1：3 分鐘 × 3 組 (休息 5 分鐘) 訓練 2：2 分鐘、4 分鐘、2 分鐘 (休息 4 分鐘) 訓練 3：10 分鐘

Level 3 抓舉訓練循環

男性建議使用 20 公斤的壺鈴，女性建議使用 12 公斤的壺鈴。

第 1 週
訓練 1：2 分鐘 × 3 組 (休息 2-3 分鐘) 訓練 2：4 分鐘 × 2 組 (休息 4 分鐘) 訓練 3：6 分鐘

第 2 週
訓練 1：4 分鐘 × 3 組 (休息 4-6 分鐘) 訓練 2：2 分鐘 × 5 組 (休息 2 分鐘) 訓練 3：8 分鐘

第 3 週
訓練 1：6 分鐘 × 2 組 (休息 8-10 分鐘) 訓練 2：4 分鐘 × 2 組 (休息 4 分鐘) 訓練 3：10 分鐘

適合大眾的壺鈴
訓練計畫

壺鈴訓練的本質是全身性的訓練，不會像健身或健美選手將各部位肌肉獨立訓練，例如特地塑造手臂肱二頭肌。相反地，壺鈴訓練採用自下而上的運動方式，使整個身體作為一個功能單元。壺鈴擺盪、抓舉或是推舉的時候，身體所有肌肉都必須參與，包含手掌、手臂、腿肌、背肌、腹肌、肩膀等。

除了整體的身體機械動作外，隨著訓練者變得更加熟練和經驗增長，壺鈴還能夠繼續增加訓練時長與反覆次數。當做的時間越長就越需要冷靜專注，呼吸必須與動作協調才能保持力量輸出，壺鈴因而能夠整合身體、心理與呼吸。不僅如此，壺鈴訓練還能增加活動度，因為所需的技巧會讓動作涵蓋整個活動範圍。因此，壺鈴訓練非常適合社會大眾做為改善整體身體機能的解決方案。

壺鈴訓練足以構成全身整合運動系統的中心架構，如果能輔以均衡完善的生活型態，兼顧營養攝取、休息與恢復、壓力管理，加上運動習慣，就能達成整體的健康生活。

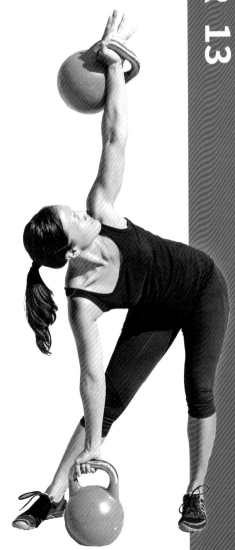

以下是為大眾設計的三階段整體健康訓練計畫範本。本訓練計畫沒有特別困難的動作，每個階段各四週，訓練動作、時間、反覆次數會逐漸增強，如果感覺某一個階段做起來很吃力，也可以重複實施直到熟練。你只需要準備兩個重量適合的壺鈴，就可以開始訓練了。

範本 13.1 三階段整體健康訓練計畫	
第一階段	
第 1 週	**第 2 週**
每組包含動作 2～4，做 3 組； 動作之間可視需要休息 1. 關節活動：5 分鐘 2. 徒手深蹲 p.60：10 下 3. 雙手盪壺 p.160：15 下 4. 棒式 p.62：30 秒	每組包含動作 2～4，做 4 組； 動作之間可視需要休息 1. 關節活動：5 分鐘 2. 徒手深蹲 p.60：12 下 3. 雙手盪壺 p.160：15 下 4. 棒式 p.62：40 秒
第 3 週	**第 4 週**
每組包含動作 2～4，做 4 組； 組間休息 1 分鐘 1. 關節活動：5 分鐘 2. 徒手深蹲 p.60：15 下 3. 雙手盪壺 p.160：20 下 4. 棒式 p.62：45 秒	每組包含運作 2～4，做 4 組； 組間休息 45 秒 1. 關節活動：5 分鐘 2. 徒手深蹲 p.60：20 下 3. 單手盪壺 p.128：一手做 10 下 4. 棒式 p.62：50 秒
第二階段	
第 1 週	**第 2 週**
每組包含動作 2～5，做 3 組； 組間休息 1 分鐘 1. 關節活動：5 分鐘 2. 高腳杯蹲舉 p.150：10 下 3. 單手盪壺 p.128：一手做 15 下 4. 單壺推舉 p.139：一手做 5 下 5. 徒手伏地挺身：10 下 6. 伸展：5 分鐘	每組包含動作 2～5，做 4 組； 組間休息 1 分鐘 1. 關節活動：5 分鐘 2. 高腳杯蹲舉 p.150：12 下 3. 單手盪壺 p.128：一手做 15 下 4. 單壺推舉 p.139：一手做 5 下 5. 徒手伏地挺身：12 下 6. 伸展：5 分鐘

→ 續下頁

第 3 週	第 4 週
每組包含動作 2～5，做 4 組； 組間休息 45 秒 1. 關節活動：5 分鐘 2. 高腳杯蹲舉 p.150：15 下 3. 單手盪壺 p.128：一手做 15 下 4. 單壺推舉 p.139：一手做 5 下 5. 徒手伏地挺身：15 下 6. 伸展：5 分鐘	每組包含動作 2～4，做 4 組； 組間休息 30 秒 1. 關節活動：5 分鐘 2. 高腳杯蹲舉 p.150：20 下 3. 單手上搏與推舉 pp.131、139： 一手做 10 下 4. 徒手伏地挺身：15 下 5. 伸展：5 分鐘

第三階段

第 1 週	第 2 週
每組包含動作 2～6，做 3 組； 組間休息 30 秒 1. 關節活動：5 分鐘 2. 高腳杯蹲舉結合單壺推舉 pp.150、 139：10 下 3. 抓舉 p.143：一手做 10 下 4. 壺鈴雙手單腳硬舉 p.155： 一腳做 5 下 5. 換手盪壺 p.128：30 下 (此版本的單手 盪壺在每次擺盪到頂點時換手拋接) 6. 徒手伏地挺身：20 下 7. 伸展：10 分鐘	每組包含動作 2～6，做 3 組； 組間休息 30 秒 1. 關節活動：5 分鐘 2. 高腳杯蹲舉結合單壺推舉 pp.150、 139：12 下 3. 抓舉 p.143：一手做 12 下 4. 壺鈴雙手單腳硬舉 p.155： 一腳做 6 下 5. 換手盪壺 p.128：40 下 6. 徒手伏地挺身：25 下 7. 伸展：10 分鐘

第 3 週	第 4 週
每組包含動作 2～6，做 3 組； 組間休息 30 秒 1. 關節活動：5 分鐘 2. 高腳杯蹲舉結合單壺推舉 pp.150、 139：15 下 3. 抓舉 p.143：一手做 15 下 4. 壺鈴雙手單腳硬舉 p.155： 一腳做 8 下 5. 換手盪壺 p.128：50 下 6. 徒手伏地挺身：30 下 7. 伸展：10 分鐘	每組包含動作 2～6，做 4 組； 組間休息 30 秒 1. 關節活動：5 分鐘 2. 高腳杯蹲舉結合單壺推舉 pp.150、 139：15 下 3. 抓舉 p.143：一手做 15 下 4. 壺鈴雙手單腳硬舉 p.155： 一腳做 10 下 5. 換手盪壺 p.128：50 下 6. 徒手伏地挺身：25 下 7. 伸展：10 分鐘

關於作者

Steve Cotter（史帝夫·柯特）是國際壺鈴與健身聯盟 IKFF 創辦人兼總監。三十多年來致力透過武術、氣功、活動度訓練、柔軟度訓練以及壺鈴訓練，在全世界推廣身心適能。他不懈地向世界各地推廣壺鈴訓練的知識，精心教授的運動技巧也發揮全球的影響力，讓壺鈴訓練成長茁壯並讓更多人認識。

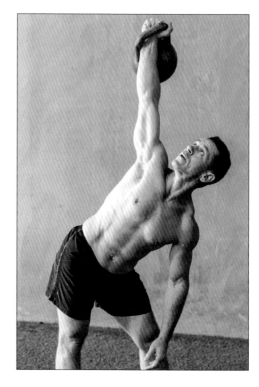

Cotter 因優異運動表現躋身《男性健康》(Men's Health) 雜誌前百大健壯男性，化難為簡的講解能力讓他成為享譽國際的健身指導員。Cotter 的足跡遍及六十多國，親身指導過成千上萬位健身運動員及業者。

Cotter 除了本書以外，亦發行著名的《壺鈴訓練 DVD 百科全集》(Encyclopedia of Kettlebell Training DVD)，為無數壺鈴使用者提供基礎指導。最重要的是，他熱愛教學以及分享獨特經驗，致力於透過健身促進幸福感以及健康長壽。

無數的運動組織與軍事機構都諮詢過 Cotter 的專業意見，包括美式足球聯盟 NFL 的舊金山 49 人隊和聖地牙哥電光隊；美國職棒大聯盟 MLB 的德州遊騎兵隊、奧克蘭運動家隊，以及洛杉磯道奇隊；冰球聯盟 NHL 的安納罕巨鴨隊；德州大學；聖地牙哥州立大學；美國海豹部隊 (第六分隊，維吉尼亞海灘總部)；以及美國海軍陸戰隊匡堤科卓越技擊中心。

Cotter 也曾在世界各地聲譽卓著的健身大會教授課程，包括 IDEA 世界大會、IDEA 個人訓練機構、國際健康與球拍暨運動俱樂部協會 IHRSA、阿諾德體育節、NSCA 國家肌力與體能協會、FIBO 全球健身康體展、中國 FIBO 健身康體展、中國 Nike Super Workshop、Nike Blast、亞洲健身大會、印尼健身展、FILEX 健身展、加拿大健身專業協會 canfitpro、Athlean-X 比賽、東岸聯盟、專業認證訓練員網 (https://www.cptn.com/)、Perform Better 高峰會以及 Perform Better 歐洲分會。

譯者簡介

楊維寧

112 年全大運一般女生組射箭反曲弓團體賽金牌、個人賽第八名
臺灣大學翻譯碩士學位學程筆譯組在學
臺灣大學外國語文學系及中英翻譯學程畢業
Iyuno-SDI 實習字幕譯者

鄭元慈

前美國運動體適能協會重量訓練指導員
現就讀於臺灣大學外國語文學系，
兼修中英翻譯學程 (口譯組)

陳定谷

鑽研健身與武術多年，現從事拳擊與格鬥
臺灣師範大學翻譯研究所會議口譯組在學
臺灣大學外國語文學系及中英翻譯學程畢業

facebook：優質運動健身書

● FB 官方粉絲專頁：優質運動健身書、旗標知識講堂

● 旗標「線上購買」專區：您不用出門就可選購旗標書!

● 如您對本書內容有不明瞭或建議改進之處，請連上
旗標網站，點選首頁的 聯絡我們 專區。

若需線上即時詢問問題，可點選旗標官方粉絲專頁
留言詢問，小編客服隨時待命，盡速回覆。

若是寄信聯絡旗標客服 email，我們收到您的訊息
後，將由專業客服人員為您解答。

我們所提供的售後服務範圍僅限於書籍本身或內
容表達不清楚的地方，至於軟硬體的問題，請直接
連絡廠商。

學生團體	訂購專線：(02)2396-3257 轉 362
	傳真專線：(02)2321-2545
經銷商	服務專線：(02)2396-3257 轉 331
	將派專人拜訪
	傳真專線：(02)2321-2545

國家圖書館出版品預行編目資料

最新壺鈴健身大全 - 105 種動作一步步教學指導, 60 多種
課表範本依功能區分 / Steve Cotter著；鄭元慈, 陳定谷,
楊維寧譯. -- 臺北市：旗標科技股份有限公司, 2023.10
面；　公分

譯自：Kettlebell Training, Second Edition

ISBN 978-986-312-770-3　（平裝）

1.CST: 健身運動 2.CST: 運動訓練

411.711　　　　　　　　　　　　　　112015524

作　　者／Steve Cotter

翻譯著作人／旗標科技股份有限公司

發行所／旗標科技股份有限公司

台北市杭州南路一段15-1號19樓

電　　話／(02)2396-3257(代表號)

傳　　真／(02)2321-2545

劃撥帳號／1332727-9

帳　　戶／旗標科技股份有限公司

監　　督／陳彥發

執行編輯／孫立德

美術編輯／陳慧如

封面設計／陳慧如

校　　對／孫立德

新台幣售價：630 元

西元 2023 年　10　月　初版

行政院新聞局核准登記-局版台業字第 4512 號

ISBN　978-986-312-770-3